PRESQUE TOUT…
SUR LA MÉDECINE EN FRANCE

ÉTHIQUE ET PRATIQUE MÉDICALE

fondée par Richard Moreau
Collection dirigée par Roger Teyssou

La collection « Éthique et pratique médicale » est une tribune qui permet à tous les acteurs du monde de la santé, professionnels, enseignants, administrateurs, économistes et patients d'exposer leurs opinions, de décrire leur expérience et de proposer des solutions aux problèmes posés par une profession en pleine mutation, et ce en toute indépendance et en conformité avec la déontologie et les bonnes pratiques médicales.

Dernières parutions

Michel BOURIN, *Faire face au polyhandicap*, 2023.
Dr Pierre MESTOUDJIAN, *La méthode facile pour arrêter de fumer du jour au lendemain, Le nouvel antidote du tabac*, 2023.
Thibaut COUSSENS-BARRE, *La patrimonialisation des collections d'échantillons biologiques*, 2022.
Christian PIROLLI, *Passeur... Par maux et par mots de patients, la parole d'un médecin*, 2022.
Faouzia PERRIN, *L'État et la santé. Quelle finalité à la politique de santé ?*, 2022.
Michel PINGET et Arnaud BUBECK (dir.), *Regards croisés sur le diabète. La maladie chronique : une rupture dans le temps de la vie*, 2022.
Pierre-Luc L'HERMITE, *La preuve médicale au XXI*e *siècle*, 2022.
Bernard MARROT, *Politique d'organisation du système de santé en France*, 2022.
Patrice COUZIGOU, *Écologie interne et relation soignante, Médecine de la personne et de ses comportements*, 2022.
Julie LENOBLE-MARTIN, *Le droit d'accès aux soins des personnes sourdes en France*, 2021.
Alain GOLDCHER, *Bien vivre avec un « oignon ». Questions/réponses illustrées sur l'hallux valgus, le trouble statique le plus fréquent*, 2021.
Jeannot BAANITSE, *Soins palliatifs en RD Congo et en Afrique. Appel à la promotion et l'intégration*, 2021.
François MATH, *La recherche médicale française. Hier on la trouvait, aujourd'hui on la cherche*, 2021.
Jacques MORNAT, *Choix et médecine*, 2021.
Philippe VIARD, *On n'est jamais assez vieux pour faire un mort, Repenser les soins pour les personnes dans les services de longue durée*, 2021.
Justine DIEHL, *Vaccins, Entre méfiance et adhésion*, 2021.
Jean-Yves DE LA CAFFINIÈRE, *50 ans de pratique chirurgicale. Pensées parallèles*, 2021.

Jacques Mornat

PRESQUE TOUT…
SUR LA MÉDECINE EN FRANCE

Pour essayer de mieux comprendre le système de santé

L'Harmattan

Du même auteur

« Ostéopathe ostéopathie. Ambiguïtés juridiques et scientifiques ; difficultés organisationnelles », *Médecine et droit*, nov.-déc. 2008, pp. 184-188.

« Les praticiens hospitaliers plein temps et le cumul d'activité. Le rôle de l'ordre des médecins », *Médecine et droit*, sept.-oct. 2016, pp. 109-116, en collaboration avec Céline Mornat.

« Mémento d'exercice médical : de l'empathie à la maltraitance. Responsabilité et conflits », *LEH éditions*, nov. 2017.

Argent et médecine, L'Harmattan, 2019.

Médecine partagée ou le monopole fracturé, L'Harmattan, 2020.

Choix et médecine. Des engagements responsables, L'Harmattan, 2021.

5-7, rue de l'Ecole-Polytechnique, 75005 Paris
http://www.editions-harmattan.fr
ISBN : 978-2-14-034326-1
EAN : 9782140343261

À Josiane qui me supporte encore

À Mathias, Céline, Thomas qui nous ont supportés

À nos petits-enfants que nous aimons

Sarah

Juliette

Calixte

À mes amis du CNOM que j'aime aussi

Jean Marie Faroudja qui comme souvent a relu tout cet ouvrage ce dont je le remercie

Henry Zattara et Jean Lebrat mes vieux complices.

À Omar et Modar en remerciements.

SOMMAIRE

AVANT-PROPOS

La médecine en France est un récurrent problème devenu préoccupant pour chacun, médecin, soignant, mais aussi décideur, élus ou gestionnaires, et pour tout citoyen soucieux d'un accès aux soins qui se détériore inéluctablement alors qu'on assiste au coût croissant du reste à charge pour la population.

Le quotidien de notre santé publique, loin de remplir ses engagements face à la loi voit s'étendre ses *« déserts médicaux »* de la ruralité certes et depuis trop longtemps supportés, mais aussi ceux de l'urbanité y compris les grandes métropoles.

Le recours abusif aux *urgences hospitalières* est devenu le trop fréquent moyen de l'accès aux soins non programmés d'une population privée de médecin de proximité et dont le nombre décroit toujours.

La carence retentit lourdement sur le fonctionnement de **l'hôpital public**, lourdement perturbé dans nombre de ses missions, et défaillant par de nombreux aspects, mais qui demeure essentiel et doit se régénérer.

La **médecine libérale** est aussi en graves dysfonctionnements.

La médecine générale avant tout dont le nombre de praticiens s'il va finir par s'accroitre bien trop lentement, est encore en décroissance pour quelques années. Surtout face à des besoins immédiats les jeunes diplômés sont peu enclins à repeupler les déserts médicaux pour de nombreuses raisons qu'il conviendra d'entendre.

La médecine libérale spécialisée (autre que la médecine générale) tire son épingle du jeu par le biais du secteur II, initialement prévu pour valoriser la qualité de formation et l'expérience, mais qui est devenu désormais un effet d'aubaine par le fait d'une offre rétrécie face à une demande en croissance constante ?

L'hospitalisation privée à but lucratif tire son épingle du jeu récupérant peu à peu les spécialistes libéraux de secteur II avant tout ceux justifiant d'un plateau technique : chirurgiens, accoucheurs, anesthésistes, radiologues… mais peu ou prou aussi les cliniciens consultants.

Les gestionnaires de la santé en France et les décideurs politiques sont mis en cause à la fois par les professionnels de santé, par les associations, les usagers et… les électeurs.

Les décideurs d'aujourd'hui tentent de pallier comme ils peuvent, cette carence, créée par leurs prédécesseurs de tous bords, phénomène national de grande ampleur, par de petits moyens localement en attendant la trop lente remontée des diplômés.

L'assurance-maladie et les collectivités locales tentent d'attirer les vocations par des incitations financières ou fiscales en territoires sous-denses.

Les politiques fracturent le monopole médical par diverses mesures, - les unes palliatives, du moins peut-on le penser, en confiant aux professionnels de santé et aux pharmaciens une partie des prérogatives du corps médical, - les autres plus prospectives comme *la pratique avancée* qui constitue désormais un échelon intermédiaire entre le corps médical et l'infirmier et dont le statut est possiblement évolutif, - d'autres encore contraignantes, telles seraient les limitations à la liberté d'installation des nouveaux diplômés.

La télémédecine cette forme de pratique médicale à distance utilisant les technologies de l'information et de la communication vient bouleverser (L 6316-1) le quotidien avec ses avantages technologiques et ses dangers notamment concernant le secret professionnel et le partage de l'information et de la responsabilité.

Faut-il faire une place aux **autres médecines** que celle enseignée à la faculté et qui sont ses usagers et servants ?

On assiste enfin à un **déséquilibre sociétal** qui affecte toute la société française et au premier chef les professions de santé.

Celles-ci encensées lors de la pandémie Covid en 2020, veulent être mieux appréciées sur l'échelle des revenus. Elles veulent que le soin de la personne, compétence et dévouement de tous les jours, carrières non exportables soit considéré comme noble et rétribué comme tel. C'est un ressenti de tous les métiers du soin.

Les jeunes médecins majoritairement femmes désormais aspirent à une activité professionnelle raisonnée compatible avec les autres, sociale, culturelle et familiale.

Les hospitaliers moins rémunérés que les libéraux veulent des carrières plus attractives y compris financièrement tandis que ces derniers accrochés au secteur II veulent aussi plus, les généralistes se sentent agressés, mal aimés des pouvoirs alors que leur quotidien est épuisant.

Se profile enfin dans la prédominance du salariat et des cabinets pluriels une réflexion sur le statut moins ou plus libéral de la médecine demain. Pendant ce temps, le nombre d'accédants aux études de médecine s'accroit lentement chaque année, mais c'est un engagement pour dix ans et pas si confortable. Le nombre de médecins continue à être un problème depuis trop longtemps.

La **patientèle** d'aujourd'hui est très différente de ce qu'elle était lors de la création de la sécurité sociale.

- Plus instruite et plus urbanisée elle prétend à juste titre être acteur responsable de ce qui concerne sa santé et pouvoir se soigner elle-même : l'**automédication se développe.**

-Plus nombreuse passée de 50 à bientôt 70 millions d'habitants, plus âgée aussi grâce aux progrès ; le nombre et surtout la survie des retraités se sont accru engendrant un besoin majoré de soins médicaux, mais essentiellement chez ceux- là des polypathologies chroniques et/ou dégénératives justifiant des prises en charge différentes où la diagnose cède le pas à une bientraitance attentive au long cours.

- Les personnes enfin souhaitent plus de considération pour **les droits qu'on leur a reconnus.** Mais une partie croissante d'entre nous ne peut accéder aux soins correctement comme on sait. Les restes à charge pesants peuvent amener à des refus de soin où les dépassements d'honoraires jouent un rôle.

Faut-il enfin s'interroger sur ce qui fait que vouloir ou accepter de s'occuper de ses semblables malades ou handicapés, pour leur apporter ce à quoi ils ont droit et pour lequel on s'est engagé, est un métier à nul autre pareil, avec **ses contraintes** certes, mais il en vaut la peine à chaque niveau de **compétence.**

C'est de tous ces problèmes qu'il conviendra de se préoccuper, car la recherche des solutions passe par une meilleure information. Puissions-nous y contribuer.

Avertissement. Au cours de la lecture on pourra voir des notions répétées dans plusieurs chapitres. Ceci pour délivrer dans chacun l'ensemble des notions qui le concerne et en permettre la lecture plus aisée et complète.

QUELQUES DÉFINITIONS

MÉDECINE

Le terme de médecine n'est pas protégé et n'appartient à personne. La médecine selon le Littré se définit : « *comme l'art (la science) qui a pour but la conservation de la santé et la guérison des maladies* ». On notera déjà que si *la guérison des maladies* paraît ressortir du domaine médical, *la conservation de la santé* n'est pas du seul ressort médical. : Le patient a un rôle dans l'une comme dans l'autre alternative.

La médecine dite « conventionnelle » (MC) ou science médicale est celle enseignée aux étudiants en médecine dans les facultés, lors d'un cursus de 9 à 12 ans sanctionné par un doctorat d'État.

Des médecines dites « non conventionnelles » ou Médecines alternatives complémentaires (MAC) sont diverses et nombreuses et pour nombre d'entre elles, *leurs pratiquants sont de formation inconnue, incertaine, voire autodéclarée*[1].

Une *médecine* est un terme qui fut aussi longtemps synonyme de médicament.

MÉDECIN

C'est un titre encore protégé actuellement attribué aux seuls docteurs en médecine en exercice... Le titre de docteur en médecine, titre universitaire, n'impose aucunement l'exercice de la profession de médecin. Les docteurs en médecine qui n'exercent pas ou plus sont de plus en plus nombreux.

Un exercice légal de la médecine : Le législateur a défini les conditions d'exercice de la profession de médecin régie par le code de la santé publique en son article L 4111-1. En l'état actuel de la législation, c'est un monopole qui est ainsi conféré au corps médical.

MÉDECIN SPÉCIALISTE

Désormais tous les médecins diplômés sont qualifiés dans une spécialité depuis 2007 y compris les médecins généralistes qualifiés **spécialistes en médecine générale**.

Souvent au cours de cet ouvrage on va souvent encore appeler spécialistes ceux qui ne sont pas généralistes lorsqu'on voudra les distinguer ou les comparer.

[1] Académie de médecine. 3 novembre 2017.

MÉDECIN TRAITANT

Le médecin traitant assure les soins de premier recours habituels et de prévention dont a besoin son patient. Le parcours de soins coordonnés consiste à confier au médecin traitant la coordination des soins pour chaque suivi médical.

Tout médecin inscrit au Conseil de l'Ordre, qu'il soit généraliste ou d'une autre spécialité, qu'il soit médecin libéral, médecin hospitalier, médecin urgentiste (c'est surement difficile) ou médecin salarié d'un centre de santé, peut être médecin traitant (y compris pour soi-même).

Par ses fonctions de diagnostic, de conseil et d'orientation, il ou elle participe activement à la bonne utilisation du système de soins par ses patients dans le souci de délivrer des soins de qualité à des coûts maitrisés. Il ou elle met en place un suivi médical personnalisé, et dirige son patient vers un médecin spécialiste en cas de nécessité, soit pour une consultation ponctuelle, soit pour des soins récurrents (soins itératifs ou participation à des séquences de soins).

SOIGNANT

Les soignants comprennent d'une part **le corps médical** c'est-à-dire les médecins, les chirurgiens-dentistes et les sages-femmes et d'autre part les **auxiliaires médicaux** lesquels regroupent : les infirmiers, les masseurs-kinésithérapeutes, les pédicures-podologues, les ergothérapeutes, les psychomotriciens, les orthophonistes, les orthoptistes, les manipulateurs en radiologie, les techniciens de laboratoire, les audioprothésistes, les opticiens-lunetiers, les prothésistes, les orthésistes et les diététiciens.

PHARMACIENS

Ils ont le monopole de la distribution des médicaments tant en ville que dans les établissements de santé. Néanmoins certains médicaments d'usage courant sont en vente en super marchés… !

D'autres professionnels du soin ont une activité parfois exclusive sans être auxiliaires médicaux et non pris en charge par l'assurance-maladie. Tels sont les ostéopathes et chiropraticiens, psychothérapeutes, psychanalystes dont certains peuvent être médecins.

L'ASSURANCE MALADIE depuis plus de 70 ans joue un rôle majeur au service de la solidarité nationale.et protège durablement la santé de chacun. Elle tente de garantir ainsi un accès universel aux droits et elle permet l'accès à des soins conciliant la meilleure qualité et le meilleur coût, elle tend parfois à déborder et s'immiscer dans la relation médecin-patient lorsqu'elle contrôle les prescriptions dans un but d'économie ou de respect des engagements conventionnels.

L'ÉTAT TUTÉLAIRE. La tutelle des pouvoirs publics est puissante sur la Médecine en France. La sécurité sociale en 1945 est venue prendre un rôle signalé dans le rapport intemporel liant le patient et son médecin. Elle a profondément modifié l'accès aux soins pour les patients, mais aussi assuré le revenu d'un corps médical en essor permanent depuis.

L'organisation de la médecine au sein de l'UE reste du domaine de chaque État, même si des accords existent pour assurer la libre circulation des personnes et des diplômes.

C'est à l'État de gérer **la sécurité sociale et l'assurance maladie** et donc le service public de la médecine.

C'est l'État qui fixe les règles du **droit d'exercer légalement** la médecine en France.

C'est l'État qui définit les modes **d'exercice public ou privé**, en l'occurrence l'un et l'autre présentement.

C'est l'État qui agit puissamment sur **le nombre de médecins** exerçants.

C'est l'État qui règle les **conditions d'exercice** : valeur des actes remboursables, revenus professionnels, liberté d'installation…

MÉDECINE, UN SERVICE PUBLIC

Le **service public[1] est défini par la loi et les décisions des tribunaux.** Il s'agit d'une activité d'intérêt général assurée directement ou indirectement par une personne publique régie au moins en partie par des règles de droit public.

Une difficulté est que le périmètre de cette notion est variable dans le temps et dépend de la définition qu'en ont la population et le pouvoir politique à un moment donné.

De plus, l'expression service public désigne deux éléments différents : **une mission**, qui est une activité d'intérêt général, pour ce qui nous concerne par exemple l'accès aux soins et **un mode d'organisation** consistant, de façon directe ou indirecte, à faire prendre en charge ces activités d'intérêt général par des personnes, soit publiques (État, collectivités territoriales, établissements publics) soit privées, mais sous le contrôle d'une personne publique tel l'exercice des praticiens et professionnels libéraux régis par un ordre professionnel.

La notion de service public est essentielle en France. La "défense" du service public et la crainte de sa "remise en cause" sont des thèmes récurrents du débat politique. Durant les grèves de novembre et décembre 1995, le Premier ministre a cru pouvoir apaiser le climat en proposant d'inscrire la notion de service public dans la Constitution. C'est dire son importance capitale…

Quatre fonctions et un régime juridique bien fixé

Selon les finalités poursuivies, le service public remplit quatre fonctions principales. Le service public de la médecine et ses personnels sont concernés par chacune. On distingue en effet les services publics à finalité d'ordre et de régulation (la défense nationale, la justice, la protection civile, **les ordres professionnels**…), ceux ayant pour but la protection sociale et sanitaire (**sécurité sociale, service public hospitalier…**), ceux à vocation éducative et culturelle (**enseignement, recherche,** service public audiovisuel…) et ceux à caractère économique (**ONDAM** (budget annuel de l'assurance maladie).

Le régime juridique du service public est organisé autour de trois grands principes.

- Le premier est celui de la **continuité du service public**. (Conseil constitutionnel (décision 79-105 DC du 25 juillet 1979). Il repose sur la

[1] Ce chapitre est tiré en grande partie de *Vie Publique.fr* (18 janvier 2021).

nécessité de répondre aux besoins d'intérêt général sans interruption. À l'évidence la médecine est concernée. Ainsi le centre 15 et les services d'urgence. Cependant, selon les services, la notion de continuité n'a pas le même contenu (permanence totale pour les urgences hospitalières, horaires prévus pour d'autres). Toutefois, ce principe de continuité doit s'accommoder du principe du droit de grève. (27/10/46) Pour les hospitaliers, rappel du service minimum, de l'assignation et de la réquisition. Pour les libéraux, les ordres professionnels réglementent les conditions. Ils peuvent aussi se voir réquisitionnés à condition de pouvoir en justifier.

- Le deuxième principe est celui de **l'égalité devant le service public,** lui aussi a valeur constitutionnelle, qui procède de l'application à ce domaine du principe général d'égalité de tous devant la loi, proclamé par la Déclaration des droits de l'homme et du citoyen de 1789. Il signifie que toute personne a un droit égal à l'accès au service et doit être traitée de la même façon que tout autre usager du service. Ce principe fait droit aussi à la loi 2002-303 concernant les droits de la personne ci-après énoncés :

- à *la protection de la santé, à la prévention, à l'égal accès aux soins nécessités par son état, à assurer la continuité des soins et la meilleure sécurité sanitaire possible (Art L 1110-1*)
- *au respect de sa dignité (Art L 1110-2)*
- *à sa non-discrimination dans l'accès à la prévention ou aux soins (Art L 1110-3)*
- *au respect de sa vie privée et au respect des informations la concernant (Art L 1110-4)*
- *de recevoir les soins les plus appropriés et au moindre risque (Art L 1110-5).*

- Enfin, le dernier principe de fonctionnement du service public est celui dit d'**adaptabilité** ou mutabilité. Cela signifie que le service public ne doit pas demeurer immobile face aux évolutions de la société ; il doit suivre les évolutions sociétales (ex. : prise en charge de la grande dépendance ou du handicap) ainsi que les évolutions techniques (ex. : Recherche médicale, informatisation de la santé...)

Un service public peut être assuré par le secteur privé

Ainsi en France existent comme dans de nombreux pays deux modes d'exercices possibles pour le corps médical, et les autres professionnels de santé soit en exercice public et sous le mode du salariat soit selon le statut privé qui peut être libéral mais lui aussi salarié. Les deux statuts participent peu ou prou au service public de la médecine.

L'exercice privé longtemps dominant chez les médecins se tourne désormais volontiers vers le salariat lequel est largement dominant chez les sages-femmes ; c'est l'inverse pour les chirurgiens-dentistes.

Les ordres professionnels sont des institutions privées chargées d'une mission de service public.

LE SYSTÈME FRANÇAIS D'ASSURANCE MALADIE

L'équation qu'ont à résoudre les pouvoirs publics, c'est d'une part le respect des engagements, qu'il s'agisse de l'accès aux soins sur l'ensemble du territoire ainsi que des droits reconnus par la loi aux patients comme aux usagers des services de santé (loi 2002-303), mais c'est d'autre part contenir le budget de l'assurance maladie dans le respect de la loi annuelle sur le financement de la sécurité sociale (PLFSS) tout en sachant que les besoins sont en croissance.

L'ASSURANCE MALADIE A UN BUDGET

Elle doit contenir les coûts de santé dans le budget national. Le PIB de la France 2020 est en effet de 250,7 Mds d'euros, avec un taux de prélèvement obligatoire de 47,5 % (1024Mds).

Le budget de l'État 2020 annonçait 343,7 milliards de dépenses avec un déficit de 93,1 Mds qui vient alourdir d'autant la dette désormais supérieure au PIB annuel.

En regard, le budget de la Sécurité sociale est lui aussi conséquent. Le tableau d'équilibre, par branche, de l'ensemble des régimes obligatoires de base de sécurité sociale pour 2020 (PLFSS 2020) permettait de constater qu'il s'agit en effet de sommes considérables et pour ce qui concerne la branche maladie d'un déficit chronique (encore jusque-là).

Au titre de l'année 2020, sont rectifiés :
1° les prévisions de recettes, les objectifs de dépenses et le tableau d'équilibre, par branche, de l'ensemble des régimes obligatoires de base de sécurité sociale ainsi qu'il suit (en milliards d'euros) :

PLFSS 2020	**Recettes**	**Dépenses**	**Solde**
Maladie	205,6	239,3	-33,7
Accidents du travail et maladies professionnelles	13,5	13,9	-0,4
Vieillesse	236,6	247,0	-10,3
Famille	46,9	50,4	-3,5
Toutes branches (hors transferts entre branches)	489,1	536,9	-47,8
Toutes branches (hors transferts entre branches) y compris Fonds de solidarité vieillesse	486,7	537,4	-50,7

2° Les prévisions de recettes, les objectifs de dépenses et le tableau d'équilibre, par branche, du régime général de sécurité sociale ainsi qu'il suit :(en milliards d'euros)

	Recettes	**Dépenses**	**Solde**
Maladie	204,1	237,8	-33,7
Accidents du travail et maladies professionnelles	12,0	12,4	-0,4
Vieillesse	132,0	140,6	-8,6
Famille	46,9	50,4	-3,5
Toutes branches (hors transferts entre branches)	382,0	428,1	-46,1
Toutes branches (hors transferts entre branches) y compris Fonds de solidarité vieillesse	380,8	429,8	-49,0

3° Les prévisions de recettes, les prévisions de dépenses et le tableau d'équilibre des organismes concourant au financement des régimes obligatoires de base de sécurité sociale ainsi qu'il suit :(en milliards d'euros)

	Recettes	**Dépenses**	**Solde**
Fonds de solidarité vieillesse	16,7	19,7	-2,9

L'ONDAM : L'Objectif national de dépenses d'assurance maladie est réactualisé chaque année.

Au titre de l'année 2020, l'objectif national de dépenses d'assurance maladie de l'ensemble des régimes obligatoires de base ainsi que ses sous-objectifs sont rectifiés comme il suit (en milliards d'euros) :

Sous-objectif	**Objectif de dépenses**
Dépenses de soins de ville	93,8
Dépenses relatives aux établissements de santé	90,0
Contribution de l'assurance maladie aux dépenses en établissements et services pour personnes âgées	12,0
Contribution de l'assurance maladie aux dépenses en établissements et services pour personnes handicapées	12,0
Dépenses relatives au Fonds d'intervention régional	3,9
Autres prises en charge	7,2

LE PRINCIPE DE FONCTIONNEMENT de l'assurance maladie consiste pour chaque acte ou prescription médicale à décider d'un **tarif de responsabilité** qui détermine la part du coût des prestations dont le montant est pris en charge au titre d'un régime de sécurité sociale.

Chaque **acte médical existant** est inscrit dans la CCAM (classification commune des actes médicaux), une nomenclature française qui le définit par une cotation alphanumérique unique et lui attribue une valeur en lettre clé utilisée selon les différentes spécialités C, V, K, B, Z...

La valeur des **lettres clés** est déterminée en euro dans le cadre d'une convention signée par les syndicats professionnels et les CNAM. Ainsi se détermine le tarif de responsabilité pour chacun des actes de la CCAM. Ce tarif peut évoluer, soit en augmentation, accroissant d'autant les revenus et... le coût de la médecine, soit en diminution source d'économies, mais aussi de protestations des assurés... et des médecins.

HONORAIRES. SECTEURS. DÉPASSEMENTS.

Les médecins libéraux se répartissent en trois catégories selon leur engagement conventionnel.

Le secteur **I** : Les plus nombreux 75 %[1] s'engagent à respecter les tarifs conventionnels. Il existe une possibilité de dépassements, le DE (dépassement pour exigence) qui ne peut se justifier que lorsque le patient impose une contrainte de lieu, d'horaire, ou non-respect du parcours de soin. Ces DE peuvent être éventuellement remboursés par une mutuelle.

Le secteur **II** : Qui autorise les médecins à demander des dépassements. Il fut créé lors de la convention de 1980, la seule limitation était *le tact et la mesure*[2]. Dix ans plus tard, il fut gelé et réservé aux anciens chefs de clinique. C'est exceptionnellement le cas pour les généralistes (9,5 %) qui n'y peuvent prétendre présentement, c'est par contre le cas fréquent chez les autres spécialistes libéraux (43 %), voire hospitaliers. Les médecins exerçants dans ce secteur doivent afficher en salle d'attente les tarifs des actes les plus fréquents.

Si les dépassements d'honoraires sont supérieurs à 70 €, le praticien doit remettre au patient une information écrite mentionnant les prix des actes et des dépassements. Cette information doit être donnée avant l'exécution des actes au patient.

Si les dépassements sont inférieurs à 70 €, ou si l'acte est à réaliser lors d'une prochaine séance, le praticien reste soumis à l'obligation d'information sur les montants et modalités de prise en charge des actes.

Pour fixer le montant des dépassements d'honoraires, les praticiens doivent faire preuve de tact et de mesure bien difficiles à définir même pour l'Ordre des médecins… ! La situation financière du patient, la notoriété du praticien, la complexité de l'acte et le temps nécessaire à son exécution doivent être pris en compte. Trop souvent le montant de dépassement réclamé est en rapport avec la générosité relative de certaines mutuelles…

[1] Selon leciss.org.

[2] Art 53 CDD (R 41-27-53 CSP).

Le secteur **III** : Médecin non conventionné : quasiment aucun remboursement (tarif d'autorité). Les honoraires sont libres sous réserve néanmoins du respect du tact et de la mesure. *Les honoraires du médecin doivent être déterminés avec tact et mesure, en tenant compte de la réglementation en vigueur, des actes dispensés ou de circonstances particulières.* Certains contrats de mutuelles peuvent rembourser.

Les tarifs des médecins hospitaliers et des services publics de santé sont ceux du **secteur I** exception faite des éventuelles activités libérales d'hospitaliers qui peuvent pratiquer en secteur II.

LE TICKET MODÉRATEUR

Pour le reste à charge, qu'on appelle ***le ticket modérateur***, il peut être fait appel à des mutuelles dites complémentaires. Pour qu'il y ait mutuelle, il faut donc qu'il y ait d'abord assurance maladie : les mutuelles prennent en charge la partie des frais de soins restant à la charge de l'assuré, une fois que l'assurance maladie a remboursé sa part. Avec pour objectif de permettre un accès aux soins de qualité possible pour le plus grand nombre.

Les **déremboursements** du ticket modérateur : Ils_ne datent pas d'hier et des taxes se sont succédé pour tenter de pallier le déficit de gestion de l'assurance maladie. Le ticket modérateur avait été fixé à 20 % par l'ordonnance de 1945 sur les soins et les frais médicaux remboursables.

Dans les années 1960, les remboursements dentaires et optiques ont été fortement réduits et le demeurent encore.

Un forfait hospitalier a été créé par la loi du 9 janvier 1983 et régulièrement augmenté. Depuis le 1er janvier 2010, il est fixé à 18 euros par jour en hôpital ou en clinique et 13,50 euros par jour dans le service psychiatrique d'un établissement de santé.

Des médicaments jugés peu efficaces ont vu leur taux de remboursement réduit ou supprimé. *(Homéopathie...)*

Depuis le 1er janvier 2005, une participation forfaitaire de 1 euro est demandée aux assurés de plus de 18 ans. Elle s'applique pour toutes les consultations ou actes réalisés par un médecin, mais également sur les examens radiologiques et les analyses de biologie médicale. Elle est limitée à 4 € par jour pour un même professionnel de santé et plafonnée à 50 € par an et par personne.

Depuis le 1er janvier 2008, une franchise médicale de 50 centimes d'euros est instituée sur le remboursement de chaque boîte de médicaments, de chaque acte paramédical et de 2 euros pour chaque transport sanitaire, dans la limite de 50 € par an et par personne.

Depuis le 1er mars 2011, le forfait 18 € s'applique pour les actes médicaux d'un montant supérieur ou égal à 120 € ou ayant un coefficient égal ou supérieur à 60 K. Les personnes qui bénéficient d'une prise en charge à 100 % en raison de leur situation ou de leur état de santé en sont exonérées, tels les assurés souffrant d'une affection de longue durée (ALD).

Il **n'existe plus aujourd'hui de montant fixe pour le ticket modérateur.** Il varie en fonction de la situation de l'assuré et du respect du parcours de soins coordonnés. Tout dépend de la prestation offerte.

Pour la consultation chez un médecin généraliste depuis 2017, si le généraliste exerce en secteur **1**, la consultation coûte 25 €. L'Assurance maladie prend en charge 70 % de 24 €, mais aucunement la participation forfaitaire de 1 €.

Majoration du ticket modérateur : Le ticket modérateur peut être majoré si le médecin est consulté en dehors du parcours de soins coordonnés. Dans ce cas, le montant du ticket modérateur n'est que de 16,1 €.

Le ticket modérateur s'applique également sur le prix d'une **boîte de médicaments**.

Il existe quatre taux de remboursement des médicaments :

100 % pour les médicaments reconnus comme irremplaçables et coûteux ;

65 % pour les médicaments à service médical rendu majeur ou important ;

30 % pour les médicaments à service médical rendu modéré et certaines préparations magistrales

15 % pour les médicaments à service médical faible.

Si le montant est de 7,95 €, et si l'assurance maladie en rembourse 65 % soit 5,17 €, le montant du ticket modérateur serait donc de 2,78 € auquel il faut ajouter une franchise médicale de 0,50 €. Le ticket modérateur sera donc réellement de 3,28 €.

Exonération du ticket modérateur : Les personnes souffrant d'une **affection longue durée** (ALD) sont exonérées du ticket modérateur, car elles doivent subir un traitement prolongé souvent onéreux, voire très onéreux.

Les dépassements d'honoraires (médecins conventionnés de secteur 2 ou médecins non conventionnés) ne sont jamais pris en charge par l'assurance maladie. Dès lors, le montant du ticket modérateur augmente donc en conséquence.

Bénéficiaire du tiers payant : le patient n'a pas besoin d'avancer la part prise en charge par l'assurance maladie. Il doit simplement payer le montant du ticket modérateur.

De plus, le patient bénéficiaire de la CMU (couverture maladie universelle) devenue PUMA n'aura absolument rien à débourser (pas même le montant du ticket modérateur).

À propos de MUTUELLE SANTÉ

L'intérêt des mutuelles est d'ordre privé puisque chacun, en fonction de ce qu'il décide d'y investir pour soi ou les siens, recevra en échange un remboursement complémentaire qui pourra être total ou presque. Il est aussi d'ordre social puisque les entreprises, depuis le 1er janvier 2016, ont désormais l'obligation d'assurer une complémentaire à leurs employés, et les pouvoirs publics ont institué la CMU pour les personnes en difficulté.

Pour bénéficier d'une mutuelle, il faut quand même respecter deux conditions : la demander et payer ses cotisations, sauf dans le cas où elle est octroyée. Les mutuelles ont un mode de financement qui les rapproche des assurances. Le contractant doit cotiser chaque année pour des garanties définies justement par contrat.

Que prend en charge la mutuelle ?

Plusieurs éléments entrent en ligne de compte pour savoir ce que la mutuelle prend en charge :

Selon le médecin que l'on consulte (généraliste, spécialiste), il convient de savoir s'il est conventionné ou non, et dans quel secteur !

Selon les médicaments prescrits par le médecin. Les médicaments remboursables sont indiqués sur une liste de l'assurance maladie et le pourcentage de remboursement varie en fonction de leur efficacité et de leur coût.

Les prestations remboursées par la mutuelle.

Il est nécessaire de savoir lesquelles sont remboursées ainsi que la pratique éventuelle du tiers payant.

Enfin, il est recommandé de connaitre les taux de remboursement de la mutuelle. Ceux-là vont du remboursement dit à 100 % jusqu'au remboursement aux frais réels.

- Le remboursement à **100 %** signifie que la mutuelle rembourse la différence entre le tarif conventionné de niveau 1 et la part de l'assurance maladie. Avec ce barème, le patient est très bien remboursé s'il consulte un médecin conventionné de secteur 1, mais beaucoup moins s'il y a des dépassements d'honoraires.

- Le remboursement à **200 %** signifie que la mutuelle rembourse jusqu'à 200 % du tarif de base (soit 25 € + 25 € pour une consultation chez un médecin généraliste). Le remboursement à 200 % est calculé sur le reste à charge après remboursement de l'Assurance maladie). Elle remboursera donc la différence entre le total de la consultation et le tarif de base de la Sécurité sociale, le tout dans une limite de 50 euros... et non pas comme le lecteur pourrait penser qu'il va toucher 200 % des 25 euros dépensés...

- Parfois enfin, la mutuelle peut rembourser **aux frais réels**, ce qui signifie que la mutuelle rembourse la totalité des honoraires moins le tarif de base plus l'euro de participation.

Tarifs des « mutuelles santé »

- Le coût d'une "complémentaire santé" peut ainsi être extrêmement variable selon les garanties, l'âge du contractant, le contrat, l'organisme assureur, *les éventuels facteurs de risques,* etc. Il est calculé de manière différente selon les assureurs.

- Certaines garanties risquent cependant de faire s'envoler le coût du contrat santé : les garanties sur l'optique (lunettes, lentilles...), sur le dentaire (prothèses, implants...), sur les médecines parallèles, sur les cures thermales... Le tarif d'un contrat peut également varier en fonction de la taxe sur les contrats responsables ou non responsables.

La situation du patient ayant droit :

Elle est aussi prise en compte : outre les situations déjà évoquées, ALD, actes lourds, les pouvoirs publics ont créé la CMU, transformée, depuis le 1er janvier 2016 en PUMA (protection universelle maladie), qui assure aux personnes qui ont une activité professionnelle ou qui résident en France de façon stable et régulière, la prise en charge des frais de santé en cas de maladie ou de maternité, à titre personnel et de manière continue tout au long de la vie.

Les recettes alimentant le fonds CMU sont constituées du produit de la taxe CMU (taxe de solidarité additionnelle) à laquelle sont assujettis les organismes d'assurance complémentaire intervenant dans le domaine de la santé (art. L 862-4 du CSS).

Un particulier qui n'a pas les moyens de se procurer une complémentaire santé, peut demander à bénéficier de la couverture maladie universelle complémentaire (CMU-C).

La CMU-C ouvre droit à la prise en charge gratuite de la part complémentaire des dépenses de santé incluant des forfaits dentaires, optiques et prothèses auditives lorsque les ressources sont inférieures à un plafond CMU-C fixé selon la composition du foyer.

La CMU-C donne droit à la prise en charge gratuite de la part complémentaire des dépenses de santé pendant 1 an.

La CMU-C présente plusieurs particularités :

- Les bénéficiaires sont exonérés de participation forfaitaire de 1 euro, de la franchise médicale et du forfait journalier hospitalier.

- Les bénéficiaires disposent du tiers payant, ce qui les dispense de faire l'avance des frais en pharmacie et lors de la consultation d'un professionnel de santé.

- Lorsqu'un assuré bénéficie de la CMU-C, le professionnel de santé consulté n'a pas le droit de pratiquer de dépassement d'honoraires excepté en cas de demande particulière de la part de l'assuré (exemple : consultation en dehors des heures d'ouverture du cabinet).

- La demande de CMU-C doit se faire auprès de la caisse d'assurance maladie.

Les actes médicaux et les frais qu'ils induisent, prescriptions ou prestations de professionnels de santé sont pris en charge bien sûr en fonction du tarif de responsabilité, mais aussi du patient en cause, de sa mutuelle ou du praticien qui les réalise ce qui fait que les situations sont très variées et qu'en dépit des droits évoqués, **il n'en demeure pas moins que l'accès aux soins n'est pas toujours satisfaisant pour nombre de personnes sur notre territoire.**

Le système actuel prend l'eau si l'on en croit le professeur Grimaldi[1].

La sécurité sociale ne rembourse déjà plus que 50 % des soins courants et le système est devenu illisible avec la CMU octroyée aux très petits revenus mais pour ceux immédiatement supérieurs on crée une aide à l'aide et des gens spécialement dévolus à aider les assurés à faire valoir leurs droits.

De même pour l'assurance complémentaire collective obligatoire d'entreprise qui voit se développer des assurances supplémentaires pour pallier une certaine dégradation de l'assurance antérieure des cadres supérieurs

Pour les isolés sans contrat collectif d'entreprise, devant l'augmentation inéluctable de leur contrat de complémentaire on a du proposer pour les plus de 65 ans une aide publique au contrat de complémentaire « responsable ».

De son côté, Didier Tabuteau[2] : *La discrète mais conquérante avancée des complémentaires illustre, et pourrait à l'avenir accélérer, le repli de*

---

[1] Les maladies chroniques. Odile Jacob.2017 Pages 669.

[2] Les maladies chroniques. Odile Jacob.2017 Pages747-748.

l'assurance maladie obligatoire et par voie de conséquence la désagrégation de la solidarité face à la maladie.

Plus loin : *la prise en charge des frais de santé est de plus en plus scindée entre, d'une part la sécurité sociale qui se concentre discrètement sur les soins hospitaliers et les affections de longue durée, et d'autre part les complémentaires qui tendent à devenir le pivot du remboursement des soins courants.*

Ils proposent dans la *charte pour une santé solidaire : la reconquête du remboursement de la prévention et des soins par l'assurance maladie dans un premier temps à 80 % pour tous les actes du panier de soin de la sécurité sociale et d'ouvrir pour chaque assuré social la possibilité de choisir la sécurité sociale comme complémentaire moyennant une contribution additionnelle et donc n'avoir qu'un seul interlocuteur.*

L'ACTE DE SOIN

Se soigner est un droit…

Soigner les autres… ne va pas de soi.

Soigner

C'est procurer le ou les moyens par lesquels on s'efforce de conserver ou rendre la santé à quelqu'un, soi-même ou les siens. Selon la définition de l'OMS, on note que la notion de bien-être entre aussi dans le cadre de la santé[1]. Chaque personne peut ainsi prendre en charge le ou les soins qui lui paraissent nécessaires ou simplement utiles, et qui peuvent être très divers.

Soins habituels d'hygiène et de nutrition, discipline ou qualité de vie aux frontières de la prévention, pratique d'activités physiques ou sportives hors compétition. Toutes activités de par leurs diversités difficiles à apprécier, car même si recommandées par les campagnes de prévention ou même prescrites, elles ne relèvent pas habituellement de l'assurance maladie.

Prises de substances pour pallier ou prévenir des faiblesses alléguées ou ressenties : nutriments, alicaments, vitamines… sans pour autant verser dans les produits dopants interdits, dangereux ou réprimés.

Se soigner

L'AUTOMÉDICATION au sens large *(self care)* c'est l'acquisition de moyens de soins à visée médicale hors de toute prescription médicale. C'est un phénomène en croissance, année après année, et qui n'est pas sans poser aujourd'hui à la fois un problème de santé publique en même temps qu'économique.

Automédication stricto sensu : c'est la prise de médicaments sans prescription médicale. Il s'agit de médicaments disposant d'une AMM *(autorisation de mise sur le marché)* et donc réputés actifs et non toxiques dans les limites de l'observance de l'AMM et qui sont de prescription médicale facultative (PMF), c'est-à-dire accessibles sans ordonnance.

Dispositifs médicaux : c'est-à-dire tout instrument, appareil, équipement, matière, produit destiné à être utilisé chez l'homme à des fins médicales à l'exception des produits implantables ou d'origine humaine (art L 5211-3

[1] Préambule à la constitution de l'OMS.1946.

CSP) y compris les dispositifs médicaux de diagnostic in vitro s'ils peuvent être délivrés sans prescription médicale.

Compléments alimentaires : Selon le décret du 20/3/2006, il s'agit de denrées alimentaires dont le but est de compléter le régime alimentaire normal et qui constituent une source concentrée de nutriments ou d'autres substances ayant un effet nutritionnel ou physiologique seules ou combinées. Ils sont commercialisés sous forme de doses. Ils sont justifiés dans certains états tels que grossesse, cachexie, dénutrition... Certains sont susceptibles d'être prescrits, mais tous sont aussi accessibles par les clients et nombre d'entre eux n'ont aucune intention thérapeutique, mais plutôt de prévention et simplement de vie plus saine. Les cosmétiques peuvent y être assimilés.

L'automédication : un problème de santé publique et un budget non négligeable qui se développe dans toute l'Europe bien qu'à un moindre degré aussi en France. La faible part de marché de l'automédication en France s'explique principalement par une prise en charge assez large des dépenses de médicaments prescrits par l'assurance maladie et les organismes complémentaires. Les usagers sont donc incités à consulter leur médecin, pour obtenir une prescription.

Plus de 4 000 médicaments y sont néanmoins accessibles sans prescription médicale et 80 % des Français y ont recours. Plusieurs raisons pour l'expliquer :

- L'éducation sanitaire et thérapeutique se développe dans une population de plus en plus informée et éduquée souhaitant se prendre en charge.
- Les difficultés croissantes pour consulter un médecin de premier recours dans un délai raisonnable.
- Le déremboursement d'un certain nombre de médicaments dits « de confort » et devenus accessibles sans prescription médicale voire sans l'avis du pharmacien.
- Les efforts publicitaires des firmes pharmaceutiques pour vanter ces produits tout autant que les firmes de cosmétiques qui sont souvent les mêmes.

C'est un problème diversement apprécié :

– L'Ordre des médecins[1] dès 2001 avait reconnu l'émergence de l'automédication insistant sur l'attention que devaient apporter les praticiens à la recherche de l'automédication devant des symptômes inadéquats et leurs dangers d'interférence ainsi que les risques de surdosage et d'accoutumance.

[1] Jean Pouillard. L'automédication. Rapport session du CNOM février 2001.

– Pour les pharmaciens[1] l'avis est favorable, mais nuancé. Les médicaments sans ordonnance sont efficaces pour guérir certains troubles mineurs, tels que les maux de tête, le rhume, la fièvre, etc. Avec leur faible toxicité, ces types de produits ne présentent généralement pas de danger. Mais les risques ne sont pas nuls, car ils dépendent de l'état de santé de chaque personne. Par exemple certains AINS, les dérivés de l'éphédrine… en vente libre ne sont pas sans danger à plus forte raison lorsqu'ils se retrouvent dans plusieurs spécialités de noms différents… !

– Les associations de consommateurs[2] : sont plus critiques. À travers une étude publiée en novembre 2017, testant 62 produits parmi les plus utilisés, le magazine *60 millions de consommateurs* veut démontrer que, parmi les médicaments les plus vendus disponibles sans ordonnance, près d'un sur deux est à proscrire, car le rapport bénéfice-risque de ces produits est défavorable ; 33 % des médicaments sont jugés passables par le magazine, qui explique que leur efficacité est faible ou non prouvée, mais sont généralement bien tolérés. Enfin, seulement 21 % des médicaments évalués sont à privilégier pour leur rapport bénéfice-risque favorable.

Un budget non négligeable.

L'automédication représente un tiers des dépenses de médicaments des ménages et 12 % du total des paiements directs des Français.[3]

En France, les officines pharmaceutiques détiennent un monopole sur la distribution des médicaments au public (en dehors des médicaments délivrés par les pharmacies hospitalières et par les rarissimes médecins propharmaciens), qu'il s'agisse des médicaments sur prescription ou des médicaments sans ordonnance. Comme on l'a vu les médicaments dits remboursables sont vendus au même prix déterminé par l'assurance maladie qu'ils soient prescrits ou délivrés sans ordonnance. : C'est un tarif administré.

Pour ce qui concerne les non remboursables, il en va tout autrement et le marché qui est libre demeure opaque. Seule une partie des médicaments est accessible sans ordonnance : des médicaments non remboursables, et une partie des médicaments remboursables. Certains médicaments, remboursés lorsqu'ils sont prescrits par un médecin, peuvent également être achetés sans ordonnance. Dans ce cas, le médicament est intégralement à la charge du consommateur. Le prix de ces médicaments, dits remboursables, est fixé par les pouvoirs publics au niveau national, même quand ils sont accessibles en automédication. Les médicaments non remboursables, dits aussi « OTC stricts » (*pour Over the counter*) médicaments accessibles devant le comptoir,

[1] Selon *pharmashop.com.*

[2] Selon *60 millions de consommateurs.*

[3] Ufc. *Que choisir* mars 2012.

sont disponibles sans ordonnance, et vendus à prix libres par les seuls pharmaciens.

Concernant le prix proposé par le laboratoire[1] on peut s'étonner dès lors qu'un médicament est déremboursé, celui-ci voit son prix en moyenne augmenter de 43 % alors qu'il s'agit d'un médicament ancien n'entrainant aucuns frais de recherche et seulement des frais de publicité, puisqu'il devient alors susceptible de publicité. En effet si selon l'Article L 5122-6 CSP, en France, la publicité est interdite pour les médicaments depuis 1941, une exception est aujourd'hui possible, pour un médicament qui présente les trois conditions suivantes :

- Ne pas être soumis à prescription médicale ;
- Ne pas être remboursable par l'assurance maladie ;
- Ne pas être interdit de publicité lors de la délivrance de l'autorisation de mise sur le marché.

Pour ce qui est du prix librement fixé par le pharmacien[2]. Il n'y a pas de réelle concurrence puisque limitée aux seules pharmacies et donc seulement théorique par manque d'information sur les prix. Ainsi, de 1998 à 2011 le prix des médicaments non remboursables avait suivi une trajectoire inverse de celui des spécialités remboursables : les médicaments à prix libres ont augmenté de 47,8 % sur la période, quand les prix administrés diminuaient de 24 %. Lorsque les pouvoirs publics décident de ne plus prendre en charge un médicament, celui-ci voit son mode de tarification changer : le laboratoire peut librement fixer son prix de vente au réseau de distribution, lequel réseau détermine à sa convenance le prix de vente final au consommateur. Le monopole n'est pas régulé, ni par la puissance publique ni par le consommateur, et ne s'organise pas en faveur de ce dernier.

La consommation totale de médicaments a tendance à baisser depuis 10 ans passant de 34,4 Mds. € en 2010 à 29,4 Mds en 2020. Une forte croissance globale du marché de l'automédication en 2015 en progression de 6,4 % en valeur[3]. Les trois catégories de produits (médicament OTC, dispositif médical et complément alimentaire) enregistraient une croissance supérieure à 5 % en 2015 :

5,2 % en valeur pour l'automédication stricto sensu,

7 % en valeur pour les DM,

9,6 % en valeur pour les compléments alimentaires.

L'automédication passait de 1,6 Md en 2010 à 3,7 Mds en 2019 et 2,1 Mds en 2020 pour les seuls médicaments. Concernant les autres produits

---

[1] Selon Irdes.
[2] Selon UFC, Que choisir : Rapport sur l'automédication. Mars 2012.
[3] Selon AFIPA 2015.

(dispositifs et compléments alimentaires), on note 3,7 Mds en 2019 et 1,6 Md en 2020[1].

Bien qu'elle ne représente que 10,4 % du chiffre d'affaires des officines, l'AUTOMÉDICATION contribue à 37,2 % de la croissance de l'activité globale des officines.

Les DISPOSITIFS MÉDICAUX[2]. Le marché officinal des produits classés comme dispositifs médicaux (DM) est dominé par les produits de soins à domicile consommables, les produits de dermatologie et les produits pour les voies respiratoires.

LES COMPLÉMENTS ALIMENTAIRES[3]. Le marché des compléments alimentaires en officine est celui qui progresse le plus en valeur en 2015 (+ 9,6 %). Mais il n'est plus seulement alimentaire, mais cosmétique et de comportement. Ce marché est majoritairement représenté par les produits préconisés par leurs producteurs pour l'immunité/vitalité, le sommeil/détente et le confort digestif, les voies respiratoires, la minceur. Autre embellie, le marché des compléments alimentaires "*solaires*" progresse de 16,1 %.[4]

Se faire soigner

LES TIERS SOIGNANTS

Tant que le soin est administré par l'usager pour lui-même ou les siens, il convient de respecter sa décision, qu'on peut supposer libre et éclairée, et sous réserve qu'il ne contrevienne pas à la loi. Il n'engage ici que sa propre responsabilité.

L'intervention d'un tiers soignant pose le problème de son rôle et de sa qualité. Quatre situations sont envisageables.

- Prescrits ou réalisés par un médecin, les soins entrent dès lors habituellement dans le cadre de l'assurance maladie.

---

[1] Selon AFIPA 2019.

[2] Selon les données 2015 de l'AFIPA.

[3] Selon les données 2015 de l'AFIPA.

[4] *Ces compléments alimentaires (solaires) ne sont pas des médicaments, mais ils contiennent effectivement des substances antioxydantes comme le lycopène, le sélénium, la lutéine ou les caroténoïdes qui vont permettre à la peau de mieux se défendre contre certains méfaits des rayons solaires*, assure le professeur en dermatologie Michel Jeanmougin. *Sur ce plan, ces compléments ne semblent donc pas inutiles. Pour* autant, en ce qui concerne le bronzage, le même professeur Michel Jeanmougin certifie qu'*il n'y a aucune étude scientifique ayant démontré une amélioration notable après avoir consommé ces produits. Les gens se disent souvent qu'ils ont constaté eux-mêmes une différence, mais c'est sans doute parce qu'ils ont davantage fait attention...*

- Il en est de même si le soin est délivré par un professionnel de santé suite à une prescription médicale ou dans le cadre de son rôle propre : CSP L 4311-1, L 4321-1, etc.

- Sans prise en charge de l'assurance maladie, est possible aussi le recours à des professionnels, autorisés de par leur titre, bien que non professionnels de santé, alors même qu'ils y prétendent[1] et y agissent parfois exclusivement dans leur activité professionnelle quotidienne. Tels sont les ostéopathes, chiropraticiens, certains psychothérapeutes et psychanalystes. Certaines mutuelles les prennent en charge.

- Quant aux soignants « **alternatifs** » non autorisés :

Pour traiter une affection somatique identifiée ou alléguée, voilà qui pose problème : cela peut aller à des pratiques plus opaques avec prescriptions de substances inconnues ou non contrôlables, de manœuvres ou de décisions variées notamment d'abandon de soin. Attention, le charlatanisme guette.

Recours à des soutiens pour les mal-être les plus divers et c'est alors le danger de manipulations, d'abus de faiblesse ou de dérives sectaires particulièrement chez les mineurs, les personnes âgées ainsi que lors de pathologies psychiques, toutes populations plus vulnérables.

On conçoit que parmi les très nombreux et divers pratiquants de ces nombreuses « médecines alternatives » tant en diagnostic qu'en thérapeutique puissent se glisser des malveillances solitaires ou structurées, des incompétences et puis aussi souvent des bienfaisants. Mais demeure le fait qu'il s'agit là d'un exercice illégal de la médecine.

Le médecin est donc un **agent déterminant dans la dépense** de santé, et ce, quel que soit son mode d'exercice.

- Quasiment toutes les dépenses prises en charge au titre de l'assurance maladie sont le fait d'une décision médicale elle-même coûteuse, dans l'intérêt du patient ou de l'usager.

- C'est le cas de toutes les hospitalisations en court, moyen ou long séjour.

- C'est le cas de tous les actes diagnostiques ou thérapeutiques pratiqués par les médecins.

- C'est le cas des prescriptions médicales d'arrêts de travail, de médications, de produits de santé ou enfin d'actes à faire réaliser par tous les autres professionnels de santé.

- Certaines dépenses, bien que hors du champ de l'assurance maladie, sont toutefois générées par le médecin dans l'intérêt des patients :

- Les activités expertales : judiciaires, d'assurance et médecins de recours

[1] Conseil d'État 38-7595- *La pratique de l'ostéopathie ne constitue pas au sens du code de la santé publique l'exercice d'une profession paramédicale.*

- Certaines activités de prévention, commissions du permis de conduire, certificats d'aptitude au sport, réquisitions diverses, médecine de contrôle, attestations médicales diverses…

- En revanche, il est des soins de santé où le médecin ne prend aucune part, l'automédication, laquelle en constante croissance, à la seule initiative des consommateurs, participe au reste à charge.

Cela étant, les limites demeurent en réalité très floues entre l'exercice de la médecine conventionnelle et les activités « *alternatives* ». Même parfois discutées ou discutables, c'est le fait d'une prescription médicale qui leur donne droit de prise en charge.

– Ainsi **au sein même de la médecine dite conventionnelle** des activités thérapeutiques *alternatives* sont enseignées et/ou pratiquées par des médecins comme l'ostéopathie ou la phytothérapie, par exemple, d'autres ont été prises en charge par l'assurance maladie alors qu'elles n'ont pas fait scientifiquement la preuve de leur efficacité comme l'homéopathie, actuellement contestée et déremboursée, l'acupuncture voire la mésothérapie.

– Concernant **l'herboristerie,** le diplôme d'herboriste a été supprimé par la loi du 11/09/1941 et il n'existe plus de diplôme d'herboriste en activité, alors que l'herboristerie prospère boostée par les huiles essentielles et les cosmétiques tout autant que par les plantes. Les huiles essentielles représentent un marché annuel de 85 millions d'euros, dont 5 millions pour le bio. Leur culture représente 33 000 hectares assurée par 3600 entreprises.

– D'autres enfin qui ne sont que des remises à la mode de thérapeutiques anciennes réactualisées par les préoccupations environnementales et utilisant des produits naturels pourraient être prescrites par les médecins, même si la plupart l'ont oublié. Et ce sont parfois des personnes d'origines mal définies qui se proposent pour y suppléer contre rétribution.

– Toutefois, les médecins qui utilisent tel ou tel moyen diagnostique ou thérapeutique, ressortant de médecine non conventionnelle dans le cadre de leur exercice, se doivent de respecter les règles déontologiques au premier rang desquelles : *primum non nocere*. (Avant tout ne pas nuire.)

LES MÉDECINES DIFFÉRENTES

Un reste à charge ou une liberté coûteuse... et incertaine.

À côté ou contre la **médecine conventionnelle** (MC) celle enseignée en faculté de médecine et reposant sur la science et la preuve, les **médecines alternatives et/ou complémentaires** (MAC) sont devenues une donnée de santé de plus en plus sollicitée par les patients, mais aussi proposée par un certain nombre de médecins, de professionnels de santé et bien sûr aussi par des zélateurs plus ou moins intéressés. Les pouvoirs publics en ont pris conscience.[1]

Leur promotion qui n'est pas si récente a sans nul doute plusieurs raisons. D'abord le respect du droit des personnes à prendre en charge leur santé. Ensuite la diffusion des connaissances par une population plus instruite de ce qui la concerne et curieuse de ce qui vient d'ailleurs ou d'hier ou semblant nouveau. Ou de la difficulté d'accès au premier recours de soin ou de sa qualité supposée de moindre écoute. Faut-il souligner le rôle, aujourd'hui, de fausses assertions si facilement répandues sur les réseaux sociaux ?

Selon l'Ordre des médecins[2], *4 Français sur 10 y auraient recours soit 25 millions dont 60 % de cancéreux. La France est le premier consommateur d'homéopathie et produit les 2/3 de la production mondiale. 7 041 médecins se sont déclarés pratiquer ces médecines alternatives et surtout l'homéopathie, l'ostéopathie et l'acupuncture.*

La France est le premier consommateur mondial de produits homéopathiques et le second en Europe concernant la phytothérapie. Mais premier aussi pour la consommation des antibiotiques !!!

Plusieurs classifications du fait d'un grand nombre et de l'extrême variété :

Il convient de citer les médecines traditionnelles orientales, chinoise mais aussi indienne, tibétaine voire japonaise qui peuvent se décomposer en mouvements et gymnastiques, acupunctures, massages, prescriptions phytothérapiques voire opothérapiques.

- Elles peuvent être classées selon certains en catégories thérapeutiques : celles fondées sur les produits naturels, celles fondées sur l'esprit et celles fondées sur les manipulations.

On peut aussi tenter une autre classification :

Celles centrées sur les organes sensoriels : aromathérapie, auriculothérapie, vocale thérapie, musicothérapie, iridologie, chromatothérapie et pour ce qui est du tact : l'acupuncture et ses nombreuses adaptations…

Celles centrées sur les produits naturels : phytothérapie, gemmothérapie, médecine dosimétrique (alcaloïdes), huiles essentielles ; hydrothérapie, crénothérapie, balnéothérapie, thalassothérapie ; héliothérapie ; argile, lithothérapie urinothérapie, apithérapie ; les thérapeutiques nutritionnelles : jeunes, alicaments, crudivorisme…

---

[1] Centre d'analyses stratégiques. Quelles *réponses des pouvoirs publics à l'engouement pour les médecines non conventionnelles* ? Octobre 2012.

[2] Luigi (R.) *Médecines alternatives et complémentaires.* Rapport de session du CNOM avril 2013.

Celles centrées sur l'anatomie : gymnastiques de diverses influences, massages orientaux, réflexologie (main, pied, face), fasciathérapie et les manipulations d'ostéopathie, de chiropraxie et leurs variantes…

Celles enfin centrées sur l'esprit et le psychisme : Autosuggestion, hypnose, relaxation, psychogénéalogie, psychanalyse, sophrologie sans oublier les psychothérapies…

Le recours important à ces alternatives relève de nombreux facteurs :

Qui tiennent pour une part aux patients. Certains revendiquent donc de pouvoir s'adresser aux médecines alternatives et/ou complémentaires (MAC) qui sont très nombreuses.

Plus instruits et plus informés, disposant de droits affichés par la loi, conseillés par les médias ou des réseaux sociaux aux objectifs divers où peuvent agir les structures d'informations publiques de santé, les associations de patients ou d'usagers tout aussi bien que les lobbies pharmaceutiques profitant d'une automédication croissante, voire des mouvements sectaires.

Interviennent aussi dans ces choix, sans doute une méfiance de certains vis-à-vis de la médecine traditionnelle efficace, et pour cela redoutée ; les effets secondaires mal supportés, induits par de puissants médicaments qui permettent la survie de nombreux patients, greffés, VIH, cancers, ALD tels que diabétiques, hépatites chroniques, insuffisants rénaux, cardiaques...

D'autres aussi par le souci de promouvoir une vie plus saine, proche de la nature, écologique… et souhaitant des prises en charge par des démarches thérapeutiques originales, mais sortant du domaine de la preuve scientifique.

D'autres enfin sont en rapport avec les conditions faites à l'exercice de la médecine : désertification médicale expliquant : carences territoriales, écoute insuffisante du patient, brièveté des consultations, délais d'attente mal supportés pour les rendez-vous, ou dans les cabinets ou aux urgences.

Qui tiennent aussi à l'activité médicale. Le corps médical a validé les pratiques d'acupuncture, homéopathie, médecine naturelle, ostéopathie, chiropraxie et mésothérapie, certaines depuis longtemps, autorisant les praticiens jouissant des formations justifiantes d'en faire état sur leurs plaques, sites et ordonnances. Ces formations sont enseignées soit en faculté de médecine soit dans des structures privées contrôlées par les pouvoirs publics.

Les médecins sont nombreux qui adhèrent à ces pratiques : plus de 7000 médecins les revendiquent surtout en homéopathie puis en ostéopathie et acupuncture.

L'Assistance publique a mis en place depuis 2012 des expérimentations. Les soins oncologiques y sont très présents. Il semblerait qu'y soit utilisé, l'hypnose, la méditation, la sophrologie, le shiatsu, le tens, le Qi gong et le toucher thérapeutique[1].

La MIVILUDES[2] avait estimé que les dérives sectaires étaient très impliquées dans la santé. Elle dénombrait plus de 400 MAC dont un nombre non négligeable sont suspectes à cet égard.

Actuellement, s'il apparaît que les MAC sont de plus en plus pratiquées, et si nombre de médecins s'y adonnent, les études scientifiques ne sont pas encore ni concluantes ni indiscutables pour nombre d'entre elles et ne confèrent point à leurs pratiquants l'autorisation d'exercer leur activité sauf éventuellement dans le cadre de professionnels de santé.

En ce qui concerne les médecins, ils doivent faire preuve de prudence dans ces pratiques : le code de déontologie est à cet égard très clair :

– Art 8 : *Dans les limites fixées par la loi, le médecin est libre de ses propositions qui seront celles qu'il estime être les plus appropriées en la circonstance...*

– Art 39 : *les médecins ne peuvent proposer aux malades ou à leur entourage comme salutaire ou sans danger un remède ou un procédé illusoire ou insuffisamment éprouvé. Toute pratique de charlatanisme est interdite.*

– Art 30 : *Est interdite toute facilité accordée à quiconque se livre à l'exercice illégal de la médecine.*

---

[1] Luigi (R.) *Médecines alternatives et complémentaires*. Rapport de session du CNOM avril 2013.

[2] Mission interministérielle de vigilance et de lutte contre les dérives sectaires. Rapport 2016.

L'ACTE MÉDICAL

En ce qu'il est, ce qu'il exige, et ce qu'il suppose

L'ACTE MÉDICAL est l'apanage des professions médicales auxquelles **un pouvoir** est confié en vue de l'accomplissement d'**une mission** d'intérêt public, il paraît alors légitime d'exiger de ces professionnels un certain nombre de **garanties**.

UNE MISSION confiée

L'acte médical est un "*acte humanitaire*" selon l'Association Médicale Mondiale dans le serment de Genève de 1948.

Affirmation codifiée dans le code de déontologie médicale « *le médecin au service de l'individu et de la santé publique exerce sa mission dans le respect de la vie humaine, de la personne et de sa dignité... » art 2*

Il est certes *humanitaire* en ce sens qu'il vise au bien de l'humanité. Toutefois il ne s'adresse le plus souvent qu'à une personne : *le patient.*

Il est néanmoins particulier, car il n'est pas « désintéressé » : le médecin de par son exercice tire habituellement, et sa subsistance et son rang social, d'où le risque de conflit d'intérêts.

UN POUVOIR conféré

L'exercice de la médecine confère le pouvoir à une femme ou un homme d'œuvrer en vue de tenter de prévenir la maladie, de prodiguer des soins et de soulager la souffrance.

Il procure « *le privilège de pratiquer des actes nécessaires à l'œuvre de soin mais interdits au commun des mortels* »[1] mais celui-ci n'est octroyé qu'en échange de garanties : l'**indépendance** et partant **la responsabilité** comme l'énonce le code de déontologie médicale :

art 5 *Le médecin ne peut aliéner son indépendance professionnelle sous quelque forme que ce soit.*

art 69 *L'exercice de la médecine est personnel chaque médecin est responsable de ses décisions et de ses actes.*

- Ce pouvoir est conféré par les pouvoirs publics aux seuls détenteurs de **l'autorisation de l'exercice de la médecine** en France. : Le législateur en a

[1] Pr Hoerni (Bernard), 113 réflexions sur la médecine. Pouvoirs en médecine, édition privée. 1999.

défini les conditions en son article L 4111-1, stipulant que nul ne peut exercer en France la profession de médecin, de chirurgien-dentiste ou de sage-femme s'il ne remplit trois conditions cumulées requises :

– de diplôme. -Pour les médecins de niveau doctorat, comportant 4 à 7 années de formation à plein temps au sein des facultés de médecine, des hôpitaux et en partie chez les praticiens privés en fonction de la spécialité recherchée. - Pour les chirurgiens-dentistes le diplôme d'état de docteur en chirurgie dentaire ou de chirurgien-dentiste. - Pour les sages-femmes le diplôme d'État...

– de nationalité, certes restrictives mais adaptables en fonction d'accords entre États. Concernant l'UE la réciprocité des diplômes permet la libre installation dans chacun des états de l'union.

– d'inscription à un tableau de l'ordre professionnel des médecins, des chirurgiens-dentistes ou des sages-femmes et impliquant l'adhésion au code de déontologie inscrit dans la loi (décret du 29 juillet 2004)

UN MONOPOLE octroyé sous conditions

Sur le plan juridique, la situation était parfaitement claire, le monopole de l'exercice de la médecine était jusque-là encore confié aux seuls praticiens régulièrement inscrits. Monopole conférant des droits spécifiques et des obligations.

Ce monopole de l'exercice médical a été renforcé par *la convention médicale* liant les professionnels de santé, la prise en charge des actes répertoriés dans la classification commune des actes médicaux, *CCAM,* ou la nomenclature des actes professionnels, NGAP et plus récemment l'instauration du *médecin traitant* au centre du parcours de soin dans l'assurance maladie.

Il confère UN TRIPLE DROIT : le droit d'examiner, le droit de prescrire et, le droit d'attester ès qualités.

L'examen clinique du patient c'est le droit de l'interroger de l'observer (*inspection*), de le toucher (*palpation, percussion, auscultation*) en respectant les règles déontologiques sans parler des droits humains fondamentaux. Elle engage et doit engager la responsabilité du pratiquant.

La prescription c'est l'ordonnance, *médicamenteuse* qui met en situation le pharmacien, d'*examens complémentaires* qui met en situation d'autres professionnels de santé, et éventuellement d'un ou plusieurs *actes diagnostiques ou thérapeutiques.* Elle engage elle aussi la responsabilité du prescripteur comme celle du thérapeute.

L'attestation sanitaire de plus en plus sollicitée qu'il s'agisse d'arrêt de travail, d'aptitude ou d'inaptitude sportive ou professionnelle, d'incapacités diverses ou de constatations médicales sans oublier les actes d'état civil, naissances et décès... Elle entraîne constamment la délivrance de certificats qui doivent être rédigés avec la plus stricte discipline déontologique. Elle engage la responsabilité du signataire.

DES OBLIGATIONS

Les qualités qu'on est en droit d'exiger du médecin sont celles énumérées à l'article L 4121-2 : du code de la santé publique "*...maintien des principes de moralité, de probité, de compétence et de dévouement indispensables à l'exercice de la médecine... et à l'observation des règles édictées par le code de déontologie".*

Ainsi que dans l'article 2 du code de déontologie déjà cité : « *le médecin au service de l'individu et de la santé publique exerce sa mission dans le respect de la vie humaine, de la personne et de sa dignité...* »

DES QUALITÉS professionnelles... mais aussi personnelles.

Compétence, Humanisme, Indépendance, Responsabilité.

UN MÉDECIN COMPÉTENT.

Seulement inscrite par la loi 2002-303 dans les tâches ordinales (Art. 46), la compétence était déjà une préoccupation déontologique : CD Art 11 : *« Tout médecin doit entretenir et perfectionner ses connaissances ; il doit prendre toutes dispositions nécessaires pour participer à des actions de formations continues. Tout médecin participe à l'évaluation des pratiques professionnelles. »*

Selon le professeur Jean BERNARD, "*le grand malheur pour un malade est d'être soigné par un médecin ignorant. La conscience sans la science est inutile. La sensibilité même sincère qui cache l'incompétence est dangereuse.* »[1]

C'est une notion complexe qui est pour une part la connaissance, pour une part le savoir-faire, enfin le savoir-être c'est-à-dire les qualités relationnelles et organisationnelles si nécessaires dans cet exercice.[2]

Pour Desprez[3], la compétence se juge beaucoup plus a posteriori qu'a priori, car souvent elle ne peut être séparée du résultat. Ce n'est pas non plus un acquis stable mais une construction continue d'où la justification de la FMC pour les connaissances et de l'évaluation pour la pratique.

---

[1] Bernard (Jean), *grandeurs et servitudes de la médecine* ? Buchet-Chastel, 1973.

[2] Faroudja Jean-Marie : *Le savoir-être.* Assises de l'Ordre des médecins. Juin 2007.

[3] Desprez Pierre-Louis : *Qualité et compétence en médecine.* Colloque 22-23 juin 2000.CNOM.

On peut relativement tenter de contrôler les connaissances d'un praticien, puis reconnaître un savoir-faire insuffisant, pour ce qui est du savoir-être c'est plus délicat et en partie subjectif. Où est le seuil d'incompétence ? Ne pas savoir, ne pas savoir faire, ne pas savoir se comporter. C'était et cela reste difficile.

Il aura fallu une génération pour qu'une prévention de l'incompétence fût rendue contraignante. Il n'en est pas moins vrai que l'incompétence avérée doit entraîner l'interdiction d'exercer.

L'omniscience du médecin a disparu en même temps qu'apparaissaient des spécialités de plus en plus nombreuses. La loi a chargé l'Ordre de veiller aux qualifications de ces spécialités et au maintien de la compétence des médecins. La remise en cause de l'autorisation d'exercice est devenue possible. La formation doit être continue et contrôlée.

Qui peut interdire d'exercer ?

Dans les circonstances les plus habituelles, c'est l'Ordre des médecins qui peut prononcer une suspension temporaire dans le cadre du CSP R 4124-3-5 *« dans le cas d'insuffisance professionnelle. »* ou dans le cadre du CSP R 4124 – 3 : « *dans le cas d'infirmité ou d'état pathologique rendant dangereux l'exercice de la profession* »,

Dans ces deux situations pathologiques, la suspension temporaire est prononcée par le conseil régional ou interrégional pour une période déterminée qui peut, s'il y a lieu, être renouvelée. Elle ne peut être ordonnée que sur un rapport motivé établi à la demande du conseil par trois médecins spécialistes désignés comme experts. La saisine est à l'initiative soit du directeur général de l'ARS soit par délibération du conseil départemental ou du Conseil national de l'ordre professionnel.

Concernant les cas d'insuffisance professionnelle, la prévention est systématique par le conseil départemental de l'ordre dans le cadre de la réglementation du DPC et c'est seulement lorsque le médecin n'a pas rempli ses obligations en dépit des avertissements qu'il sera soumis à la sanction susévoquée.

Ce sera plus rarement aux pouvoirs publics d'intervenir :

- Brutalement parfois, par mise en danger de l'ordre public dans le cadre du CSP L 4113-14 : "*en cas d'urgence, lorsque la poursuite de son exercice par un médecin expose ses patients à un danger grave, le directeur général de l'agence régionale de santé dont relève le lieu d'exercice du professionnel prononce la suspension immédiate du droit d'exercer pour une durée maximale de cinq mois ; il entend l'intéressé au plus tard dans un délai de trois jours suivant la décision de suspension.* »

- Le juge pénal peut aussi assortir une décision de justice d'une interdiction d'exercer immédiate suite à un délit voire un crime même avant tout jugement. Art 131-27 code pénal

- Ce sera parfois le pouvoir judiciaire suite à une instance civile.

UN MÉDECIN HUMANISTE :

On est en droit d'attendre d'un praticien qui se veut au service des autres empathie et bienveillance.

L'empathie est cette propension au partage des émotions d'autrui et à la compréhension de ses émotions. C'est en quelque sorte se mettre à sa place. Tous les étudiants n'ont pas la chance de tomber malades avant d'entrer en médecine pour comprendre cet être particulier qu'est le patient !!! Tous les lauréats de l'examen d'entrée en médecine ne sont pas aussi soucieux d'autrui ni également doués pour le comprendre.

Cette vertu repose en partie sur une disposition innée - tout le monde n'est pas égal à cet égard - mais pour une autre part elle est susceptible d'apprentissage et l'éducation familiale et scolaire joue probablement un rôle déterminant chez l'enfant et l'adolescent lorsqu'elle promeut le souci de l'*autre"* : frère, sœur, camarade " *le prochain"* et ce, avec ou sans religion dès lors qu'il est un frère "*fraternité*", un égal "*égalité"* et ce, quand bien même il ne serait pas *citoyen,* mais vulnérable.

Les dispositions empathiques sont en déclin chez les étudiants en médecine et pas seulement en France et elles diminuent tout au long du cursus.[1] Il conviendrait de s'interroger sur les raisons.

La Faculté se doit de promouvoir les valeurs humanistes indispensables à notre exercice qui sont inscrites dans le code de déontologie médicale et l'empathie qui est enseignée dans le cursus du médecin généraliste est considérée comme un élément de compétence nécessaire à cet exercice. Le compagnonnage lors de la formation initiale doit y jouer son rôle encore faut-il que les aînés ou "*maitres*" aussi bien généralistes maitres de stage que les hospitaliers et universitaires formateurs y soient eux-mêmes sensibilisés et disponibles.

L'article 68-1 du CDM en fait un devoir *: le médecin partage ses connaissances et son expérience avec les étudiants et internes en médecine durant leur formation dans un esprit de compagnonnage, de considération et de respect mutuel.*

---

[1] Claire Eydalène. Thèse 10/06/2014.Paris Descartes. La représentation de l'empathie pour les internes en Médecine générale.
Et Marie Ouary. Thèse 2018. Poitiers. Revue systématique de la littérature de l'empathie en médecine générale.

L'empathie est en quelque sorte un catalyseur de bienveillance. Mais pour qu'elle puisse jouer son rôle, il lui faut le temps de s'établir. Un patient non écouté ne peut être entendu.

L'écoute bienveillante : La proximité avec les patients et donc l'écoute n'est pas identique selon les diversités des pratiques :

- certaines n'ont guère de rapports avec les patients : tels les biologistes, pathologistes, légistes, experts...

- d'autres non traitantes ne prennent pas en charge les malades même si l'écoute demeure importante dans leurs fonctions : médecins du travail, médecins scolaires, médecins de contrôle.

- d'autres auront une relation parfois très intense sur un court temps mais non suivie avec le patient : réanimateurs, urgentistes médicaux ou chirurgicaux.

Toutes ces situations se déroulent fréquemment sans que le patient ait choisi tel ou tel.

- Mais la plupart qui sont les cliniciens ont une relation suivie avec les patients en particulier les médecins généralistes lesquels ont été le plus souvent choisis par leur patient comme leur médecin traitant.

Le temps d'écoute s'est raccourci. Le temps passé à l'écoute des patients ou des usagers est devenu une variable d'ajustement de la gestion de l'assurance maladie dans sa vision entrepreneuriale.

Ce manque d'écoute est une souffrance unanimement dénoncée à tous les niveaux, médecins généralistes, médecins hospitaliers, professionnels de santé, notamment infirmières hospitalières comme libérales, patients, familles.

Le manque d'écoute est dommageable chez tous : les enfants, les ados, les urgences, les opérés, les patients gravement malades et les mourants. 23 secondes en moyenne d'écoute du patient avant que le médecin ne l'interrompe pour diriger la suite du colloque, tel est ce que déclaraient Anne Revah-Levy et Laurence Verneuil dans leur travail. Selon ces auteures, l'écoute n'est pas valorisée alors qu'elle constitue une valeur ajoutée à la relation patient-médecin. La brièveté des écoutes entraîne une densité anormale des consultations... L'écoute du patient est une composante essentielle du partenariat découlant des droits de la personne et de ceux des usagers de santé.

Elle garde une **valeur déontologique** en ce qu'elle permet à la confidence de s'épancher.

Elle a une **valeur diagnostique**, *« Écoutez le malade, il vous dit le diagnostic » Osler ;* le symptôme entendu mérite une écoute plus globale qui est parfois plus fréquemment observée dans les médecines non conventionnelles[1].

Elle a une valeur **pronostique** puisque à meilleure écoute meilleure observance.

Valeur **économique** enfin puisqu'elle améliore la qualité de la prise en charge, réduisant les examens complémentaires et les prescriptions médicamenteuses.

Ce manque d'écoute est certainement pour une part inhérent aux conditions d'exercice des professionnels de santé, médecins compris, influencés par les environnements économiques. Mais pour une part aussi, le manque d'appétence pour la confidence singulière des patients, chez des praticiens rompus à de sévères sélections puis à des techniques qualifiantes mais nullement accoutumés ou moins disponibles pour côtoyer l'humain quotidien avec ses peurs, angoisses, malheurs et ses morts qui ne sont pas que diagnose ou traitement.

UN ENGAGEMENT DÉONTOLOGIQUE

L'engagement du respect d'un code de déontologie inscrit dans la loi est un élément fondamental de l'exercice médical. L'autorisation d'exercer est liée à l'inscription du praticien à l'Ordre des médecins et lors de celle-ci le médecin s'engage à cette observance. Et nul ne peut refuser dans l'exercice de sa profession les services qu'il s'est engagé à respecter par son serment ordinal.

Pour rendre son "*service*", le médecin se déclare **RESPONSABLE** de ses actes et de ses décisions et **INDÉPENDANT** de toute influence :

> Art 5 du code de déontologie : *« Le médecin ne peut aliéner son Indépendance sous quelque forme que ce soit. »*
>
> Art 69 *« L'exercice de la médecine est personnel ; chaque médecin est responsable de ses décisions et de ses actes. »*

Compétence, bienveillance, responsabilité et indépendance, tel est ce que les patients sont en droit d'attendre de leur médecin ; mais c'est aussi ce que le médecin s'est engagé à garantir à son patient, c'est enfin ce que la collectivité attend de son corps médical. C'est souvent pour avoir manqué à l'une ou l'autre ou au moins donné à penser qu'il n'en avait pas été ainsi que peuvent apparaître des conflits.

---

[1] A. Revah-Lévy, L. Verneuil. (2016). *Docteur écoutez.* Albin Michel. Page 6.

RESPONSABILITÉ MÉDICALE

L'exercice d'une mission engage la responsabilité de celui qui l'exécute. Le médecin agit en toute indépendance et engage de ce fait sa responsabilité tout au long de son activité envers sa patientèle.

Les désordres en santé peuvent entraîner des dommages considérables aux personnes et il va de soi que des recours sont possibles auprès des responsables. Le Code de déontologie en son article 69 précise que *l'exercice de la médecine est personnel. Chaque médecin est responsable de ses décisions et de ses actes.*

La loi fait du reste *obligation de souscrire une assurance responsabilité civile ou administrative susceptible d'être engagée en raison de dommages subis par des tiers et résultant d'atteintes à la personne survenant dans le cadre de cette activité de prévention, de diagnostic ou de soins. (CSP art L 2).*

Qui plus est, lorsqu'un dommage important survenu à une personne ne comporte aucun responsable identifiable, l'indemnisation du dommage sera confiée à la collectivité.

Évolution de la responsabilité médicale.

La responsabilité délictuelle. Jusqu'en 1936, le fondement de la responsabilité du médecin repose sur les articles 1382 et 1383 du Code civil : responsabilité délictuelle ou quasi délictuelle. Le plaignant devant apporter la preuve de la faute professionnelle caractérisée ce qui était souvent impossible surtout dans le délai de prescription triennale ; par ailleurs la faute par omission ne pouvait être retenue.

Le contrat de soin : L'Arrêt Mercier en 1936 va instaurer le principe de la responsabilité contractuelle *: « Il se forme entre le médecin et son client un véritable contrat comportant, pour le praticien, l'engagement sinon bien évidemment de guérir le malade, du moins de lui donner des soins non pas quelconques... mais consciencieux, attentifs et, réserves faites des circonstances exceptionnelles, conformes aux données acquises de la science..."*

L'obligation de moyen : Il va s'agit dès lors d'un contrat entraînant une obligation de moyen de la part du médecin vis-à-vis de son patient. Le médecin s'engage à remplir ses obligations et s'il y manque, il commet de ce fait une faute dont il peut avoir à répondre.

Le patient en échange a deux obligations :

- Celle de suivre les conseils et les prescriptions du médecin. Le patient peut s'il le veut refuser le traitement proposé mais rompt dès lors le contrat qui le lie, le médecin pouvant alors se récuser selon les termes de l'art 47.

- Celle de payer les honoraires dont il est redevable. Cette obligation est de plus en plus tempérée d'abord par le code de déontologie imposant "*le tact et mesure* » (art 53) surtout par les engagements encadrant et limitant les honoraires des praticiens conventionnés, c'est-à-dire la quasi-totalité d'entre eux et plus récemment encore l'annonce de l'instauration progressive du tiers payant. La médecine est ainsi devenue une profession libérale très particulière.

La responsabilité fautive[1]

La faute se définit comme l'action ou la non-action constituant un manquement à ses engagements contractuels ou aux obligations légales.

Il existe plusieurs sortes de fautes au sens de la juridiction susceptible de se prononcer :

La faute déontologique : tout médecin convaincu d'avoir contrevenu au code de déontologie en l'un quelconque de ses articles peut être sanctionné par la juridiction disciplinaire. C'est le plus habituellement la juridiction qui est sollicitée pour apprécier d'une faute disciplinaire ; plus exceptionnellement une juridiction civile ou pénale. Cette faute reconnue pouvant entraîner une sanction disciplinaire, mais pouvant donc également, ne constituer qu'un élément d'une plainte constituée aussi auprès d'une autre juridiction.

La faute civile est l'élément fondant la responsabilité du médecin.la plus sollicitée par les patients. Elle engage sa responsabilité dès lors qu'il y a dommage et que le dommage résulte bien de la faute. On va alors à la recherche de dommages-intérêts pour en compenser les conséquences.

La faute pénale engage la responsabilité du médecin sur plainte auprès du Parquet ou sur plainte directe du procureur de la République pour délit ou contravention voire crime.

Toutes les fautes avérées commises par un médecin sont sanctionnables par ses pairs via la juridiction disciplinaire mais les plaintes des patients prospérant soit au civil soit au pénal sont à la recherche de réparations financières des dommages subis voire de condamnations pénales. Les fautes peuvent faire l'objet de poursuites concomitantes disciplinaires, civiles, pénales, administratives.

Obligation de sécurité résultat

La directive européenne du 25 juillet 1985 établit que "*le producteur est responsable du dommage causé par son produit ».* Il y est stipulé que c'est à la victime de prouver son dommage, le défaut et le lien de causalité entre le défaut et le dommage.

Cette directive est entrée dans le droit français avec quelques corrections : Le Conseil d'État le 21/12/2011 a estimé que le prestataire de service non producteur ne relevait pas de la directive. La Cour de cassation le 12/07/2012 rendait un avis identique.

---

[1] Mémeteau Gérard Cours de *Droit médical*.3e édition. L'EH Édition, 2006.

L'application de cette directive concerne tous les implants prothétiques, orthopédiques, cardiologiques ou autres ainsi que les matériels et autres produits de santé qui peuvent être utilisés au cours d'un acte médical.

Responsabilité sans faute : aléa médical

Le recours médical est de plus en plus sollicité, en même temps les pouvoirs de la science médicale de plus en plus efficaces ce qui induit nombre d'effets secondaires dont certains, de découverte inopinée, débordant du principe de précaution, car totalement inattendus. C'est dire que les conflits potentiels des patients ou consommateurs de santé sont appelés à croitre, qu'ils se manifestent contre les praticiens ou contre les structures de santé médicalisées.

Dans le souci constant de la justice d'apporter le maximum de sécurité aux patients recourant aux soins, de récentes jurisprudences ont voulu enrichir les garanties des patients face à des risques qu'il deviendrait inconvenant de faire supporter par des praticiens non fautifs.

Deux décisions récentes de la juridiction administrative, le Conseil d'État, sont venues modifier la jurisprudence dans les établissements publics.

L'arrêt Gomez du 21/12/1990 tout d'abord :" *Considérant que l'utilisation d'une thérapeutique nouvelle crée lorsque ses conséquences ne sont pas entièrement connues, un risque spécial pour les malades qui en sont l'objet ; que lorsque le recours à une telle thérapeutique ne s'impose pas pour des raisons vitales, les complications exceptionnelles et anormalement graves qui en sont la conséquence directe engagent, même en l'absence de faute, la responsabilité du service public hospitalier."*

L'arrêt Bianchi du 9/04/1993 : *"Lorsqu'un acte médical nécessaire au diagnostic ou au traitement du malade présente un risque dont l'existence est connue mais dont la réalisation est exceptionnelle et dont aucune raison ne permet de penser que le patient y soit particulièrement exposé, la responsabilité du service public hospitalier est engagée si l'exécution de cet acte est la cause directe de dommages sans rapport avec l'état initial du patient comme avec l'évolution prévisible de cet état et présentant un caractère d'extrême gravité."*

En l'état les dommages consécutifs aux accidents médicaux graves non fautifs doivent être assumés par les hôpitaux publics et donc indirectement par la collectivité.

Or les mêmes accidents se produisant dans les établissements privés n'étant pas fautifs ne pouvaient être pris en charge ni par les praticiens ni par les cliniques. D'autre part en équité, la charge financière lourde de tels accidents ne devait pas incomber à des praticiens irréprochables ni à leur assurance, encore moins aux victimes.

Il était donc logique que la **loi 2002-303** intervienne : L'Art L 1142-1 *"Hors le cas où leur responsabilité est encourue en raison d'un défaut d'un produit de santé, les professionnels de santé ainsi que tout établissement... dans lequel sont réalisés des actes individuels de prévention, de diagnostic ou de soins ne sont responsables des conséquences dommageables d'actes de prévention, de diagnostic ou de soins qu'en cas de faute.*

Les établissements services et organismes susmentionnés sont responsables des dommages résultant d'infections nosocomiales, sauf s'ils rapportent la preuve d'une cause étrangère."

Lorsque la responsabilité d'un professionnel, d'un établissement, service ou organisme... ou d'un producteur de produits n'est pas engagée, un accident médical, une affection iatrogène ou une infection nosocomiale ouvre droit à la réparation des préjudices du patient au titre de la solidarité nationale, lorsqu'ils sont directement imputables à des actes de prévention, de diagnostic ou de soins et qu'ils ont eu des conséquences anormales au regard de son état de santé comme de l'évolution prévisible de celui-ci et présentent un caractère de gravité fixé par décret, apprécié au regard de la perte de capacités fonctionnelles et des conséquences sur la vie privée et professionnelle mesurées en tenant compte du taux d'incapacité permanente ou de la durée de l'incapacité temporaire de travail .

Ouvre droit à réparation des préjudices au titre de la solidarité nationale un taux d'incapacité permanente supérieur à 25 %.

Ainsi donc, en cas **d'infection nosocomiale, l'établissement est responsable de tout dommage en résultant sauf à pouvoir s'en exonérer.**

En cas de complication suite d'actes de prévention, de diagnostic ou de soin, qu'il s'agisse d'accident médical, d'affection iatrogène ou d'infection nosocomiale.

Qui ne résulte pas d'une faute.

Qui est grave entraînant une IPP de 25 % minimum.

La solidarité nationale prend alors en charge par le biais de l'ONIAM (office national d'indemnisation des accidents médicaux) et des CIVI (commissions d'indemnisation des victimes.

INDÉPENDANCE PROFESSIONNELLE

Elle demeure une donnée fondamentale de l'exercice médical. La loi le proclame : Art R 4127-5 CSP : *« Le médecin ne peut aliéner son Indépendance sous quelque forme que ce soit. »*

Et en termes identiques pour les chirurgiens-dentistes (Art R 4127-209) et pour les sages-femmes (Art R 4127-307).

Comme on l'a vu l'exercice médical n'est pas *désinteressé* puisqu'il procure aux soignants leur subsistance et leur rang social d'où le soupçon de conflit d'intérêts

LES CONFLITS D'INTÉRÊTS

Conflit est la traduction du latin *conflictus* : choc de gens ; selon Alain Rey c'est une lutte, un combat au propre comme au figuré, et pour Larousse, un antagonisme ou une opposition de sentiments, d'opinions ou de conceptions contradictoires. Cela peut concerner des groupes, des personnes ou même une seule et même personne.

L'intérêt c'est l'attachement exclusif à ce qui est avantageux pour soi en particulier l'argent. Le Littré le définit comme le sentiment égoïste qui nous attache à notre utilité particulière.

Les liens d'intérêts du médecin, du pharmacien, du professionnel de santé qui pourraient entacher le caractère objectif et indépendant de son intervention sont ceux qui lui permettent d'accéder à un avantage, direct ou non, qui peut ou non être en rapport avec l'exercice de sa profession.

Ces liens d'intérêt sont constitués notamment par tout lien financier direct ou indirect avec une entreprise, française ou étrangère, commercialisant un produit relatif à la santé qu'il s'agisse de médicaments, d'appareils de diagnostic ou de traitement.

Les **liens *directs*** recouvrent l'intéressement à une de ces entreprises (telle la possession d'actions), la perception d'honoraires ou de salaires versés par une de ces firmes (rémunérations de conseils, de travaux scientifiques ou non, de conférences, d'études ou de travail régulier…) c'est surtout le cas pour les médecins ou les pharmaciens, mais aussi la prise en charge de frais qui incombent habituellement au professionnel (repas, hébergements, déplacements, abonnements à une ou plusieurs revues, achats de livres, inscriptions à un ou des congrès…)... Il peut s'agir et c'est souvent le cas d'intérêts financiers, mais tout aussi bien doivent être considérées les notions de concurrence ou de souhaits de promotion, de prix, de désir de prestige, de pouvoir, de décorations, de célébrité dans les médias... qui, légitimes en elles-mêmes, peuvent venir éclipser les valeurs essentielles de la profession.

Les **liens *indirects*** recouvrent les mêmes avantages, à la seule différence qu'ils bénéficient non pas au praticien lui-même, mais aussi à son entourage familial, professionnel, associatif voire sexuel politique ou confessionnel.

Les liens d'intérêt sont constamment possibles dans l'exercice en santé, quel qu'en soit le statut, même bénévole ou humanitaire.

Le conflit d'intérêts : apparaît quand[1] « *une situation dans laquelle le jugement professionnel concernant une valeur essentielle (bien du patient...) est susceptible d'être influencé de manière excessive par un intérêt secondaire (et personnel) comme le gain financier* ».

Le mot " **susceptible**" indique que le conflit d'intérêts est un fait plus qu'un comportement et comme l'énonçait Carré. [40] *Il n'existe pas seulement quand le jugement a clairement été influencé, mais aussi quand il pourrait être influencé et même quand il pourrait être perçu comme ayant été influencé.*

Le conflit d'intérêts est une notion qui devient prégnante depuis quelques années. On conçoit bien que le fait pour une personne de promouvoir, prescrire médicaments ou produits de santé indument, d'adresser un patient à tel ou tel sans l'avis de la personne ou pour des raisons d'intérêt puisse exposer à des sanctions disciplinaires, voire pénales.

Cette situation inconfortable déjà reconnue en des temps très anciens est à l'origine du serment d'Hippocrate lui-même. L'ambiguïté de cette situation n'avait pas échappé ni à Molière[2], ni à Jules Romains[3], ni plus sérieusement à G. Bernard Shaw. [4] C'était pour lutter contre la dichotomie (partage *d'honoraires*) et les sous-tarifs sauvages que les syndicats médicaux avaient, avant la seconde guerre mondiale souhaité l'institution d'un ordre professionnel.

Le médecin faut-il le rappeler est consubstantiellement en permanent conflit entre sa mission et ses intérêts professionnels : son indépendance, sa responsabilité personnelle et son adhésion au code de déontologie médicale lesquels sont les garants de ses décisions.

Le "**conflit intérieur**" c'est en ces termes que le docteur Winckler-Zaffran[5] s'interroge sur les motivations qui font vouloir devenir médecin : *"En médecine, et chez chaque médecin, le « conflit intérieur » débute très tôt. Avant même qu'il ait commencé sa médecine. Car l'intérêt qu'on peut avoir pour la médecine est, d'emblée, conflictuel. Pourquoi veut-on devenir*

---

[1] Selon P. Carré, « Les conflits d'intérêts », Revue des Maladies Respiratoires, 2004, vol 21, no. 6.

[2] Molière : Diafoirus dans « *Le malade imaginaire* ».

[3] Romains Jules : « *Knock* ».

[4] Shaw G. B. (1906 publié en 1908). *« Sur les docteurs » préface au « dilemme du docteur »*.

[5] Winckler Martin (Dr Marc Zaffran), 28 juin 2010. *« Le conflit intérieur »* Blog.

médecin ? Pour quel type de raisons personnelles, familiales, sociales, conscientes ou inconscientes ? Il serait hypocrite ou naïf de prétendre que tous les étudiants en médecine veulent devenir médecins « pour soigner les autres »...

Selon l'auteur, à côté de la motivation "officielle" (vocation) il existe une motivation cachée (mobile) fonction de l'origine socioculturelle, du genre, de la manière de concevoir le soin, de sa propre spiritualité. (Peut être source de plus ou moins d'empathie).

C'est selon l'auteur un conflit d'intérêts précoce.

Le premier Code de Déontologie médicale fut promulgué en 1947.

Déjà pouvait-on y trouver ce que reprend l'article 105 du code actuel *; « un médecin ne doit pas accepter une mission d'expert dans laquelle **sont en jeu ses propres intérêts,** ceux d'un de ses patients, d'un de ses proches, d'un de ses amis ou d'un groupement qui fait habituellement appel à ses services. »* Depuis les professions de santé se sont dotées d'un ordre professionnel, celui des infirmiers est le plus récent, et d'un code de déontologie.

C'est Marc A. Rhodwin[1] qui en 1989 réactiva le conflit d'intérêts du médecin aux USA où la médecine est surtout privée et très coûteuse et où les lobbies des entreprises pharmaceutiques sont très puissants. C'est Jean de Kervasdoué, à l'époque directeur général des hôpitaux[2] qui attira l'attention en France sur ces intérêts et leur importance économique en même temps qu'éthique.

La santé est une donnée socioéconomique majeure. Les intérêts sont en effet conséquents :

Sur le plan macroéconomique, l'exercice de la médecine en France est contraint par le pouvoir public qui décide chaque année du budget alloué à la santé et cela concerne tous les modes d'exercice. L'intérêt n'est pas mince puisque sont concernées les dépenses de la médecine libérale, honoraires et prescriptions, les dépenses de l'hospitalisation privée et publique : les **dépenses de santé dépassent 11 % du PIB**. Le budget de la sécurité sociale en 2020 est de près de 500 Mds (dont 45,7 % pour les dépenses de ville et 42 % pour les établissements de santé).

Par ailleurs, la **décision médicale** est devenue une composante majeure de la vie socioéconomique :

- Les prescriptions médicales engendrent à la fois les dépenses de l'Assurance maladie mais aussi le revenu des praticiens qu'ils soient libéraux

[1] Rhodwin Marc A. (1993). *Medicine, money & morals: Physicians, conflicts of interest*-Oxford University-Press.

[2] Kervasdoué Jean de. (1999). *Argent éthique et pratique médicale.* Revue politique et parlementaire- janvier-février.

conventionnés ou salariés ainsi que les revenus des autres professionnels de santé.[1]

- Les décisions médicales engendrent des conséquences pécuniaires parfois considérables pour les patients et leurs tiers payants.

- Plus encore l'avis médical est recherché dans le quotidien (médicalisation de la vie sociale) et dans le judiciaire.

- Enfin aussi dans les instances de recherche des laboratoires pharmaceutiques (LEEM) ou SNITEM de même que dans les agences publiques régentant les autorisations de mises sur le marché et les remboursements de médicaments et produits sanitaires ou contrôlant les aliments ou boissons mises sur le marché de la santé.[2]

Ainsi la pratique médicale, non seulement reste un contrat personnel entre le patient et son médecin justifiant l'attention des juges, mais elle retentit sérieusement sur les finances publiques justifiant celle du comptable public.

DANS LA RELATION AVEC LE PATIENT

Le médecin exerce dans le respect du code de déontologie et selon son mode d'exercice : Convention pour les libéraux, statut pour les hospitaliers ou les fonctionnaires ou contrat pour les autres. Toute prise d'intérêt doit être loyale, licite et conforme à la réglementation. Au demeurant bien des tentations d'intérêts répréhensibles demeurent dans cet exercice qu'il s'agisse du généraliste ou du spécialiste.

Les situations sont nombreuses où l'intérêt du praticien peut apparaître *avoir influencé son comportement* de manière inadéquate. Tous les actes peuvent être concernés : fréquence des consultations ou des visites, arrêts de travail mal justifiés, prescriptions discutables des soins ou des médicaments, honoraires illégitimes, utilisation discutable, voire vicieuse, de la CCAM ou de la T2A.

La généralisation du tiers payant, l'engagement conventionnel pour les médecins libéraux et l'obligation de respect de la CCAM et de la T2A pour tous les exercices font que c'est l'assurance maladie, à l'initiative du contrôle médical qui sera le plus souvent le déclencheur d'alerte.

---

[1] Mornat Céline, Mornat Jacques : *Les praticiens hospitaliers plein temps et le cumul d'activité. Le rôle de l'Ordre des Médecins. Médecine* et Droit – sept.oct.2016.-109-116.

[2] Mornat Jacques : *Conflit d'intérêts chez l'expert médecin.* Rapport. 236e session du Conseil national de l'ordre des médecins. 12 avril 2002.

La prévention du conflit :

C'est d'abord l'information : chaque praticien conventionné reçoit son tableau d'activité détaillé trimestriel (SNIRS) et la moyenne d'activité de ses confrères de même exercice pour s'étalonner.

Peut suivre ensuite une phase de mise en garde confraternelle. Une demande de renseignements pour un acte isolé. Par ailleurs il existe un comité paritaire départemental pour évoquer en présence du médecin en cause des comportements très différents de la norme.

Pour les actes techniques, les départements d'informatique médicale sont susceptibles de prévenir les utilisations erronées de la T2A et de la CCAM.

La phase contentieuse peut s'en suivre :

Le médecin-conseil-chef et la caisse primaire (CPAM) peuvent l'un ou l'autre ou ensemble diligenter une plainte à l'encontre d'un médecin à la section des affaires de sécurité sociale (SAS) siégeant auprès du conseil régional de l'Ordre des médecins, compétente pour statuer sur "*les fraudes abus et tous faits intéressant l'exercice de la profession relevés à l'encontre des médecins... à l'occasion des soins dispensés aux assurés sociaux » (Art* L 145-1 code de la sécurité sociale).

Les sanctions susceptibles d'être prononcées sont l'avertissement, le blâme avec ou sans publication, l'interdiction temporaire ou permanente, avec ou sans sursis, du droit de donner des soins aux assurés sociaux ; dans le cas d'abus d'honoraires, le remboursement du trop-perçu ou le reversement du trop remboursé, même s'il n'est prononcé aucune peine.

Il convient de noter qu'un appel suspensif est possible, qui sera instruit et jugé par la chambre dite section des assurances sociales du Conseil national de l'Ordre des médecins. La cassation éventuelle serait confiée au Conseil d'État.

Il est à remarquer que l'interdiction éventuelle n'est pas une interdiction d'exercer la médecine, mais celle d'assurer des soins aux assurés sociaux, en fait cela revient désormais quasiment au même, puisque, de nos jours, la quasi-totalité des travailleurs ou retraités sont assujettis à l'assurance maladie toutes caisses confondues.

Il est à noter que les mêmes plaignants peuvent également porter leur plainte auprès de la chambre disciplinaire dès lors qu'il leur apparaît que le comportement du médecin est aussi constitutif d'une faute déontologique.

DANS LA RELATION MÉDECIN-INDUSTRIE.

Le médecin doit garder le contrôle. La loi 93-121 promulguée dès le 27 janvier 1993 (CSP art L 4113-6) a cherché à clarifier les rapports ambigus qu'entretiennent le corps médical et les entreprises qui vivent les uns et les autres du marché de la santé. Elle a pris en compte la situation en France qui fait coexister des pratiques médicales privées et salariées toutes bénéficiant de l'apport financier des entreprises aux EPU et à la FMC dont bénéficient les médecins et dont un certain nombre d'entre eux réalisent ces enseignements contre rétribution tandis que d'autres participent aux recherches cliniques entreprises par les laboratoires qui sont également rétribués, qu'enfin certains sont experts décideurs dans les agences publiques de santé.

La loi « anti-cadeau » est venue mettre plus de clarté dans ces situations opaques. L'Art. CSP L. 1453-3. - ***Est interdit le fait****, pour les personnes mentionnées à l'article L. 1453-4,* ***de recevoir des avantages*** *en espèces ou en nature, sous quelque forme que ce soit, d'une façon directe ou indirecte, proposés ou procurés par les personnes mentionnées à l'article L. 1453-5.*

Les professionnels concernés par cette interdiction : Ce sont les personnes exerçant une profession de santé réglementée à savoir :

Les médecins, sages-femmes et chirurgiens-dentistes et les professionnels de santé

Les ostéopathes, chiropraticiens et les psychothérapeutes

Les étudiants en formation initiale se destinant à l'exercice de l'une des professions précitées

Les personnes en formation continue ou suivant une action de développement professionnel continu des mêmes professions

Les associations qui regroupent des personnes mentionnées ci-dessus notamment les sociétés savantes et les conseils nationaux professionnels

Les personnes susceptibles de procurer ces avantages interdits

Toute personne produisant ou commercialisant des produits mentionnés au II de l'article L. 5311-1 : pris en charge par les régimes obligatoires de sécurité sociale qui sont nombreux et variés : médicaments, substances utilisées en médecine, huiles essentielles et plantes médicinales, dispositifs médicaux, certains logiciels et dispositifs de biologie, etc.

Mais **la loi prévoit deux exceptions** à cette interdiction générale qui impliquent l'une et l'autre l'Ordre professionnel :

-Première exception : *Ne s'applique pas aux avantages prévus par conventions passées entre les membres de ces professions médicales et des entreprises, dès lors que ces conventions ont pour objet explicite et but réel des activités de recherche ou d'évaluation scientifique, qu'elles sont, avant leur mise en application, soumises pour avis au conseil départemental de l'ordre compétent et notifiées, au responsable de l'établissement, et que les rémunérations ne sont pas calculées de manière proportionnelle au nombre de prestations ou produits prescrits, commercialisés ou assurés.*

-Seconde exception : *« ... Ne s'applique pas à l'hospitalité offerte, de manière directe ou indirecte, lors de manifestations de promotion ou lors de manifestations à caractère exclusivement professionnel et scientifique lorsqu'elle est prévue par conventions passées entre l'entreprise et le professionnel de santé et soumise pour avis au conseil départemental de l'ordre compétent avant sa mise en application, et que cette hospitalité est d'un niveau raisonnable, reste accessoire par rapport à l'objectif principal de la réunion et n'est pas étendue à des personnes autres que les professionnels directement concernés. »*

Depuis la loi 2011-2012 du 29 décembre 2011, ce sont toutes les conventions passées par les entreprises avec les étudiants ou les médecins qui doivent être soumises avant leur mise en application au conseil de l'ordre compétent

Cette loi "*ne saurait ni soumettre à convention les relations normales de travail ni interdire le financement des actions de formation médicale continue.*"

Les sanctions encourues :

La saisine est large : à l'initiative des inspecteurs de santé publique ou des ARS ou de l'agence nationale de sécurité du médicament et des produits de santé... et les agents de la DGCCRF ou des finances publiques.

Les sanctions disciplinaires :

Visant les médecins et les étudiants en médecine en infraction sur les avantages du L 4113-6 : les sanctions disciplinaires seront initiées par l'organe décisionnel selon le mode habituel, plainte auprès du CD, instruction et décision de première instance par le CR et appel au CNOM. Les sanctions pouvant aller de l'avertissement à la radiation du tableau.

Les sanctions pénales encourues sont lourdes :

Pour les praticiens et les étudiants comme pour les entreprises ou les personnes morales : deux ans d'emprisonnement et 75.000 € d'amende. (CSP L 4163-2). Et en plus 10 ans d'interdiction d'exercice

Pour une infraction sciemment commise sur les déclarations d'intérêt, la sanction est de 30.000 € d'amende. (CSP L 1454-2).

En l'état l'Ordre n'est pas « *habilité à procéder à la recherche et à la constatation des infractions* »

Transparence du médecin : **déclarer ses liens d'intérêt**

La loi oblige à des mesures de déclaration publique des liens d'intérêt des médecins avec les entreprises. Sans doute le *sunshine act* aux États-Unis[1] a-t-il été déclencheur, toujours est-il que la France a suivi cette préoccupation en s'intéressant à la nécessaire déclaration des liens d'intérêt des médecins.

La loi du 4 mars 2002 disposait en effet : « *les membres des professions médicales qui ont des liens avec des entreprises et établissements produisant ou exploitant des produits de santé ou des organismes de conseil intervenant sur ces produits sont tenus de les faire connaitre au public lorsqu'ils s'expriment lors d'une manifestation publique ou dans la presse écrite ou audiovisuelle sur de tels produits.* »

Le décret d'application 2007-454 n'est survenu que le 25 mars 2007, cinq ans plus tard, qui stipule « *l'information du public sur l'existence de liens directs ou indirects entre les professionnels de santé et des entreprises ou établissements mentionnés à l'article L. 4113 - 13 est faite à l'occasion de la présentation de ce professionnel soit de façon écrite lorsqu'il s'agit d'un article destiné à la presse écrite ou diffusée sur Internet, soit de façons écrite ou orale au début de son intervention, lorsqu'il s'agit d'une manifestation publique ou d'une communication réalisée pour la presse audiovisuelle.* »

La loi du 29/12/11 et plus récemment le décret du 21/5/13 ont défini et organisé la transparence des liens d'intérêt entre professionnels de santé et les industries pharmaceutiques.

Sont concernés les avantages consentis par les entreprises du médicament entre autres... aux professionnels de santé que sont les médecins mais aussi aux étudiants en médecine, sociétés savantes et aux associations de médecins...

Le principe étant que les entreprises du médicament sont tenues de publier les conventions liant ces entreprises et les médecins ainsi que les avantages qui leur seraient reconnus. La déclaration préalable auprès du CD ou du CNOM est requise par ces entreprises. Elles doivent enfin faire connaitre à l'Ordre si la convention ou l'événement a été mis en application.

Le décret du 2I/05/13 est venu préciser : que le plancher de déclaration était fixé à 10 € pour un semestre, que les avantages devaient être déclarés dès ce niveau, et les sommes publiées, mais que pour ce qui concernait les conventions celles-ci devaient bien être déclarées mais pas les sommes rétribuées aux professionnels. Que l'Ordre concerné devait se prononcer dans

[1] *Physician payments sunshine Provisions*.Loi adoptée aux USA en 2010.

le délai de 2 mois pour les conventions et de 1 mois pour les demandes d'hospitalité !

Un recours devant le Conseil d'ÉTAT suite à ce décret fut déposé par FORMINDEP et par le CNOM. Il fut entendu par le législateur.

La loi du 26 janvier 2016 dite de modernisation de notre système de santé devrait profondément modifier la tâche ordinale en ce qui concerne les relations médecin -industrie.

- L'article 178 en effet dispose : *« les entreprises produisant ou commercialisant des produits mentionnés au II de l'article L5311 – 1 ou assurant des prestations associées à ces produits sont tenues de rendre publiques, au-delà d'un seuil fixé par décret... les rémunérations versées à des personnes physiques ou morales dans le cadre des conventions mentionnées... »*

- l'article 180 autorise le gouvernement à prendre par ordonnances, dans le délai d'un an, des mesures élargissant le cadre de l'article L. 4113 – 6 tant en ce qui concerne les entreprises concernées par l'interdiction d'offrir des avantages que par les personnes concernées par cette interdiction notamment les professionnels de santé et les étudiants de celles-ci.

De même il se propose de définir les dérogations à l'interdiction de recevoir ou d'offrir des avantages et le régime d'autorisation de celles-ci par l'autorité administrative ou l'ordre professionnel concerné.

Enfin des mesures seront prises concernant d'éventuelles sanctions pénales ou administratives en cas d'infraction ou de manquement à ces dispositions.

En d'autres termes les avantages reçus par les médecins et les étudiants en médecine pour quelque activité que ce soit, seront rendues publiques dans le cadre de la loi non plus seulement pour les avantages liés à l'hospitalité mais désormais aussi les rétributions liées aux conventions de recherche et d'évaluation scientifique et plus généralement toute convention rétribuée au-delà d'un seuil fixé par décret.

Par ailleurs l'ordre professionnel ne serait plus sollicité de donner un avis mais désormais chargé par la loi d'autoriser ou non, tout projet de convention dans le cadre de l'article L 4113-6 du CSP.

Les **experts y compris médecins** doivent aussi déclarer leurs liens d'intérêt

Le drame du *médiator* et l'affaire de la vaccination lors de la grippe H1N1 en 2009 n'y sont pas étrangers

C'est encore la loi de 29 décembre 2011 :" *les membres des commissions et conseils siégeant auprès des ministres chargés de la santé et de la sécurité sociale, les membres des cabinets des ministres ainsi que les dirigeants, personnels de direction et d'encadrement et les membres des instances collégiales, des commissions, des groupes de travail conseils des autorités et organismes... sont tenus lors de leur prise de fonctions d'établir une déclaration d'intérêt."* qui sera remise à l'autorité compétente et sera rendue publique.

Plus loin est précisé que l'expertise sanitaire répond aux principes d'impartialité, de transparence, de pluralité et du contradictoire.

Des sanctions pénales sont prévues **30.000 €** d'amende pour les contrevenants : et **45.000 €** pour les entreprises omettant sciemment de déclarer les liens, avec interdiction d'exercer et privation des droits civiques (CSP L 1454-1 à 4.)

DANS LES RELATIONS PUBLIQUES

Le médecin n'est pas qu'un professionnel de santé il est aussi un citoyen avec des droits fondamentaux. Il n'en demeure pas moins que sa qualité entraine un certain nombre de contraintes spécifiques du fait de son statut.[1]

L'article 31 CDD : *Tout médecin doit s'abstenir, même en dehors de l'exercice de sa profession, de tout acte de nature à déconsidérer celle-ci.*

Cette injonction va en entrainer d'autres que sont les articles suivants :

*26 : Un médecin ne peut **exercer une autre activité** que si un tel cumul est compatible avec l'indépendance et la dignité* professionnelles…

*19 : La médecine ne **doit pas être pratiquée comme un commerce**.*

Et le récent article 19-1 sur la communication médicale :

I. Le médecin est libre de communiquer au public, par tout moyen, y compris sur un site internet, des informations de nature à contribuer au libre choix du praticien par le patient, relatives notamment à ses compétences et pratiques professionnelles, à son parcours professionnel et aux conditions de son exercice.

Cette communication respecte les dispositions en vigueur et les obligations déontologiques définies par la présente section. Elle est loyale et honnête, ne fait pas appel à des témoignages de tiers, ne repose pas sur des comparaisons avec d'autres médecins ou établissements et n'incite pas à un recours inutile à des actes de prévention ou de soins. Elle ne porte pas atteinte à la dignité de la profession et n'induit pas le public en erreur.

II. Le médecin peut également, par tout moyen, y compris sur un site internet, communiquer au public ou à des professionnels de santé, à des fins éducatives ou sanitaires, des informations scientifiquement étayées sur des questions relatives à sa discipline ou à des enjeux de santé publique. Il formule ces informations avec prudence et mesure, en respectant les obligations

[1] Code de déontologie médicale R 4127-1 à 112.

déontologiques, et se garde de présenter comme des données acquises des hypothèses non encore confirmées.

III. Les communications mentionnées au présent article tiennent compte des recommandations émises par le Conseil national de l'ordre.

13 : Lorsque le médecin participe à une action d'information du public à caractère éducatif, scientifique ou sanitaire, quel qu'en soit le moyen de diffusion, il ne fait état que de données confirmées, fait preuve de prudence et ***a le souci des répercussions de ses propos*** *auprès du public...*

20 : Le médecin doit ***veiller à l'usage qui est fait de son nom****, de sa qualité ou de ses déclarations .Il ne doit pas tolérer que les organismes, publics ou privés, où il exerce ou auxquels il prête son concours utilisent à des fins commerciales son nom ou son activité professionnelle.*

52 : Le médecin qui aura traité une personne pendant la maladie dont elle est décédée ***ne pourra profiter des dispositions entre vifs et testamentaires*** *faites par celle-ci en sa faveur pendant le cours de cette maladie que dans les cas et conditions prévus par la loi.*

Il ne doit pas davantage abuser de son influence pour obtenir un mandat ou contracter à titre onéreux dans des conditions qui lui seraient anormalement favorables.

DES DROITS ET DES DEVOIRS

Les droits des patients constituent des devoirs pour les soignants tout au long de l'échelle de soin.

LES DROITS RECONNUS À LA PERSONNE

Non un droit à la santé mais un droit aux soins. Nul ne peut garantir le droit à la santé pour tout un chacun. En effet les aléas de la génétique, de la conception, de la grossesse mais aussi de la vie sociale et professionnelle, des modes de vie comme de l'environnement sont sources multiples d'atteintes à la santé ou à l'intégrité des personnes.

Mais **la loi n°2002-303 du 4 mars 2002** instaure : *Le droit fondamental à la protection de la santé doit être mis en œuvre par tous moyens disponibles au bénéfice de toute personne. Les professionnels, les établissements et réseaux de santé, les organismes d'assurance maladie ou tous autres organismes participant à la prévention et aux soins, et les autorités sanitaires contribuent, avec les usagers, à développer la prévention, garantir l'égal accès de chaque personne aux soins nécessités par son état de santé et assurer la continuité des soins et la meilleure sécurité sanitaire possible.*

La loi garantit *le droit à la personne malade au respect de sa dignité*. (CSP L 1110-2) et *aucune personne ne peut faire l'objet de discriminations dans l'accès à la prévention ou aux soins*. (CSP L 1110-3).

*Toute personne a, compte tenu de son état de santé et de l'urgence des interventions que celui-ci requiert, **le droit de recevoir, sur l'ensemble du territoire, les traitements et les soins les plus appropriés** et de bénéficier des thérapeutiques dont l'efficacité est reconnue et qui garantissent la meilleure sécurité sanitaire et le meilleur apaisement possible de la souffrance au regard des connaissances médicales avérées* (CSP L 1110-5).

Le droit au respect de la confidence (CSP L 1110-4). *Toute personne prise en charge par un professionnel de santé, un établissement ou service a droit **au respect de sa vie privée** et **du secret des informations** la concernant.*

Le droit au libre choix *de son praticien et de son établissement de santé et de son mode de prise en charge, sous forme ambulatoire ou à domicile, en particulier lorsqu'il relève de soins palliatifs au sens de l'article L. 1110-10, est un principe fondamental de la législation sanitaire. (CSP l 1110-8).*

Les limitations apportées à ce principe par les différents régimes de protection sociale ne peuvent être introduites qu'en considération des capacités techniques des établissements, de leur mode de tarification et des critères de l'autorisation à dispenser des soins remboursables aux assurés sociaux.

Le droit à l'information. (CSP L 1111-2). *Toute personne a le droit d'être informée sur son état de santé. Cette information porte sur les différentes investigations, traitements ou actions de prévention qui sont proposés.* De même pour ce qui concerne les frais éventuels (CSP L 1111-3), et ce gratuitement.

Le droit au consentement : (CSP L 1111-4). *Toute personne prend, avec le professionnel de santé et compte tenu des informations et des préconisations qu'il lui fournit, les décisions concernant sa santé.*

Toute personne a le droit de refuser ou de ne pas recevoir un traitement. Le suivi du malade reste cependant assuré par le médecin, notamment son accompagnement palliatif.

... Aucun acte médical ni aucun traitement ne peut être pratiqué sans le consentement libre et éclairé de la personne et ce consentement peut être retiré à tout moment.

Ainsi la République proclame-t-elle des droits fondamentaux aux personnes. À charge pour elle de les faire appliquer par des obligations auprès des soignants

LE RESPECT DES DROITS DE LA PERSONNE : d**es contraintes qui font tout l'intérêt de la profession.**

L'article 2 du code de déontologie médicale déjà cité : *le médecin au service de l'individu et de la santé publique exerce sa mission dans le respect de la vie humaine, de la personne et de sa dignité....*

La Cour de cassation (arrêt Mercier)... *le médecin s'engage à lui donner des soins consciencieux, attentifs et réserves faites de circonstances exceptionnelles, conformes aux données acquises de la science.*

L'article L 4121-2 du CDSP**...** *Veille au maintien par tous ses membres... des principes de moralité, de probité, de compétence et de dévouement indispensables à l'exercice de la médecine... et à l'observation des règles édictées par le code de déontologie.*

Le médecin doit faire en sorte pour ce qui le concerne que ses patients, qu'ils ressortent d'un exercice privé ou public, puissent être pris en charge dans le respect de leurs droits.

LE SECRET PROFESSIONNEL

Ce secret, le médecin n'en est que le dépositaire.[1] Il est d'ordre privé en ce sens qu'il permet la relation de confiance, c'est donc un droit du patient mais il est d'ordre public en ce sens qu'il est de l'intérêt de l'ensemble des patients et de toute la profession médicale, c'est donc un devoir du médecin.

Le respect absolu de la confidence est un fondement de la relation médicale, c'est la pierre angulaire de l'édifice médical : il *n'y a pas de médecine sans confiance, de confiance sans confidence et de confidence sans secret* (L. Portes).

C'est une obligation légale et dont le non-respect constitue un délit susceptible de sanction. Art 226-13 et 14 du Code pénal. *La révélation d'une information à caractère secret par une personne qui en est dépositaire soit par état ou par profession, soit en raison d'une fonction ou d'une mission temporaire, est punie d'un an d'emprisonnement et de 15 000 euros d'amende.*

C'est une instante obligation déontologique. Le serment d'Hippocrate que prononce chaque médecin l'engage : *admis dans l'intérieur des maisons, mes yeux ne verront pas ce qui s'y passe, ma langue taira les secrets qui me seront confiés, et mon état ne servira pas à corrompre le crime.*

CD Art 4*. Le secret professionnel, institué dans l'intérêt des patients, s'impose à tout médecin dans les conditions établies par la loi. Le secret couvre tout ce qui est venu à la connaissance du médecin dans l'exercice de*

[1] Pr Villey (Raymond). Histoire du secret médical ; Seghers, 1986.

sa profession, c'est-à-dire non seulement ce qui lui a été confié, mais aussi ce qu'il avait entendu ou compris.

C'est une obligation légale et déontologique, le médecin contrevenant peut être poursuivi soit au pénal soit au disciplinaire soit à l'un et l'autre à l'initiative des plaignants.

Dérogations au secret professionnel

Pour des raisons d'ordre public et/ou de santé publique, un certain nombre de dérogations sont prévues par la loi.[1]

Certaines divulgations sont obligatoires

Elles répondent à plusieurs objectifs :

I - Déclarations des naissances et des décès : Bien que tenus au secret ils doivent veiller à la bonne tenue des registres d'État civil : qu'il s'agisse de déclarer les naissances. (Art.56 du Code civil) ou des certificats de décès. (D 60-285 du 28 mars 1960.)

Concernant les naissances, c'est l'article 433-18-1 du Code pénal : *la naissance de l'enfant sera déclarée par le père, ou, à défaut du père, par les* ***docteurs en médecine ou en chirurgie, sages-femmes****, officiers de santé ou autres personnes qui auront assisté à l'accouchement ; et lorsque la mère sera accouchée hors de son domicile, par la personne chez qui elle sera accouchée. L'acte de naissance sera rédigé immédiatement.*[2]

Concernant les certificats de décès [22] l'article 2223-42 du code des collectivités territoriales stipule *l'autorisation de fermeture d'un cercueil ne peut être délivrée qu'au vu d'un certificat établi par un médecin attestant le décès* L'article 76 du CDD énonce *: l'exercice de la médecine comporte normalement l'établissement par le médecin conformément aux constatations médicales qu'il est en mesure de faire, des certificats, attestations et documents dont la production est prescrite par les textes législatifs et réglementaires...*

II- Protéger la santé publique : (CSP L 3113-1) il concerne la transmission obligatoire de données individuelles à l'autorité sanitaire, de maladies nécessitant une intervention urgente ou dont la surveillance est nécessaire à la conduite et à l'évaluation de la politique de santé publique, et dont la liste est

---

[1] Dupont Marc, Bergoignan-Esper Claudine, Paire Christian, droit hospitalier, Dalloz, 3e édition, 2001.

[2] L'omission de déclarer la naissance peut être sanctionnée par une contravention de 5e classe soit une amende de 1500 euros sans préjuger de sanctions civiles ou disciplinaires éventuelles.

fournie (CSP D 3113-6 et –7). Sont ici renseignées les conditions de respect du secret et de l'anonymisation des données.

III -Préserver l'intérêt du patient : en diverses circonstances :

Lors de la déclaration des accidents du travail et maladies professionnelles. (Code de la sécurité sociale L 441-6, 461-5, et 6) : le nom du patient et le diagnostic qui lui est attaché sont dévoilés au personnel de l'assurance maladie.

Lors d'une demande du fonds d'indemnisation des victimes contaminées par le VIH après transfusion. (CSP L 3122-2). Le fonds d'indemnisation doit pouvoir enquêter pour rechercher l'origine de la contamination.

Lors des actes de prévention des enfants en bas âge justifiant l'établissement de certificats. (CSP L 2132-2.et suite.)

Lors de la demande de placement sous sauvegarde de justice d'un patient hospitalisé en établissement psychiatrique dont l'état le nécessite. (CSP L 3211-6.)

IV – Maintien de l'ordre en protégeant la société et l'intéressé :

Lors de l'admission sans consentement de l'intéressé en établissement psychiatrique soit par placement d'office soit à la demande d'un tiers. (CSP L 3212-1 et L 3213-1).

Révélations facultatives

I – Certaines visent à protéger la santé publique :

Les données nominatives ayant pour fin la recherche médicale (Loi du 1er juillet 1994 -art.40-3).

Les données personnelles à des fins d'évaluation des établissements de santé. (Loi du 27 juillet 1999 -Art. 41)

Le signalement par un médecin d'une personne usant de façon illicite de stupéfiant auprès de l'autorité sanitaire. (CSP L 3412-1 et 3413-3) notamment après injonction thérapeutique.

II – Préserver l'intérêt du patient:

Concernant les dossiers de pensions civiles et militaires. (Loi du 3 avril 1955 art. 5 ; et art L 31 Code des pensions civiles et militaires.)

Déclaration au procureur d'une personne qu'on traite et justifiant d'être mise sous sauvegarde de justice. (CSP L 3211-6)

Droit d'accès au dossier médical ou hospitalier de chaque patient (CSP L 1111-7).

III – Protéger les victimes d'infractions

Signalement au procureur lors de sévices ou privations y compris atteintes sexuelles à mineur de moins de 15 ans (c'est une obligation pour le code de déontologie) de même que pour une personne en état de vulnérabilité (CP art 226-14-1)

Signalement au procureur lors de sévices permettant de présumer des violences sexuelles chez un adulte, avec l'accord de la victime (CP art.226-14-2) et parfois sans son accord.

Médecin traitant d'un(e) condamné(e) pour infraction sexuelle et soumis à obligation de soin.

Enfin certaines **situations ont fait jurisprudence** et qui concernent des situations assurantielles ou testamentaires de patient décédé, les conditions de l'expertise ou celles des réquisitions.

L'INFORMATION :

Le défaut d'information est la cause, dans plus de la moitié des cas, des procédures engagées contre un médecin (Commentaires du code de déontologie 2001).

Informer est la règle.

L'article **L 1111-2** du code de santé publique énonce que *toute personne a le droit d'être informée sur son état de santé.*

Cette information doit être la plus complète possible, elle *porte sur les différentes investigations, traitements ou actions de prévention qui sont proposés, leur utilité, leur urgence éventuelle, leurs conséquences, les risques fréquents ou graves normalement prévisibles qu'ils comportent ainsi que sur les solutions possibles et sur les conséquences prévisibles en cas de refus.*

Elle *incombe à tout professionnel de santé... dans le respect des règles professionnelles.*

Elle est *délivrée au cours d'un entretien individuel*

En cas de litige il appartient au professionnel ou à l'établissement d'apporter la preuve que l'information a été délivrée dans les conditions prévues... Cette preuve peut être apportée par tout moyen.

L'article **35** du Code de Déontologie, antérieur à la loi, est également très clair : *le médecin doit à la personne qu'il examine, qu'il soigne et qu'il conseille, une information loyale, claire et appropriée sur son état, les investigations et les soins qu'il lui propose. Tout au long de la maladie, il tient compte de la personnalité du patient dans ses explications et veille à leur compréhension.*

Cette information le médecin la doit à tous ses patients, adultes mais aussi aux enfants qu'il soigne et susceptibles de l'entendre, et même doit tenter de l'apporter aux patients en déficit cognitif. Comme on le voit, l'information du patient va de soi et le praticien en cas de contestation doit faire la preuve qu'il a bien apporté cette information.

Il n'en a pas toujours été ainsi. Antérieurement, il revenait au plaignant d'apporter la preuve que l'information nécessaire n'avait pas été apportée. L'arrêt **Hédreul** (Cour de Cassation 29 mai 1997) a modifié la jurisprudence en renversant la charge de la preuve et la loi 2002-303 l'a depuis confirmé.

Peut-on ne pas informer ? C'est l'exception :

La loi **2002-303** le prévoit dans deux circonstances : d'abord *seules l'urgence ou l'impossibilité d'informer peuvent l'en dispenser.* Ensuite seconde exception c'est *la volonté du patient d'être tenu dans l'ignorance d'un diagnostic ou d'un pronostic sauf lorsque des tiers sont exposés à un risque de transmission.*

Le code de déontologie de son côté avait aussi envisagé le droit à la non-révélation. **Art 35** : *Toutefois dans l'intérêt du malade et pour des raisons légitimes que le praticien apprécie en conscience, un malade peut être tenu dans l'ignorance d'un diagnostic ou d'un pronostic grave, sauf dans les cas où l'affection dont il est atteint expose les tiers à un risque de contamination.*

Un pronostic fatal ne doit être révélé qu'avec circonspection mais les proches doivent en être prévenus, sauf exception ou si le malade a préalablement interdit cette révélation ou désigné les tiers auxquels elle doit être faite. Dans ce cas il est prudent de l'inscrire au dossier.

Il apparaît que les deux codes diffèrent en ce sens que la loi ne voit pas d'obstacle à la révélation de tout ce qui concerne le patient alors que la déontologie par souci d'empathie s'interroge sur certaines circonstances graves pour lui, où on peut ne pas tout révéler au patient.

C'est dans ces cas que la relation avec les proches est précieuse et le législateur par la personne de confiance a tenu à sécuriser l'information des personnes seules ou mal entourées facilitant le choix du praticien dans ces situations toujours délicates.

La personne de confiance (CSP L 1111-6)

Toute personne majeure peut désigner une personne de confiance qui peut être un parent, un proche ou le médecin traitant et qui sera consultée au cas où elle-même serait hors d'état d'exprimer sa volonté et de recevoir l'information nécessaire à cette fin. Cette désignation est faite par écrit. Elle est révocable à tout moment. Si le malade le souhaite, la personne de confiance l'accompagne dans ses démarches et assiste aux entretiens médicaux afin de l'aider dans ses décisions.

Prouver l'information

Celle-ci d'après la loi peut *être apportée par tout moyen.* Elle doit être *simple approximative, intelligible et loyale* tels sont les termes consacrés depuis l'arrêt du 21 février 1961 de la Cour de cassation.

- *Simple* : cette simplicité doit être dépourvue de langage technique abscons et en rapport avec les capacités de compréhension d'un patient par ailleurs de plus en plus informé en matière médicale.

- *Approximative,* c'est-à-dire proche de la réalité, sans la travestir.

- *Intelligible* c'est à dire avec pédagogie en exploitant toutes les possibilités d'être compris.

- *Loyale* c'est-à-dire sans mentir ni dissimuler.

Elle est **avant tout orale** puisque *délivrée au cours d'un entretien individuel.* Elle peut être apportée lors de plusieurs entretiens successifs. La fourniture d'un imprimé décrivant toutes les situations, même signé par le patient, n'est pas en soi, seul, suffisante pour prouver la qualité de l'information.

En cas de plainte, que ce soit au disciplinaire ou au civil, les juges étudieront chaque cas d'espèce en fonction des données du dossier et notamment de l'adéquation entre les informations proposées et la capacité du patient à les comprendre.

Sanction

Lorsque l'information a été jugée insuffisante, une sanction judiciaire s'appréciera **en perte de chance** dans le cadre du dommage.

LE CONSENTEMENT AUX SOINS

Le consentement du patient fait logiquement suite à une information de qualité.

La loi **2002-303** (CSP L 1111-4) est parfaitement claire : *aucun acte médical ni aucun traitement ne peut être pratiqué sans le consentement libre et éclairé de la personne et ce consentement peut être retiré à tout moment.*

Le médecin a l'obligation de respecter la volonté de la personne après l'avoir informée des conséquences de ses choix et de leur gravité. Si, par sa volonté de refuser ou d'interrompre tout traitement, la personne met sa vie en danger, elle doit réitérer sa décision dans un délai raisonnable. Elle peut faire appel à un autre membre du corps médical. L'ensemble de la procédure est inscrit dans le dossier médical du patient. Le médecin sauvegarde la dignité du mourant et assure la qualité de sa fin de vie en dispensant les soins palliatifs mentionnés à l'article L. 1110-10.

Le code de déontologie en son **article 36** ne l'est pas moins : *le consentement de la personne examinée ou soignée doit être recherché dans tous les cas.*

Le patient a le droit de décider de son sort et de refuser les soins proposés. Le médecin ne saurait aller contre **sa volonté librement exprimée**, mettrait-il, ce faisant, sa vie en danger. C'est une situation clairement exprimée par la loi *: Lorsque la personne est hors d'état d'exprimer sa volonté, la limitation ou l'arrêt de traitement susceptible d'entraîner son décès ne peut être réalisé sans avoir respecté la procédure collégiale mentionnée à l'article L. 1110-5-1 et les directives anticipées ou, à défaut, sans que la personne de confiance prévue à l'article L. 1111-6 ou, à défaut la famille ou les proches, aient été consultés. La décision motivée de limitation ou d'arrêt de traitement est inscrite dans le dossier médical.* Il apparaît ici que la décision de la personne de confiance soit prioritaire devant celle de la famille et des proches.

Une décision d'ordre public est nécessaire lorsque le patient est *incapable,* **soit mineur, soit majeur, sous tutelle** : *son consentement doit être systématiquement recherché s'il est apte à exprimer sa volonté et à participer à la décision.* Mais si la personne détentrice de l'autorité, soit parentale soit tutorielle, *exprime un refus qui risque d'entraîner des conséquences graves pour la santé du mineur ou du majeur sous tutelle, le médecin délivre les soins indispensables.* Décision dont il pourrait avoir à se justifier.

Le code de déontologie (Art 36) rend compte des mêmes circonstances, la personne de confiance exceptée, notion postérieure à la rédaction de l'article. *Lorsque le malade, en état d'exprimer sa volonté, refuse les investigations ou le traitement proposés, le médecin doit respecter ce refus après avoir informé le malade de ses conséquences. Si le malade est hors d'état d'exprimer sa volonté, le médecin ne peut intervenir sans que ses proches aient été prévenus et informés, sauf urgence ou impossibilité.*

Certaines situations sont préoccupantes[1] :

L'incapable majeur est une situation qu'on rencontre de plus en plus souvent en pratique quotidienne notamment en institutions et autres maisons de retraite. (Telle la maladie d'Alzheimer et autres dégénérescences cérébrales qui représentent près d'un million de personnes). S'il convient de rechercher le consentement, il n'en va pas toujours que celui-ci puisse être *libre et éclairé.*

---

[1] Nouveau code pénal depuis le 1/03/1994.

Les mineurs

Recherche du consentement

Il convient d'expliquer aux enfants ce que l'on envisage à leur égard même si les parents sont les réels décideurs. C'est encore plus souhaitable d'obtenir le consentement, *ou plutôt l'assentiment pour bien distinguer ce qui est légal de ce qui ne l'est pas*[1] des adolescents, mais c'est parfois plus délicat. Lorsque les parents sont absents et impossibles à prévenir, le praticien peut intervenir s'il y a à la fois gravité et urgence de la situation.

Lors de familles séparées, les deux parents doivent consentir dès qu'il s'agit d'une décision grave. On admet que pour des décisions médicales plus modestes, le seul parent ayant la garde de l'enfant puisse seul s'engager.

Refus de consentement

Le consentement des titulaires de l'autorité parentale n'est pas requis lorsque *le traitement ou l'intervention s'impose pour sauvegarder la santé d'une personne mineure si* celle-ci s'y oppose souhaitant *garder le secret sur son état de santé.* Le médecin doit toutefois insister pour que les titulaires soient informés. Si elle persiste, elle doit alors se faire accompagner *d'une personne majeure de son choix.* (CSP L 1111-5). *Ce qui n'est pas forcément une bonne chose, car le majeur peut-être n'importe qui... y compris un gourou !*

Concernant la personne mineure émancipée son seul consentement est requis.

La jeune fille mineure :

Le consentement des titulaires de l'autorité parentale... n'est pas requis pour la prescription, la délivrance ou l'administration de contraceptifs aux personnes mineures. » (CSP L 5134-1). Dans le cas d'IVG chez *une mineure non émancipée, le consentement de l'un des titulaires de l'autorité parentale est recueilli.*

Si elle désire *garder le secret, le médecin doit insister pour obtenir le consentement de l'autorité parentale.* En cas de persistance de demande du secret, l'IVG pourra être entreprise. Mais la *mineure se fait accompagner par un adulte de son choix.* (CSP L 2212-7).

Cas particuliers : certaines situations qui peuvent être délicates :

- la personne privée de liberté qu'elle soit en garde à vue ou incarcérée doit, comme tout un chacun, être informée et consentir ou non aux soins proposés. Ainsi un gréviste de la faim doit être respecté dans sa décision, mais

[1] Jean-Marie Faroudja.

le médecin ne saurait se faire complice d'une tentative de suicide. Le Code de procédure pénale (art D364) définit une limite : si un détenu se livre à une grève de la faim prolongée, il ne peut être traité sans son consentement sauf lorsque son état de santé s'altère gravement et seulement sous décision et sous surveillance médicales. Dans ces conditions le médecin peut passer outre à la décision du gréviste. Cette attitude préconisée par le CNOM est en accord avec la Cour européenne de Justice et le CCNE.[1]

- **La tentative de suicide** : Lorsque le médecin est appelé en urgence auprès d'un patient ayant tenté de se suicider, l'attitude du praticien sera de faire en sorte que le patient, s'il est hors d'état d'exprimer sa volonté, soit mis hors de danger.

- **Les refus de consentement sectaires** : Hors urgence, le médecin doit respecter la décision des patients majeurs ou parents de mineurs. Lorsque la vie du patient est réellement et immédiatement menacée, le médecin a le devoir d'intervenir notamment auprès du procureur.

- **Consentement des patients hospitalisés :** Les circonstances d'une hospitalisation sont perturbantes pour chacun et les patients doivent être informés sur le diagnostic sauf avis contraire du patient mais dans tous les cas sur ce qu'on se propose comme examens et traitements afin d'obtenir ce consentement *libre et éclairé* si précieux.

- **Consentement du malade mental :** Le consentement doit être là encore recherché autant qu'il sera possible (CSP L 3211-1) : *une personne ne peut sans son consentement ou le cas échéant son représentant légal faire l'objet de soins psychiatriques hormis les cas prévus par la loi.*

(CSP L 3211-2) : *Une personne faisant l'objet de soins psychiatriques avec son consentement pour des troubles mentaux... dispose des mêmes droits... que ceux qui sont reconnus aux malades soignés pour une autre cause.*

(CSP L 3211-3) : *Lorsqu'une personne atteinte de troubles mentaux fait l'objet de soins psychiatriques en application...* soit d'une admission à la demande d'un tiers ou en cas de péril imminent, soit sur décision du représentant de l'état... *les restrictions à l'exercice de ses libertés individuelles doivent être adaptées, nécessaires et proportionnées à son état mental et à la mise en œuvre du traitement requis. En toutes circonstances, la dignité de la personne hospitalisée doit être respectée et sa réinsertion recherchée.*

(CSP L 3211-8) : *la personne faisant l'objet de soins psychiatriques en application des admissions suscitées peut être placée en curatelle ou en tutelle...*

[1] Faroudja (Jean Marie). Refus de soin. Revue d'homéopathie.2016, no. 7, pages 85-91.

DU REFUS DE SOIN

Le médecin a des obligations de soin : Il est *au service de l'individu et de la santé publique, exerce sa mission dans le respect de la vie humaine, de la personne et de sa dignité.*

Il doit répondre à **l'obligation de porter secours à personne en péril** (Article 223-6 Code pénal*) : sera puni... quiconque s'abstient volontairement de porter à une personne en péril, l'assistance que sans risque pour lui et pour les tiers, il pouvait lui prêter, soit par son action personnelle, soit en provoquant un secours*

De même pour **l'article 9 du code de déontologie** : *Tout médecin qui se trouve en présence d'un malade ou d'un blessé en péril ou, informé qu'un malade ou un blessé est en péril, doit lui porter assistance ou s'assurer qu'il reçoit les soins nécessaires.*

Obligation pénale toujours redoutable mais aujourd'hui tempérée par l'existence des services de garde et d'urgences, SOS Médecins, SMUR et SAMU. Il reste que le non-volontariat du médecin au service de garde ne met pas à l'abri des rigueurs de la loi ni que l'excuse de non-compétence en fonction d'une spécialité puisse les éviter.

Pour activer l'article 223-6, il faut néanmoins réunir quatre critères cumulés :

- Que la personne soit réellement en péril,
- que le médecin ait été clairement averti,
- qu'il se soit abstenu volontairement,
- qu'il ne puisse invoquer une excuse majeure.

Autre obligation dans les soins (art 7 du code de déontologie) **: le devoir d'humanité** : *le médecin doit écouter, conseiller ou soigner avec la même conscience toutes les , quels que soient leur origine, leurs mœurs et leur situation de famille, leur appartenance ou leur non-appartenance à une ethnie, une nation ou une religion déterminée, leur handicap ou leur état de santé, leur réputation ou les sentiments qu'il peut éprouver à leur égard.*

Il doit leur apporter son concours en toutes circonstances.

Il ne doit jamais se départir d'une attitude correcte et attentive envers la personne examinée.

Néanmoins le médecin a parfois le droit de s'affranchir de l'obligation de soins *: (article 47 du code de déontologie). Quelles que soient les circonstances, la continuité des soins doit être assurée. Hors le cas d'urgence et celui où il manquerait à ses devoirs d'humanité, un médecin a le droit de refuser ses soins pour des raisons professionnelles ou personnelles. S'il se* *dégage de sa mission, il doit alors en avertir le patient et transmettre au médecin désigné par celui-ci les informations utiles à la poursuite des soins »*

Ainsi, les obligations de service public étant respectées : pas d'urgence, malade informé du refus et continuité des soins assurée, **le médecin peut alors se retirer, quelles que soient ses raisons** qu'il peut fournir au patient ou non. Celles – ci peuvent tenir à des considérations professionnelles telles que manque de compétence, manque de disponibilité ou à des considérations personnelles telles que manque d'indépendance ou clause de conscience.

De même si tout médecin a le droit d'accepter de **devenir médecin traitant** sur demande du patient, le médecin peut le refuser sans avoir à s'en justifier même si la raison la plus fréquemment rencontrée est le trop grand nombre de demandes.

ERREUR DE DIAGNOSTIC

Le diagnostic d'une affection n'est pas toujours aisé et **l'erreur de diagnostic ne peut être retenue contre un médecin comme une faute.** Encore faut-il que celui-ci ait assuré les « services « qu'on est en droit d'attendre de lui comme le code de déontologie lui en fait obligation. *Art 33 : Le médecin doit toujours élaborer son diagnostic avec le plus grand soin, en y consacrant le temps nécessaire, en s'aidant dans toute la mesure du possible des méthodes scientifiques les mieux adaptées et, s'il y a lieu, de concours appropriés.*

En pratique quotidienne le traitement de symptômes passagers amène leur disparition rapide et la guérison d'un sujet en bon état général. C'est suite à la prescription médicale ou très fréquemment aujourd'hui par automédication.

Parfois pourtant, le médecin consulté va devoir échafauder une hypothèse diagnostique. Écouter, interroger et examiner sont les étapes successives de l'examen clinique que constitue la consultation.

En situation d'urgence, un traitement salvateur s'impose rapidement quitte ensuite à reprendre l'enquête diagnostique parfois en hospitalisation. Hors urgence on a le temps de prescrire les examens complémentaires judicieux, voire recourir à tiers compétents. Le recours à des procédés diagnostiques invasifs doit obtenir le consentement du patient, de même si une prescription conclut l'étape diagnostique le médecin devra-t-il l'expliquer à son patient lequel doit consentir à toute thérapeutique proposée.

Le médecin a le droit d'hésiter, de tâtonner voire de ne pas savoir. Il est de son honneur de connaitre ses limites et d'en faire part en toute transparence. Je ne sais pas, mais je vais chercher...

Au total ayant pratiqué dans les **règles de l'art** le diagnostic aura les chances maximas d'être le plus précis et adéquat que possible et en tous cas la démarche sera irréprochable.

EXERCER LA MÉDECINE
EN FRANCE

L'organisation de la médecine au sein de l'UE reste du domaine de chaque État, même si des accords existent pour assurer la libre circulation des personnes et des diplômes. Ainsi le choix d'une Médecine de haut niveau a été fait par les nations de l'Union européenne, de niveau (doctorat), de longue durée d'études, 9 à 12 ans selon les spécialités et reconnue équivalente dans chacun des pays membres.

LE DROIT D'EXERCER

L'exercice légal de la médecine. Le législateur français a défini les conditions d'exercice de la profession de médecin régie par le code de la santé publique qui énonce en son article L 4111-1, que nul ne peut exercer la profession de médecin en France s'il ne remplit trois conditions cumulées requises :

- De diplôme au niveau doctorat, comportant 3 à 5 années de formation spécialisante au sein des hôpitaux et en partie chez les praticiens libéraux en fonction de la spécialité recherchée.

- De nationalité, certes restrictive, mais adaptable en fonction d'accords entre États notamment ceux de l'UE.

- D'inscription à l'ordre des médecins ce qui implique l'adhésion au code de déontologie médicale lui-même inscrit dans la loi.

L'exercice illégal de la médecine. Mais l'exercice de la médecine n'est aucunement défini par cet article L- 4111-1 lequel n'énumère en réalité que les conditions de l'habilitation à cet exercice. Pour le mieux préciser c'est à l'article L-4161-1 qu'il convient de se référer « en négatif » puisque toutes les situations d'exercice illégal y sont décrites et que donc, en l'état actuel de la législation, il n'en est pas d'autres possibles.

Cet article dispose que : *…toute personne qui prend part habituellement ou par direction suivie, même en présence d'un médecin, à l'établissement d'un diagnostic ou au traitement de maladies, congénitales ou acquises, réelles ou supposées, par actes personnels, consultations verbales ou écrites ou par tous autres procédés quel qu'ils soient, ou pratique l'un des actes professionnels prévus dans une nomenclature fixée par arrêté du ministre chargé de la santé pris après avis de l'Académie nationale de médecine sans être titulaire d'un diplôme, certificat ou autre titre mentionné à l'article L*

4131-1 et exigé pour l'exercice de la profession de médecin... Exerce illégalement la médecine.

L'habitude et la direction suivie ne nous arrêteront qu'un instant : il ne peut s'agir d'un acte isolé, c'est bien la répétition qui constitue le caractère illégal de l'exercice.

L'établissement d'un diagnostic : c'est identifier une maladie ou un syndrome pathologique en réunissant l'ensemble des symptômes cliniques et éventuellement des renseignements fournis par les imageries et la biologie.

Un traitement s'entend comme une *manière de conduire une maladie à l'effet soit de la guérir, soit de calmer les souffrances qu'elle cause (Littré)*. C'est donc toutes les tentatives à effet thérapeutique escompté, depuis les plus sophistiquées jusqu'aux plus simples prescriptions hygiéniques ou diététiques.

Il n'est pas nécessaire que la maladie en cours de diagnostic ou de traitement existe vraiment : *qu'elle soit réelle ou supposée* peut tout aussi bien constituer le délit. Aucune notion de dommage ne saurait être ainsi prise en compte, mais seulement le caractère intentionnel de l'acte.

Enfin on notera que ce délit s'adresse à différentes catégories de personnes qui toutes ont en commun de contrevenir peu ou prou aux obligations de l'article sus-cité L- 4111-1 : Sont à l'évidence stigmatisées les personnes dépourvues de diplôme et de formation professionnelle, mais sont aussi convaincues du même délit, les personnes qui dérogeraient à une ou plusieurs des conditions exigées par cet article, fussent-ils médecins ou y prétendant.

LES CONDITIONS DE L'EXERCICE MÉDICAL

Elles sont régies par la loi, le code de la santé publique et le code de déontologie médicale lui-même inscrit dans le code[1]. Elles ont pu varier avec le temps et parfois avec les territoires.

En France, le jeune médecin diplômé a présentement le choix puisque coexistent **deux modes d'exercice** de la médecine qui sont rétribués spécifiquement et sont originaux comparativement à nos voisins allemands ou britanniques. D'une part, **l'exercice traditionnel dit "libéral** » et d'autre part l'exercice salarié qui peuvent du reste s'exercer chacun à temps complet ou partiel et concurremment.

Le salariat est de plus en plus prisé : au 1/01/2017 sur 215 941 médecins en exercice on notait : Un salariat devenu majoritaire, 91 851 contre 84 738

[1] Code de déontologie médicale codifié dans le Code de Santé publique (art R 4127-1 à 112).

soit +10 % en 10 ans dont 66 % à l'hôpital. La majorité des médecins est désormais salariée et la tendance s'affirme comme on l'a vu.[1]

Les spécialistes augmentent plus que les généralistes : 84 862 en hausse de 7,2 % en dix ans versus 88 137 - 9,1 % sur dix ans. Une féminisation qui se confirme 47 % contre 38 % en 2007.

UN EXERCICE LIBÉRAL « atténué ou dégradé ? »

On ne peut éviter la définition d'une profession libérale proposée aux débats parlementaires précédant la loi du 29.12.1966 instituant les sociétés civiles professionnelles : ***Exerce une profession libérale*** *celui qui, ayant une compétence éprouvée, exerce une activité de caractère principalement intellectuel, jouit d'une liberté totale dans le choix des conseils qu'il donne à son client, est choisi librement par ce client et engage sa responsabilité dans ses actes professionnels.*

Le Code des impôts en son article 92 énonce de son côté que : *Sont considérés comme provenant de l'exercice d'une profession non commerciale... les bénéfices des* ***professions libérales****... dont les* ***titulaires n'ont pas la qualité de commerçants... ne se rattachant pas à une autre catégorie de bénéfices ou de revenus.***

On notera qu'il existe d'autres critères signifiants, tels que l'existence d'un risque économique, celle d'un ordre professionnel, l'exercice en monopole, la protection du titre par l'État, la responsabilité personnelle, la longueur des études, la soumission au régime des BNC...

Au total, la profession libérale n'a pas de définition simple et les professionnels dits *libéraux* le sont plus ou moins selon les critères considérés.

La profession de médecin est **une profession réglementée** comme on l'a vu et son exercice impose le respect de règles légales ou déontologiques contraignantes susceptibles de limiter certaines libertés dans la relation avec les patients. Qui plus est, l'engagement conventionnel va de son côté susciter d'autres limitations à un exercice libéral total.

La médecine libérale est-elle devenue *idéale* au sens rimbaldien ?

La dénomination de ce type d'exercice hésite entre libéral et privé, car il ne s'agit plus d'un exercice libéral pur et dur.

Certes, le Code de la sécurité sociale en son article L 162-2 affirmait bien : *Dans l'intérêt des assurés sociaux et de la santé publique, le respect de la*

[1] Atlas démographique 2017 du CNOM.

liberté d'exercice et de l'indépendance professionnelle et morale des médecins est assuré conformément aux principes déontologiques fondamentaux que sont le libre choix du médecin par le malade, la liberté de prescription du médecin, le secret professionnel, le paiement direct des honoraires par le malade, la liberté d'installation du médecin, sauf dispositions contraires en vigueur à la date de promulgation de la loi n° 71-525 du 3 juillet 1971.

Il n'en est pas moins vrai que les libertés du statut actuel des médecins conventionnés c'est-à-dire de 99 % des médecins exerçants et non-salariés se sont restreintes sans que pour autant il faille s'en offusquer.

Il reste libéral en ce sens que le médecin est encore libre de s'établir où il le souhaite, liberté actuellement remise en question, qu'il reste totalement maitre de son activité n'étant plus astreint à l'obligation de participer aux tours de garde et qu'il est pour la plus grande part rétribué par des honoraires liés aux actes effectués.

Mais l'exercice dans le cadre de la convention comporte **des restrictions du caractère libéral** qui portent :

- sur le libre choix : l'omniscience du diplôme a vécu : sont privilégiés le premier recours et le parcours de soin, l'urgence, la compétence par spécialisations ;

- sur la liberté de prescription : concernant notamment les génériques, les prescriptions hors AMM, les médicaments à prescriptions réservées, leur coût ;

- sur le secret professionnel : dérogations concernant les AT et maladies professionnelles avec les CPAM et secret partagé avec le contrôle médical ;

- enfin sur le plan pécuniaire cet exercice est encadré par la limitation des honoraires et sur le plan qualitatif par le contrôle de l'activité conformément aux accords conventionnels liant les syndicats médicaux et la sécurité sociale.

Sur la limitation des honoraires. Rappelons ici :

À chaque acte médical identifiable dans la CCAM est attribué un *tarif de responsabilité* synonyme de la base de remboursement. Lorsqu'un professionnel de santé facture ses consultations à un prix supérieur au tarif de responsabilité, il effectue un dépassement d'honoraires.

Les trois secteurs conventionnels.

- le secteur 1 sans dépassement d'honoraires autorisé, l'assurance maladie prenant en charge les cotisations sociales du praticien. (

- le secteur 2 autorisé à dépasser les tarifs de remboursement, mais au prix d'une prise en charge personnelle des cotisations sociales.

- le secteur 3 médecins non conventionnés. *Tarif d'autorité* (environ 1 euro) remboursé pour une consultation.

En matière de dépassements, les Caisses se donnent le droit de juger du *tact et de la mesure,* notion dont l'Ordre n'a peut-être pas su faire un usage exemplaire, et tentent d'en limiter l'importance ou la fréquence. Les dépassements sont interdits pour certaines catégories de patients (CMU, AME et ALD notamment).

Enfin, la mise en place promise du tiers payant généralisé viendra encore encadrer un exercice privé décidément plus très libéral en supprimant tout lien financier direct entre le patient et son médecin.

Sur le contrôle de l'activité. Le médecin libéral exerce dans le respect du code de déontologie et des engagements conventionnels. Toute prise d'intérêt doit être loyale, licite et conforme à la réglementation. Au demeurant, bien des tentations d'intérêts répréhensibles demeurent dans cet exercice qu'il s'agisse du généraliste ou du spécialiste. Les situations sont nombreuses où l'intérêt du praticien peut apparaître *avoir influencé son comportement* de manière inconvenante.

Le non-respect des dispositions conventionnelles peut notamment porter sur des obligations administratives ou pécuniaires :

- l'application, de façon répétée, de tarifs supérieurs aux tarifs opposables dans les cas où ces derniers sont de droit au regard des dispositions réglementaires et conventionnelles :

- l'utilisation abusive du DE ;

- la facturation d'actes fictifs ;

- une pratique tarifaire excessive des médecins exerçant en secteur à honoraires différents ou titulaires du droit à dépassement permanent ;

- la non-inscription, de façon répétée, du montant des honoraires perçus, au sens de la présente convention et de la réglementation ;

- le non-respect, de façon répétée, de la liste visée à l'article L. 162-1-7 du code de la sécurité sociale ;

- le non-respect du droit à la dispense d'avance des frais ou des tarifs opposables au profit des bénéficiaires de la CMUC et de l'ACS ;

- le non-respect de manière systématique de l'obligation de transmission électronique à l'assurance maladie, posée à l'article L. 161-35 du code de la sécurité sociale, des documents facturation des actes et prestations.

Tous les actes peuvent être concernés : fréquence des consultations, visites injustifiées, arrêts de travail abusifs, prescriptions discutables des soins ou des médicaments

Mais il peut aussi porter sur des erreurs ou abus d'utilisation de la nomenclature ou de la CCAM. Certaines spécialités peuvent être concernées par l'utilisation inadéquate, voire vicieuse, de la CCAM ou de la T2A : radiologues, biologistes, anesthésistes, chirurgiens.

La généralisation du tiers payant, l'engagement conventionnel pour les médecins libéraux et l'obligation de respect de la CCAM et de la T2A pour tous les exercices font que c'est l'assurance maladie, à l'initiative du contrôle médical ou de la Caisse primaire qui sera le plus souvent le déclencheur d'alerte.

UN EXERCICE SALARIÉ DU MÉDECIN

Le salariat de plus en plus recherché par les jeunes médecins notamment les femmes devient majoritaire au sein de la profession. Il ressort soit d'un statut soit d'un contrat de travail. Le code de déontologie médicale pour lequel cet exercice n'était pas celui traditionnel de la profession, lui a prêté une particulière attention.

C'est en effet un salariat inhabituel, puisque, bien que salarié par un employeur dont il dépend financièrement, *clause de subordination*, le médecin est censé garder toute son indépendance en ce qui concerne son rapport avec le patient et les soins qu'il lui apporte.

Art 69 CD : *L'exercice de la médecine est personnel ; chaque médecin est responsable de ses décisions et de ses actes.*

Art 95 CD : *Le fait pour un médecin d'être lié dans un exercice professionnel par un contrat ou un statut à une administration, une collectivité ou tout autre organisme public ou privé n'enlève rien à ses devoirs professionnels et en particulier à ses obligations concernant le secret professionnel et l'indépendance de ses décisions.*

Voilà qui mérite réflexion.

La subordination de l'employeur existe bien, elle consiste en l'exécution *d'un travail sous l'autorité d'un employeur qui a le pouvoir de donner des ordres et des directives, d'en contrôler l'exécution et de sanctionner les manquements de son subordonné.*[1]

Mais s'agissant d'un subordonné médecin, et pour ce qui concerne son exercice professionnel, la subordination doit s'effacer devant l'indépendance médicale du praticien.[2] On conçoit que cela puisse engendrer des difficultés.

Le médecin salarié ne peut prétendre à la plénitude de son exercice professionnel. Travaillant souvent en équipe il doit respecter les horaires et programmes de travail souvent fixés par un pair, directeur médical, médecin-chef, chef de pôle, directeur ou président de CME ou d'association... ou consœur ou confrère employeur.

Il n'est pas responsable des moyens qui sont mis à sa disposition tant en équipements qu'en personnels. Mais si ceux-ci inadéquats ou insuffisants venaient à compromettre la qualité des soins ou de son exercice, il doit faire en sorte de les réclamer, et d'en appeler au Conseil de l'Ordre pour les obtenir. Sinon il dérogerait à l'article 71 *CD : le médecin doit disposer d'une installation convenable... Il ne doit pas exercer dans des conditions qui puissent compromettre la qualité des soins et des actes médicaux ou la sécurité des personnes... Il doit veiller à la compétence des personnes qui lui apportent leur concours.*

Il est seul responsable de ses avis, de ses prescriptions ou de ses actes et garant de la confidentialité. Aucune tentative de pression ou d'immixtion d'une hiérarchie ou d'une administration ne peut se justifier. Au sein des structures hiérarchisées, il est parfois malaisé de faire respecter cette indépendance d'un bout à l'autre de la structure.

Enfin se pose le problème des conflits d'intérêts notamment dans les entreprises à but lucratif, mais aussi dans tous les secteurs où des revenus accessoires liés à l'industrie peuvent naitre.

---

[1] Cassation Ass. Plén., 4 mars 1983- Barrat.

[2] F.X. Mercat, *Indépendance des médecins salariés*. CNOM. Session octobre 1999.

LE CORPS MÉDICAL

Il est constitué des trois professions médicales :

- docteur en médecine accessible à bac +9
- docteur en chirurgie dentaire accessible à bac +6
- sage-femme accessible à bac +5

toutes professions réglementées à porte d'entrée limitée régies par le code de la santé publique et bénéficiant d'un code de déontologie inscrit dans la loi, chaque corps de métier pour ce qui est de sa compétence et pleinement pour les médecins.

Elles attirent depuis toujours un nombre tel de "*vocations*" qu'il avait paru nécessaire de filtrer l'entrée des carrières par un numerus clausus sévère à dominance scientifique prononcée, qui rend compte d'une probable compétence en devenir mais ne préjuge en rien des aptitudes humaines de l'individu futur soignant ou soignante.

Les modes d'exercices y sont divers tant dans leur mode de rétribution, salariée ou à l'acte, que dans leurs types d'exercice plus ou moins spécialisés, et surtout dans leur rapport plus ou moins proche avec la patientèle sans oublier une grande disparité des revenus.

Justement ces professions sont en train de se modifier profondément tant dans la démographie, âge, sexe que dans les modes d'exercice privé ou libéral et donc les motivations sont diverses mais aussi différentes de celles d'antan : les modes de sélection, la longueur croissante des études et leur coût, les rigidités d'exercices spécialisés, les engagements conventionnels, les acquis du salariat, la liberté de circuler au sein de l'UE... sans oublier les obligations de la loi 2002-303, toutes ces circonstances modifiables ou pérennes font de l'exercice médical actuel et plus encore demain une profession difficile à acquérir et à exercer.

LES POUVOIRS PUBLICS, par leurs actions et décisions, jouent un rôle déterminant sur l'exercice médical. D'abord sur le nombre autorisé d'étudiants en santé et en médecine et sur celui des praticiens autorisés sur le territoire. De même en jouant sur la liberté d'installation pense-t-on pouvoir modifier la densité médicale. L'objectif prioritaire étant de rendre le créneau de généralistes mieux pourvu dans l'intérêt des patients qui en sont démunis. Enfin en intervenant sur la valeur des actes pris en charge pour tenter de gérer au mieux le budget de l'assurance maladie et le PLFSS.

INTERVENIR SUR LE NOMBRE DE MÉDECINS

Les pouvoirs publics ont la main sur le nombre de médecins puisque seuls ils fixent chaque année le nombre d'étudiants en médecine autorisés en Faculté de médecine. Toutefois cette décision suppose une anticipation sur 10 ans des futurs besoins en médecins soit la durée des études de médecine.

Facteurs limitants des interventions politiques ou réglementaires portant sur le nombre de médecins.

Au sein de l'UE, la formation médicale est harmonisée avec réciprocité des diplômes permettant ainsi dans les meilleures conditions la libre circulation des personnes patients ou soignants, mais susceptibles de contrarier toute restriction nationale unilatérale sur la quantité de diplômés formés.

Au niveau national, un autre facteur limitant est l'accessibilité au sein des facultés de médecine à un enseignement de qualité pour les étudiants. Rappelons toutefois qu'en 1969 on avait bien su créer brutalement de nouvelles facultés aussi bien à Paris qu'en province.

Nul ne peut actuellement contraindre un médecin diplômé à exercer cette profession pas plus en libéral qu'autrement : Tout praticien exerçant régulièrement en France a le droit de cesser sa pratique selon des règles fixées par l'Ordre professionnel, son statut ou son contrat dès lors que les conditions d'exercice ne lui conviennent pas ou plus.

Enfin, la formation disons l'incubation d'un médecin est en moyenne de 12 ans avant l'exercice effectif, eu égard aux sélections, redoublements, formations remplacements et spécialisations. C'est-à-dire que dans ce délai la personne, fille ou garçon, a le plus souvent fondé une famille sur le lieu de sa Faculté de formation figeant de ce fait les possibilités de mobilité.

Faut-il souligner enfin que le délai de formation d'un médecin représente deux législatures et demie d'un mandat de député : c'est rappeler le court terme de ces mandats versus le long terme des études de médecine.

INTERVENIR SUR LA LIBERTÉ D'INSTALLATION.

La liberté d'installation est désormais remise en question. Bien qu'à nouveau réaffirmée par le pouvoir actuel, il n'en est pas moins vrai qu'elle est régulièrement discutée au sein même des deux chambres législatives et de la Cour des comptes.

Le motif premier de cette intervention est plus lié à la recherche de la lutte contre les zones sous équipées qu'à promouvoir des économies, encore qu'un accès plus pertinent aux soins ne soit pas d'évidence un surcoût.

Argument aussi préconisé serait que la collectivité qui paie les études de médecine serait en droit de décider qui peut s'installer et surtout où. Les études sont certes gratuites mais les étudiants assurent un travail pour lequel ils sont peu ou pas rémunérés tout le temps de leur cursus).

Une telle restriction pourrait revêtir plusieurs aspects.

- **L'obligation temporaire d'exercer dans des territoires sous dotés** avant de choisir librement son installation. Le risque serait le refus généralisé de l'installation en mode libéral qui n'est déjà pas très en vogue chez les jeunes diplômé(e)s et à laquelle on ne peut contraindre, en effet-personne et qui amènerait à devoir équiper tous ces territoires de centres de santé aux équilibres financiers très incertains, aux frais des collectivités. De plus, on assisterait à des rotations fréquentes au terme de l'obligation du praticien salarié et surtout de la praticienne, puisque bientôt plus nombreuses que les hommes, à l'ancienneté comme dans la fonction publique et ce d'autant plus fréquemment que les postes seraient dans des zones difficiles d'accès ou de vie.

- **Le conventionnement sélectif a ses zélateurs**. Il peut s'agir du contrôle des installations dans les régions bien dotées en n'autorisant le conventionnement qu'en échange d'une mise à la retraite complète. Ce qui ne manquerait pas de poser des problèmes de liste d'attente et de négoce des clientèles quasi disparu en médecine générale.

- **La suppression de l'exercice libéral**, pour les médecins généralistes serait plus radicale encore, avec la généralisation du salariat ou d'un mode approchant qui permettrait théoriquement de résoudre le problème des déserts médicaux, mais en poserait d'autres, celui d'un statut ou d'un contrat, de la grille des salaires, des 35 heures, des RTT, de l'équilibre avec les hôpitaux publics, de l'avenir des autres spécialistes... et des établissements privés... Reviendrait-on sur le volontariat de la garde médicale ? Le libre choix aura-t-il alors définitivement vécu ? Et quid des objectifs financiers versus indépendance professionnelle ?

Il est intéressant à cet égard de rapporter l'avis de la **Commission des comptes de la sécurité sociale** en 2008.

« La diversité des modes de rémunération illustre le fait qu'aucun ne prévaut sur l'autre. La rémunération des médecins s'opère selon trois modes principaux non mutuellement exclusifs ; la rémunération à la capitation ou rémunération forfaitaire des praticiens en fonction des caractéristiques de leur patientèle (effectif, âge, état de santé), le paiement à l'acte et le salariat.

La capitation est le mode dominant dans les systèmes de protection sociale centralisés qui reposent sur le principe de l'universalité et la gratuité des soins financés par l'impôt pour l'ensemble du territoire (Royaume-Uni, Espagne, Italie). Le paiement à l'acte prédomine dans les systèmes d'assurance sociale (Allemagne, France). Enfin, le salariat est prépondérant dans les systèmes nordiques, notamment en Suède. »

Demeure bien sûr aux pouvoirs publics **le droit de transformer plus radicalement encore le mode d'exercice** de la médecine en France. Mais l'apprenti sorcier devrait alors en assumer les conséquences pour les patients, les praticiens et les structures médico-sociales existantes.

Si l'on a pour but de bien pourvoir le territoire d'une présence médicale accessible ce qui n'est plus le cas aujourd'hui il faut en passer par un accroissement du nombre de soignants et surtout qu'ils exercent justement là où ils manquent.

Mais en même temps, il faut prendre en compte la féminisation bientôt majoritaire dans la profession et, ceci explique-t-il cela, le fait que le salariat en médecine soit aussi devenu majoritaire et majoritairement souhaité.

Dernière réflexion sur la médecine à vitesse variable en fonction des territoires : en proposant à ceux déjà mal dotés soit des médecins requis et non volontaires, ou ayant encore peu d'expérience, soit des pratiques avancées en grand nombre, on ne s'oriente pas vers l'application de la loi 2002 sur les droits des personnes et l'égalité des droits du service public.

INTERVENIR SUR LA VALEUR DES ACTES

Faire le choix d'une catégorie de praticiens, de médicaments ou de produits de santé relève de la gestion comptable du budget de l'assurance maladie. En témoignent les passes d'armes redondantes entre les syndicats de praticiens sur la valeur de la consultation, le fameux C à 25 euros et les récentes nouvelles consultations de valeurs plus importantes pour les généralistes.

Il convient de rappeler dans cet ordre d'idée l'établissement de la CCAM (classification commune des actes médicaux) par l'assurance maladie dans les années 1995 à 2005 pour un codage univoque de chaque acte technique et qui avait tenté de rapprocher et harmoniser les revenus des spécialistes notamment chirurgicaux.

Aussi a-t-on vu diminuer à plusieurs reprises les tarifs de remboursement dans les actes de biologie B ou de radiologie Z, tenant compte des avancées techniques permettant de contraindre les prix de revient de tel ou tel acte ou produit ou médicament devenu ainsi plus banal... et donc plus fréquent.

L'intervention doit être équilibrée et tenir compte notamment pour les libéraux, à la fois des investissements nécessaires dans des matériels de plus en plus sophistiqués et coûteux et de la règle de la majorité des droits de propriété laissés aux professionnels de santé dans leurs outils de travail.

C'est la même rationalité économique qui intervient ces temps-ci quant au déremboursement de médicaments jugés insuffisamment actifs, voire totalement inactifs (cf. la maladie d'Alzheimer) et qui a remis en cause la prise en charge de l'homéopathie.

DU NOMBRE DE MÉDECINS

DES MÉDECINS EN NOMBRE… ET POURTANT

Le nombre de praticiens exerçant en France est important, plus qu'il n'a jamais été auparavant et pourtant insuffisant notoirement et pour partie responsable et des déserts médicaux et des afflux innombrables aux urgences hospitalières de consultants illégitimes.

Il faut savoir que le médecin en exercice et plus encore le généraliste est à la fois le recours au soin et le dépensier de l'assurance maladie. Il en faut suffisamment pour une prise en charge efficace des besoins sur tout le territoire, ce qui n'est pas le cas, et pas trop pour ne pas dilapider le budget de l'AM.

LE CHOIX DU NOMBRE DE MÉDECINS ÉCHOIT AUX POUVOIRS PUBLICS

Les pouvoirs publics ont la main mise sur le nombre de médecins en exercice. Ils fixent réglementairement chaque année le nombre d'étudiants en médecine autorisés en Faculté de médecine, toutefois cette décision suppose une anticipation sur 10 ans des futurs besoins en médecins soit la durée des études de médecine. De même est fixée réglementairement chaque année la répartition des postes d'internes dédiés à chaque spécialité. Par ailleurs en fonction des besoins ils décident cas par cas des admissions en France des diplômés hors UE autorisés à exercer. Tout récemment enfin l'appel aux pharmaciens et professionnels de santé ainsi qu'à la pratique avancée pour que les médecins puissent accueillir plus de patients !

QUEL NOMBRE DE MÉDECINS !

Le nombre de médecins en exercice est la résultante du nombre de médecins formés dans le pays dont il faut retrancher ceux qui n'exercent pas ou plus la médecine et ceux partis exercer ailleurs et auxquels il convient d'ajouter les médecins importés, de droit pour ceux formés au sein de l'UE, et sur autorisation cas par cas pour ceux provenant d'ailleurs.

Le nombre de médecins idéal est celui qui répond aux besoins. Quels besoins ? Ceux des populations. On est loin du compte. Les déserts médicaux ne sont pas un rêve de l'esprit non plus que les désordres répétés dans les services d'urgences. On peut affirmer qu'il n'est, en l'état, pas susceptible de remplir les engagements du pouvoir décisionnaire. Preuves en sont les efforts désespérés des maires, ARS et assurance maladie pour que des médecins généralistes reviennent sur les territoires désertés et les difficultés de patients pour être examinés dans des délais raisonnables par un praticien de quelque spécialité soignante qu'il soit, et ce à l'hôpital public comme dans l'exercice privé. Que dire devant une pandémie désorganisant tout le système de soins ?

LE NOMBRE ACTUEL

La population médicale en France est dans la moyenne de l'OCDE. On comptait au 1er janvier 2019 d'après le CNOM, 301 842 médecins inscrits — la barre des 300 000 a été franchie, 40 464 de plus depuis 2010 soit **+15 %.** La France n'a jamais eu autant de médecins inscrits à l'ordre. La part des médecins en activité régulière est de **197 685**. Mais la proportion des professionnels en activité régulière recule de plus de10 points depuis 2007 passant de **78 %** à **65 %** en 2018.

Autre enseignement majeur, la féminisation de la profession se renforce : les femmes représentent désormais 43 % des médecins en activité régulière contre 38 % dix ans plus tôt et sont en passe d'être majoritaires.

Le renouvellement des générations est insuffisant. La moyenne d'âge est de 50,4 ans, plus de 1 sur 4 est sexagénaire, 1 sur 5 a moins de quarante ans et 42 % seulement désormais exercent en libéral, soit moins de 1 sur deux : l'exercice libéral n'est plus majoritaire en France. Et sans compter que la jeune génération aspire à juste titre à une qualité de vie qui exige des journées de travail moins longues que celles des générations passées.

La répartition selon les spécialités est pour 100 000 habitants de 119 pour les généralistes et de 147 pour les autres spécialités.

LES MÉDECINS RETRAITES

Croissance vertigineuse du nombre de retraités **75033** en 2017 soit **93,6 %** de plus que 10 ans auparavant[1] et **79 648** en 2018

Les retraités actifs. Le cumul emploi-retraite. Depuis déjà un certain temps, de plus en plus de médecins retraités reprennent ou conservent une activité partielle libérale ou salariée, voire bénévole, mais qui vient rendre service à la communauté et peut améliorer une retraite qui n'est pas toujours dorée.

Au 1er janvier 2015, **9 992** médecins de ville exerçaient ainsi en cumulant leur retraite avec une activité professionnelle, soit les deux tiers de ceux qui ont opté pour ce dispositif (lancé en 2003 quand on a commencé à évoquer la désertification médicale).

Selon le CNOM en 2015, ils étaient **14 665** et **17 373** en 2018. Ce sont donc un peu plus de **20 %** d'entre eux qui ont choisi de poursuivre une activité professionnelle tout en percevant leur pension.

---

[1] Atlas 2017 du CNOM.

Alors que le cumul emploi retraite (et son assouplissement) avait été imaginé notamment pour lutter contre les déserts médicaux, les candidats au cumul exercent très majoritairement dans des zones où le manque de praticiens ne se fait pas trop cruellement sentir. Les plus gros bataillons (**40 %**) se retrouvent en Île-de-France (3 029) et dans la région de Marseille (1 331). « Ce sont les deux régions de France où la vie est la plus chère, les médecins y choisissent d'abord le cumul pour maintenir leur niveau de vie ». Pas surprenant quand on sait que la retraite moyenne versée au médecin libéral s'élevait à 2602 euros par mois en 2015.

Ce cumul peut s'exercer dans les deux modes d'exercice libéral ou salarié hospitalier, quel que fût le mode d'exercice antérieur.

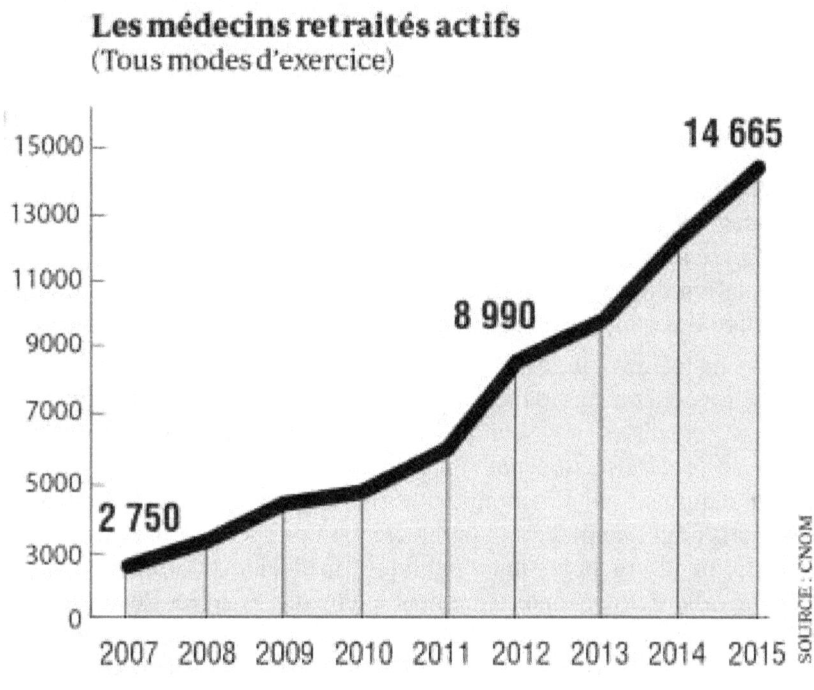

LE NOMBRE OU LA DENSITÉ

Rappelons combien cette densité est inégalitaire, et ce depuis longtemps. Il y a plus de 20 ans déjà le docteur Abenhaïm directeur général de la santé le soulignait dans son rapport[1] voyant se dessiner ces *déserts médicaux* qui affectent aujourd'hui aussi bien le premier recours des généralistes que les autres spécialités les unes après les autres, alors qu'ailleurs une concentration

[1] Rapport sur la démographie médicale. Juin 2001.

est mesurée. Force est de reconnaître que les zones les plus dotées sont aussi celles les plus habitées.

Tableau montrant sur presque un siècle l'accroissement continu de la population et du nombre de médecins ainsi que la densité médicale (les chiffres sont arrondis).

On note que la densité médicale semble se stabiliser depuis 10 ans.

	EN MILLIONS	EN MILLIERS	1 POUR 100 000 H.
1930	41	25	1640
1968	50	50	1000
1980	54	112	482
2010	63	215	293
2018	67	216	310

Mais cela ne rend pas compte des besoins de la population.

En réalité l'apparition progressive de ces *déserts médicaux* n'est que l'aboutissement d'une disparité régionale complexe qui dans l'ensemble semble suivre les transferts de population. Dépopulation du Nord et du Centre et repopulation du Sud-est et du littoral ouest. Dépopulation des ruralités et repopulation des métropoles ; héliotropisme.

Il en va de même pour les densités de médecins. On rappelle que la densité des médecins généralistes, devenus eux aussi spécialistes, est inférieure à celle des autres spécialistes : 119 contre 147 pour 100 000 Hab. Cela résulte pour une part de la désaffection pour la médecine générale chez les internes et traduite notamment par l'incomplétude chronique lors des choix annuels de l'ECN, mais pour une part aussi par la création de spécialités nouvelles telles que médecine d'urgence, santé publique, médecine du travail, médecine vasculaire, allergologie antérieurement compatibles avec l'exercice de la médecine générale (les *ex-compétences*).

Considérant la médecine générale : La situation ne va pas s'améliorer dans l'immédiat. On rappelle que le nombre de généralistes diminue d'année en année et va encore diminuer pendant plusieurs années.

Le tableau de l'Ordre recensait **88 137 médecins généralistes** en activité régulière en 2017. Soit une diminution de 8,4 % des effectifs depuis 2007. D'après les analyses et le calcul du TCAM (Taux de croissance annuel moyen), la tendance à la baisse avec une forte probabilité va se confirmer jusqu'en 2025 pour atteindre alors 79 262.

Cette baisse du nombre de généralistes est d'autant plus alarmante qu'elle affecte la quasi-totalité de nos territoires ; on la constate dans 93 départements en tête desquels la Nièvre (— 27 %) et la ville de Paris (-25 %) sur le plan régional c'est la Bretagne qui perd 30 % de ses effectifs, l'Occitanie 18 % et l'Île-de-France 15 %.

LE NOMBRE ACTUEL EST NOTOIREMENT INSUFFISANT

Pour faire face aux besoins actuels et donner droit aux usagers. La situation actuelle très dommageable est pour une bonne part la conséquence d'erreurs de jugement des décideurs politiques depuis plus de trente ans.

N'ont pas été pris en compte certaines données d'évidence.

La durée des carrières médicales s'est raccourcie : en 2 générations la durée de carrière **s'est raccourcie de sept années** au moins. La carrière moyenne est passée de 40 ans (de 25 à 65 ans et souvent plus) versus 33 ans aujourd'hui (de 32 ans, âge moyen d'installation, à 65 ans, âge de la retraite) soit un déficit moyen de 7 années de carrière qui n'a pas été compensé spécifiquement par un accroissement anticipé du recrutement.

Le souhait majoritaire du salariat qu'il soit dû en partie à la féminisation devenant majoritaire ou à une aspiration de vie de tous, moins professionnelle ; il faut assumer qu'entre la semaine de 35 heures et celle de 50 ou 60 heures au moins, actuellement fournie par les généralistes libéraux il conviendrait d'accroitre les effectifs de moitié, soit **40 à 50 %** ce qui non plus n'a pas été encore anticipé.

Le non-choix de la spécialité de médecine générale : il est répété à chaque choix d'ECN, année après année, que nombre de postes d'internes en médecine générale ne sont pas pourvus (sauf pour les recrutements les plus récents, c'est à souligner.) ***Depuis 10 ans on perd 1000 généralistes par an*** écrit l'Ordre des médecins en 2019.

Les lâcheurs : Enfin un nombre non négligeable de diplômés nantis de leur spécialité après plus de dix ans d'études vont récuser cette profession pour se tourner vers d'autres horizons très divers : médias, littérature, entreprises du médicament ou de recherche, émigration, fonctionnariat d'état ou international… ***Chaque année, 25 % des diplômé(e)s en France ne s'inscrivent pas[1].***

Le renouvellement des générations est insuffisant. La moyenne d'âge est de 50,4 ans, plus de 1 sur 4 est sexagénaire, 1 sur 5 a moins de quarante ans et 42 % seulement désormais exercent en libéral, soit moins de 1 sur deux : l'exercice libéral n'est plus majoritaire en France. La répartition selon les spécialités est pour 100 000 habitants de 119 pour les généralistes et de 147 pour les autres spécialités.

[1] Atlas 2015 du CNOM.

Le nombre de patients retraités est de plus en plus nombreux et chacun de plus en plus longtemps dans une population qui est passée de 50 à 67 millions en deux générations. Alors que le nombre de généralistes va encore diminuer pendant quelques années jusqu'en 2025[1], mais sans que pour autant les jeunes aient une furieuse envie d'exercer en médecine générale. En somme, plus la population vieillit, plus elle a besoin de soignants de proximité, plus ces soignants ne veulent pas s'installer là où ils font le plus besoin.

LE NUMERUS CLAUSUS : RESPONSABLE OU COUPABLE ?

Comment en est-on arrivé là ? Une histoire pleine d'enseignements : une erreur grave et d'appréciation et d'anticipation de nos gouvernants

Le numerus clausus c'est la limitation à un nombre prédéterminé des personnes admises à bénéficier d'un avantage, en l'occurrence à pouvoir prétendre à entrer en deuxième année du premier cycle des études en santé et… la quasi-certitude de les finir 8 ans à 10 ans plus tard.

Historique

Depuis 1948 jusqu'en 1966 l'accès à l'enseignement supérieur était précédé par une année de propédeutique obligatoire. Elle visait à canaliser avec de meilleures chances de succès les bacheliers de plus en plus nombreux candidats aux études supérieures. Elle fut supprimée par la réforme Fouchet qui organisa le premier cycle sur deux ans. La massification des études supérieures était déjà en cours.

Suite aux événements de mai 1968, Edgar Faure alors ministre de l'Éducation nationale faisait voter la loi 68-978 le 12/11/1968, énonçant en son article 1 alinéa 2 « … *les universités doivent s'attacher… à en procurer l'accès à tous ceux qui en ont la vocation et la capacité.* » En d'autres termes elle ouvrait le libre accès des bacheliers à l'université.[2]

Dès 1969, de nombreux étudiants furent attirés par la carrière médicale et se sont inscrits en Faculté de médecine et cet attrait ne s'est jamais démenti depuis, quelles qu'en fussent les motivations. En dépit de la création de nouvelles facultés de médecine tant en province qu'en région parisienne, le nombre d'étudiants en médecine va croitre considérablement passant en peu d'années de 35 000 en 1963 à 60 000 en 1967.

C'est la loi du 12 juillet 1971 qui crée le numerus clausus permettant d'arrêter le nombre d'étudiants de première année du premier cycle des études médicales admis à entrer en deuxième année, et ce, en fonction des capacités

---

[1] Atlas démographique du CNOM 2017.

[2] Version abrogée le 22/06/2000. Par ordonnance 2000-549 du 15/06/2000. Art 7.

d'accueil des CHU. Ainsi, le nombre d'admis à faire leurs études est dépendant du nombre de stages disponibles… Ne sont alors concernés que les futurs médecins et dentistes.

Mais dès 1975 apparaît le chômage et sa croissance inexorable obérant les comptes sociaux. Dès lors, les sciences humaines, politiques, sociologiques, mais aussi comptables se sont souciées de l'équilibre de la Santé et les économistes de la santé ont émergé. Pour ce qui concerne plus précisément le corps médical, le pouvoir a voulu se donner les moyens d'agir sur les dépenses engendrées par les actes des médecins et leurs prescriptions de diverses manières en même temps qu'une réflexion s'opérait sur le contenu des tâches médicales.

Les besoins de la population ne seront pris en compte que lors de la loi du 2 janvier 1979. C'est seulement en 2009 que la loi du 7 juillet crée une première année commune aux études de santé, qui concernera désormais aussi les études de pharmacie et de maïeutique, à compter de 2011.

Enfin c'est la loi du 24 juillet 2019 relative à l'organisation et à la transformation du système de santé qui supprime le numerus clausus à compter de la rentrée universitaire 2020.

Ce qu'il ne fallait probablement pas faire : LE YOYO FATAL

L'histoire récente du *numerus clausus* et du *MICA* est intéressante et peut être pédagogique

— 1969 : Suite, aux événements de mai 68 furent créées de nouvelles Facultés de médecine tant en Île-de-France qu'en province et un afflux de carabins en résulta au point qu'un numerus clausus parut nécessaire et fut créé dès 1971. Ainsi renaissait une propédeutique, mais cette fois sous forme de concours, et donc, non plus pour mettre à niveau, mais pour éliminer puisque près de 80 % d'échecs reste encore la norme actuelle.

— 1972 : Le premier numerus clausus est fixé à 8 588 comme étant estimé le maximum pour les possibilités de formation des Facultés de médecine. Nombre de jeunes médecins presque tous tentés par l'exercice libéral vont certes mailler tout le territoire, mais cela va finir par inquiéter tant du fait d'une répartition inhomogène que par soupçon d'abus de soins.

— 1988 : Vingt ans se sont passés et l'on instaure le MICA (Mécanisme d'incitation à la cessation d'activité) par la loi du 5 janvier 1988, permettant aux médecins de cesser leur activité avant l'âge de la retraite en échange d'une indemnité mensuelle substantielle jusqu'à l'âge théorique de la retraite sous condition de cesser toute activité. La cible visée était celle des généralistes libéraux jugés trop nombreux à l'époque. Plus de 10 000 médecins en bénéficièrent, mais la cible fut en partie manquée, car les spécialistes furent relativement les plus nombreux à s'en prévaloir que les généralistes.

— 1993 : Étiage du numerus clausus réduit à 3500 places.

Cette même année, la *Documentation française* publie sous la coordination de Raymond Soubie "*Santé 2010* ». Ouvrage réunissant de nombreux experts, celui-ci pour ce qui concerne la démographie médicale n'avait qu'une seule idée directrice : restreindre par tous les moyens l'offre médicale prescriptive : promotion appuyée du MICA, réorientation des médecins en santé publique, en médecine du travail ; quant aux hôpitaux *mais faut-il vraiment pourvoir tous les postes vacants ?* Quant à la féminisation croissante déjà perçue, elle est encouragée *pour le seul fait d'une moindre activité*, estimée à 40 % à l'époque... La gestion démographique ne s'entend qu'au sens de gérer la *surabondance des effectifs* et *déterminer le nombre prévisionnel de départs à provoquer* tant il paraît que *maitriser les coûts c'est réduire le volume des actes et par conséquent celui des acteurs.* On pouvait s'inquiéter d'une aussi courte vue dans cet ouvrage d'autant que les courbes laissaient déjà prévoir la pénurie à venir[1].

— 2003 : 10 ans plus tard en effet tout aura changé. Nouveau reflux : La loi de financement pour 2003 prend acte de la nouvelle situation. Il est décidé de mettre fin au MICA à la date butoir du 31/12/2004, d'encourager cette fois la reprise d'activité des professionnels l'ayant cessé, et de remonter le numerus clausus à 8500 places pour 2003.

— 2010 : Le rapport Poltron *quel système de santé à l'horizon 2020* ne se prononce nullement sur le nombre de médecins nécessaires et ne s'inquiète que de leur répartition et des moyens organisationnels de faire face à la pénurie annoncée. Le sous-titre est évocateur : *rapport préparatoire au schéma de services collectifs sanitaires.*

— 2019 : Cette année, le numerus clausus était à 9314 places, mais son existence s'achève. Il disparaît en tant que tel dès 2020. Actuellement, on encourage l'activité des retraités et l'on cherche partout non seulement des généralistes, mais toutes les spécialités sont en manque et les actifs sont tous surmenés jusqu'aux internes en formation. En 2021 le nombre d'admis en 2e année a passé la barre des 10 000.

- L'après-*numerus clausus*... ? Le réel besoin de soignants ne peut qu'aller vers un accroissement du nombre de médecins de toutes spécialités notamment généralistes ou de premier recours. L'accès à la médecine restera néanmoins très sélectif. Ce n'est pas pour autant que l'accès aux études de médecine et plus largement de santé sera ouvert à tous les bacheliers, et ce pour plusieurs raisons :

- Les études de médecine sont très longues : plus de 10 ans en moyenne avant le plein exercice ce qui suppose un caractère solide et persévérant. Qui plus est, la sélection par les mathématiques a empêché de nombreux étudiants

---

[1] Assises du CNOM. Juin 2004. L'exercice à l'horizon 2020. Rapport J Mornat.

de faire leur médecine alors qu'ils en avaient les qualités humaines. Tous ne s'installeront pas et la plupart n'iront pas là où il n'y a plus rien…

- Elles sont difficiles, à la fois théoriques et pratiques et demandent une disposition d'esprit tournée vers les autres. On entend l'intention de la loi de prôner un élargissement de l'assiette sur le plan sociologique et psychologique.[1]

- Elles sont coûteuses pour les étudiants et/ou leurs familles, mais tout autant pour la collectivité qui assume la charge de la formation de ses médecins. Les formations doivent être en adéquation avec les besoins prévisibles des médecins tant en nombre qu'en spécialités, mais sans obérer indument les comptes de la Santé.

QUELS MÉDECINS

Comment sont-ils choisis ?

Plus de 300 000 médecins sont répertoriés en 2020 sur le territoire français dont un quart de retraités souvent encore actifs. Depuis 1969[2] l'attrait pour les professions médicales n'a cessé d'attirer des candidats et, désormais plus encore, des candidates.

LES ENTRÉES PAR LA PACES sont la première source de renseignements sur le corps médical puisque la grande majorité des médecins à vocation d'exercer en France sont formés dans les facultés de médecine françaises. En 2018-2019, c'est 59 257 étudiants qui se sont inscrits en PACES dont 17 957 étaient redoublants. Pour l'année 2020, c'est 14 238 postes qui sont ouverts à raison de 8 832 pour la médecine, 3 177 pour la pharmacie, 1 231 pour dentaire et 998 pour la maïeutique.

Qui sont-ils ou elles ?[3] Nos futurs soignants seront des femmes aux études brillantes recrutées dans les couches aisées de la population.

Désormais une large majorité de filles s'inscrivent en médecine. En première année, sept étudiants sur dix sont des filles, et six sur dix en deuxième année de médecine. Elles représentent 66 % des effectifs des médecins généralistes âgés de moins de 30 ans en France, et gagnent sans cesse du terrain dans toutes les pratiques spécialisées telles que chirurgie, ophtalmologie, dermatologie et obstétrique, par exemple.

---

[1] Loi de santé 2019-774 du 24/07/2019.

[2] La loi 68-978 du 12/11/1968 ouvrait le libre accès des bacheliers à l'université. Abrogée le 22/06/2000.

[3] Amandine Martinet dans Orientation.18/02/2019. *Quel est le profil des étudiants en médecine en 2019 ?*

Des « filles à papa ». Les jeunes sont encore toujours majoritairement issus de classes sociales favorisées. En 2015, une enquête de la DREES a mené sur les profils des étudiants en médecine pour arriver à la donnée suivante : quatre jeunes sur dix proviennent de milieux sociaux aisés. Pire encore, ces « privilégiés » vont multiplier leurs chances de performer dans leurs études de santé. Selon l'étude, « un enfant de cadre à deux fois plus de chances qu'un enfant d'ouvrier d'intégrer une deuxième année » de PACES.

Tous ces facteurs font que les études de médecine font partie des plus *clivées socialement, derrière les classes préparatoires aux grandes écoles.*

Elles proviennent des meilleurs bacheliers. *Mais avoir son bac S en poche n'est pas suffisant pour correspondre au profil idéal de l'étudiant en santé : avoir une mention, et pas n'importe laquelle. Une étude a ainsi démontré que parmi les inscrits en PACES à la rentrée 2015, plus des trois quarts des bacheliers S ayant obtenu une mention « très bien » avaient réussi le concours, contre un quart seulement pour les bacheliers ayant eu une mention « assez bien ».* Les littéraires ont peu de chance de franchir le premier obstacle.

Leurs orientations sont déterminées par L'EXAMEN CLASSANT NATIONAL : un choix redoutable et redouté. L'examen classant national se propose à Bac + 6 de permettre à tous les étudiant(e)s en médecine, en fonction du rang de classement de choisir l'internat de la spécialité qu'elle ou il convoite, et en même temps la Faculté de médecine où le DES de spécialité sera effectué. Pour les candidat(e)s il revêt une telle importance pour leur avenir qu'il commence déjà à être *bachoté* dès le début du deuxième cycle au détriment, dénoncé par les enseignants, des formations en cours.

Ce choix est décisif, car il engage l'interne dans une voie dont il sera difficile de s'extraire plus tard. La carrière professionnelle c'est pour une trentaine d'années. Certes il est possible aux candidats non satisfaits de leur classement de refuser de choisir et de se représenter une seconde fois l'an d'après. De même, le droit au remords a été pris en compte pour l'étudiant qui s'est trompé de spécialité et s'en rend compte dès son premier semestre.

Mais au bout du compte, il existe aussi un nombre non négligeable de mécontents *mal choisis*. Ce problème demeure pour de nombreux candidats amenés du seul fait d'un classement inadéquat à postuler dans une spécialité autre que celle envisagée au départ et particulièrement aux plus nombreux d'entre eux les médecins « *généralistes malgré eux* ». » Ainsi l'étudiant qui se voyait chirurgien se retrouve psychiatre…

Les déterminants du choix de la future spécialité. De nombreux facteurs vont intervenir dans la décision du choix de la spécialité.

S'il est entendu que le souci de porter aide aux autres et rendre service demeure un facteur important de l'entrée en médecine, il apparaît que

l'empathie régresse chez les étudiants au cours des années d'études et plus encore au long de l'internat.[1]

La découverte d'une spécialité lors d'un stage du second cycle voire parfois d'un enseignant communicant son enthousiasme sont parfois déterminants dans le choix.

Le sexe est aussi une donnée prise en compte. S'il est avéré que les femmes délaissaient certaines spécialités telles celles réputées plus physiques avec des astreintes fréquentes – obstétrique, chirurgie, réanimation…- la féminisation majeure de la profession qui est en cours gomme progressivement cette notion comme on commence à le vérifier notamment dans les disciplines chirurgicales.

Il reste que le besoin de reconnaissance demeure un facteur de choix non négligeable pour beaucoup, souci de bien gagner sa vie voire appât du gain, et pour d'autres désir d'enseigner, de chercher voire de communiquer.

Les conditions d'exercice enfin et notamment le lieu d'exercice, la nécessité ou non des gardes et urgences, les heures de travail avec la poussée du salariat.

Les conditions de vie sont aussi très importantes. Les carabins comme les autres jeunes étudiants ne souhaitent plus *perdre leur vie à la gagner* et intègrent dans leurs choix, moins travailler et avoir du temps pour soi et sa famille, si possible dans un environnement agréable.

À cet égard la géographie est devenue un élément très important dans la décision du futur spécialiste. Selon Idris Amrouche[2].

Nantes, Lyon et Montpellier sont respectivement dans le trio de tête de choix des internes. Pas de changement donc pour ces villes qui attirent cette année encore le meilleur du cru 2019. Nantes arrive souvent en tête du classement des villes où il fait bon vivre, à 2 heures de Paris, la ville reste d'année en année la ville préférée des internes en médecine, et les places y sont très chères, toutes spécialités confondues. Lyon, la capitale des Gaules, à deux pas de la montagne et de la mer a toutes les raisons de séduire les étudiants. Enfin Montpellier, perle du Sud, attire chaque année les meilleurs externes, et la raison semble évidente : le soleil.

---

[1] Claire Eydalène Thèse 10/06/2014. Paris Descartes. La représentation de l'empathie pour les internes en médecine générale.
Et Marie Ouary Thèse 2018. Poitiers. Revue systématique de la littérature de l'empathie en médecine générale.

[2] *Le trio de tête habituel* 10/10/2019 dans Remède.org.

Les constats des récents choix effectués apportent aussi quelques renseignements précieux.

L'**ophtalmologie** est la vedette des choix des lauréats de l'ECN presque chaque année, cette spécialité à double exercice non opératoire et chirurgical -l'intervention de la cataracte est celle-là plus pratiquée en France et l'une des plus rapides- est parmi les plus rentables en pratique libérale et par ailleurs n'est pas astreinte à l'urgence dans l'exercice privé.

L'attractivité persistante de la **chirurgie plastique et esthétique** ne s'explique pas par la difficulté de l'exercice en esthétique qui reste souvent plus proche de la peau que des organes profonds ou périlleux mais par son statut particulier : Quasi-obligation de résultat d'où des niveaux d'assurance très élevés mais en contrepartie d'honoraires en conséquence, libres et sans prise en charge de l'assurance maladie pour le versant esthétique. Par ailleurs c'est une chirurgie qui demeure très élitiste au sens rare puisque le nombre de postes offerts est inférieur à 30 par an.

Les **maladies infectieuses et tropicales** demeurent une spécialité très convoitée, rare, car offrant 40 postes par an en moyenne contre presque 3000 en médecine générale. Il s'agit là de carrières très **hospitalo-universitaires centrées** et donc de futurs enseignants et/ou chercheurs avec des carrières universitaires proches des maladies mais plus à distance des malades.

La **médecine cardio-vasculaire**, environ 200 postes par an, est aussi une des vedettes du choix des internes probablement du fait d'une clientèle potentielle en constante croissance, vieillissement des populations oblige, mais encore par son côté à la fois médical et surtout interventionnel justifiant d'actes avec plateaux techniques. Elle se distribue aussi bien en libéral qu'en hospitalier.

À l'opposé[1] *parmi les spécialités à la traine, on citera la psychiatrie avec **58** postes restés libres, suivie de la médecine et santé du travail **(25)**, la biologie médicale **(14)**, la santé publique **(13)**, la médecine générale (à relativiser puisque seulement **9** postes sont vacants sur les **3.177 disponibles**, hors CESP) et la gériatrie **(6)**. Mais au prorata du nombre de postes proposés par les spécialités, c'est la **médecine et santé au travail qui**, comme souvent, affiche avec **80 %** le taux d'occupation le plus faible.*

Ci rapporté le tableau des choix selon les préférences de 2018 qui ne diffère guère des précédents. On retrouve dans le top 10 les quatre spécialités déjà citées, y figurent ensuite, la néphrologie, la radiologie, l'ORL.

---

[1] Dorothée Blancheton. *L'étudiant*. 25/09/20.

Spécialité	Rang 2017	Rang 2018	Postes ouverts	Postes pourvus	Taux d'occupation
Ophtalmologie	1	**1**	150	150	100
Chirurgie plastique, reconstructrice et esthétique	2	**2**	29	29	100
Dermatologie et vénéréologie	5	**3**	95	95	100
Médecine cardiovasculaire	4	**4**	181	181	100
Maladies infectieuses et tropicales	3	**5**	51	51	100
Néphrologie	6	**6**	80	80	100
Radiologie et imagerie médicale	7	**7**	254	254	100
Chirurgie maxillo-faciale	13	**8**	27	27	100
Oto-rhino-laryngologie - chirurgie cervico-faciale	8	**9**	81	81	100
Oncologie	11	**10**	120	120	100
Neurologie	9	**11**	127	127	100
Urologie	18	**12**	62	62	100
Chirurgie orthopédique et traumatologique	15	**13**	121	121	100
Anesthésie-réanimation	16	**14**	465	465	100
Hépato-gastro-entérologie	14	**15**	128	128	100
Hématologie	21	**16**	44	44	100
Rhumatologie	17	**17**	86	86	100
Médecine nucléaire	19	**18**	33	33	100
Neurochirurgie	10	**19**	25	25	100
Médecine interne et immunologie clinique	20	**20**	123	123	100
Médecine intensive-réanimation	12	**21**	72	72	100
Pneumologie	23	**22**	121	121	100
Gynécologie obstétrique	25	**23**	204	204	100
Chirurgie orale	24	**24**	12	12	100
Chirurgie pédiatrique	29	**25**	22	22	100
Pédiatrie	26	**26**	330	330	100
gynécologie médicale	27	**27**	81	81	100
Chirurgie viscérale et digestive	28	**28**	80	80	100
Chirurgie thoracique et cardiovasculaire	31	**29**	24	24	100
Médecine vasculaire	34	**30**	46	46	100
Anatomie et cytologie pathologiques	22	**31**	60	60	100

Chirurgie vasculaire	30	**32**	28	28	100
Médecine physique et de réadaptation	35	**33**	99	99	100
Endocrinologie-diabétologie-nutrition	33	**34**	82	82	100
Allergologie	36	**35**	28	28	100
Médecine légale et expertises médicales	37	**36**	27	27	100
Génétique médicale	32	**37**	20	20	100
Gériatrie	41	**38**	199	163	82
Médecine d'urgence	38	**39**	469	448	96
Psychiatrie	39	**40**	528	510	97
Médecine générale	43	**41**	3268	3105	95
Santé publique	40	**42**	90	69	77
Biologie médicale	42	**43**	111	91	82
Médecine et santé au travail	44	**44**	129	81	63

DES MÉDECINS VENUS D'AILLEURS

Accroitre le nombre de praticiens par l'*importation* est une pratique devenue quotidienne.

Ils sont choisis sur le champ au cas par cas sans l'inertie de la durée des études en France et c'est tout bénéfice puisque leur formation est souvent assurée pour partie voire la totalité par le pays formateur qui s'en trouve ainsi démuni.

Depuis fort longtemps disons deux générations **les recrutements hospitaliers** en déficit de candidats surtout dans les spécialités chirurgicales du fait de la faiblesse considérable des revenus comparés à ceux des libéraux, s'étaient vus autorisés à exercer, des praticiens de formations extérieures à l'UE avec des statuts d'*associés* moin*s* rémunérés et longtemps exorbitants des règles ordinales. Ce n'est un secret pour personne que sans ces personnels dévoués et, disons-le, exploités, de nombreux services hospitaliers y compris au sein des CHU n'auraient pu fonctionner correctement, peut-être est-ce encore le cas. Il n'est pour s'en persuader que de compulser les patronymes des praticiens universitaires dans les hôpitaux français d'aujourd'hui. Merci à eux d'être venus nous soigner.

Pour tenter de lutter contre les **désertifications territoriales,** on a recours à des importations de médecins étrangers. Lorsqu'il s'agit de médecins diplômés au sein de l'UE (Royaume uni compris jusque-là), la réciprocité des formations permet la libre circulation des médecins en son sein. Pour ce qui est des diplômes hors UE, l'autorisation d'exercer est soumise à une décision administrative personnelle en fonction de la formation du candidat.

Les médecins diplômés à l'étranger sont nombreux

Les effectifs des médecins titulaires d'un diplôme européen ou extra-européen ont également augmenté de 60 % depuis 2007. Cette tendance devrait « *se confirmer d'ici à 2020 pour atteindre plus de 30 000 médecins titulaires d'un diplôme obtenu hors de France* », selon le CNOM, en particulier en raison de la pression du numerus clausus. Une réglementation qui n'est sans doute pas étrangère à l'augmentation exponentielle du nombre de personnes formées en Roumanie, lequel a augmenté de **520 %** depuis l'entrée de ce pays dans l'Union européenne en 2007. Le sujet des Français qui vont se former à l'étranger demeure préoccupant. On doit s'attendre à 2 700 médecins généralistes diplômés en Roumanie inscrits à un tableau de l'Ordre en 2020.

Les médecins nés en Europe sont devenus les plus nombreux

Le nombre de médecins en activité régulière, nés hors de France et inscrits au tableau de l'Ordre, a augmenté de **10,4** % entre 2007 et 2014, notamment avec l'arrivée massive de médecins nés dans un pays de l'Union européenne **(+58,9 %)** comparativement aux médecins nés hors de France ou hors de l'Union européenne **(+0,3 %)**.

Les Médecins nés à l'étranger : un phénomène important

19,6 % soit un sur cinq des médecins inscrits à l'Ordre sont nés outre France, dans un pays européen ou extraeuropéen (les 3/4 hors de l'Union européenne), soit 54 168 médecins sur 276 354 médecins :) recensés au tableau de l'Ordre des médecins en 2014. -40 354 avaient une activité régulière dont 10 146 nés dans l'UE et -30 308 nés en dehors. Accroissement donc de 10,4 % de 2007 à 2014 et croissance continue prévue jusqu'en 2020 du fait de l'arrivée massive entre 2007 et 2014 des natifs de l'UE (+ 58,9 %). 22 565 sont diplômés de l'UE ou hors Europe. Cette population s'est accrue de 60 % ces 7 dernières années. Environ 80 % exercent une activité régulière. 44,2 % de ces médecins sont de nationalité française et 31,2 % sont naturalisés.

Ces professionnels sont majoritairement des hommes quinquagénaires bien que leur profil diffère sensiblement selon leur pays d'origine : la moitié des médecins nés dans l'Union européenne sont ainsi des femmes alors qu'elles représentent seulement un tiers des effectifs nés hors de l'UE.

Médecin étranger ne rime pas avec **diplôme étranger**

Un médecin sur dix environ est titulaire d'un diplôme européen ou extraeuropéen. Pour autant, diplôme étranger ne rime pas systématiquement avec médecin étranger, loin de là. Bon nombre des médecins de nationalité étrangère ont suivi leurs études en France (22 568 sur un total de 215 531 médecins en activité).

La situation varie toutefois beaucoup selon le pays d'origine. Ainsi, près de 80 % des médecins maghrébins ont été diplômés dans l'Hexagone (72 % des Marocains, 90 % des Tunisiens et 86 % des Algériens), ce qui n'est pas anodin lorsque l'on sait que 25 % des praticiens étrangers installés en France viennent d'Algérie et 11,5 % du Maroc. Le phénomène est en revanche inverse pour les médecins nés en Europe : seuls 11,5 % des médecins nés en Roumanie sont par exemple titulaires d'un diplôme français.

Enfin, autre enseignement de l'étude : 40,9 % des médecins titulaires d'un diplôme non français l'ont obtenu en Roumanie.

Ils ne choisissent pas la France par hasard

Pourquoi les médecins étrangers choisissent-ils d'exercer en France ? Pour ce qui est de l'UE, la Roumanie est particulière. La Belgique arrive en seconde position **(22,6 %),** l'Italie occupe le troisième rang **(11,1 %)** et l'Allemagne le quatrième rang, qui sont **tous trois pays frontaliers**. Pour ce qui concerne le Maghreb, les raisons en sont linguistiques, historiques et socioéconomiques. Plus d'un médecin sur deux en est ainsi originaire **(55,7 %),** à savoir de l'Algérie **(41 %),** du Maroc **(9,8)** et de la Tunisie **(4 %).**

Pourtant l'*importation* n'est pas toujours la solution idéale.

L'exemple roumain est emblématique.

La Roumanie est en effet membre de l'UE, l'équivalence des diplômes est désormais totalement acceptée. La France qui ne peut faire face à ses besoins en médecins "*importe*" si l'on peut dire tous les ans de jeunes médecins roumains ou formés en Roumanie pour exercer dans notre pays.

Mieux encore la Roumanie, le pays le plus francophone de l'Est européen, a mis au point un enseignement de la médecine en français qui attire notamment de jeunes Français éliminés de la PACES.

Cela a engendré deux ordres de problèmes :

– D'une part, les jeunes roumains recrutés en France ont fréquemment des difficultés d'adaptation en particulier comme généralistes en cabinet face aux charges de travail et contraintes de l'exercice libéral en France.

– Par ailleurs, lorsque de jeunes étudiants en Roumanie souvent français réussissent l'ECN, ce qui est peu fréquent, ils sont parfois jugés incompétents aux dires des constats de doyens de Faculté et donc appelés à recyclage.

Il n'empêche que l'importation roumaine se poursuit et prive le pays formateur du fruit de ses efforts qui ne sont pas négligeables.

On peut enfin s'interroger sur la contradiction entre ces deux réalités : les médecins diplômés en Roumanie sont les bienvenus pour exercer en France, mais certains sont suspects d'incompétence en tant qu'internes alors même qu'ils seraient lauréats de l'ECN français.

Il reste néanmoins que **le recours à praticiens d'outre France** est devenu une donnée non négligeable pour d'aucuns au détriment de jeunes Français éliminés de la PACES et des populations des pays extraeuropéens privés des médecins qu'ils ont formés.

Et pourtant il n'apparaît pas que ce soit très efficace et ce recours n'obtient pas les résultats espérés : selon l'Ordre des médecins. (*Rapport sur la démographie 2017) : Contrairement à une idée largement répandue, cette population n'est pas une réponse aux difficultés territoriales d'accès aux soins. Cette étude montre que ces médecins étrangers, quelle que soit leur nationalité, et à l'instar de leurs confrères français, ne s'installent pas dans les zones définies comme déficitaires par les ARS.*

Par ailleurs et de manière générale, on observe que la part de l'exercice salarié est dominante (62 %) chez les médecins titulaires d'un diplôme européen ou extra européen. Cela est vérifié partout en France : l'exercice salarié est privilégié par les médecins à diplôme étranger dans toutes les régions de France, par les médecins à diplôme européen comme par les médecins à diplôme extraeuropéen.

Agir sur le nombre par « *importation* » ne résout donc pas le problème des régions sous dotées. Les jeunes médecins formés en France ne veulent pas volontiers s'installer en libéral, là où, ils ou elles font défaut, ce qui ressort nettement des choix d'installation ; l'importation même roumaine ne permet pas non plus d'y faire face aisément, car les entrants roumains ou autres recherchent plutôt le salariat. **(62 %)** et lorsqu'ils s'installent en libéral, ce n'est pas là où ils manquent. Eux aussi sont sensibles à l'héliotropisme.

LES ÉTUDES DE MÉDECINE

L'entrée en première année d'études de santé.

Dès 2022, reste accessible aux bacheliers via Parcoursup. Un premier cycle commun de trois ans orientant les étudiants des différentes filières santé en tenant compte à la fois de leurs choix, de leurs aptitudes et de leurs résultats. Le but étant de permettre à chacun de se réorienter sans perdre de temps ni d'année d'étude improductive comme antérieurement.

On tente aussi de diversifier le profil des étudiants actuellement quasi exclusivement issus des baccalauréats scientifiques avec mentions en instaurant tout au long de ce premier cycle des passerelles entre les formations médicales, paramédicales voire des autres facultés.

De même seront évaluées les qualités relationnelles et humaines non seulement lors du premier cycle, mais à terme lors de l'internat. Un système de partiels sera mis en place.

Un premier cycle paramédical similaire au premier cycle médical. Les formations paramédicales sont regroupées dans un premier cycle de trois ans également. Avec une orientation progressive en fonction des choix personnels, mais aussi des résultats et des aptitudes. Ainsi disparaissent aussi les quotas d'entrée dans les six formations paramédicales (infirmier, masseur-kinésithérapeute, orthophoniste, psychomotricien, orthoptiste et audioprothésiste.

DES ÉTUDES TRÈS LONGUES

Le **cursus des études de médecine jusqu'en 2020** s'établissait selon trois cycles qu'on peut calquer sur le cursus L-M-D. (licence-master-doctorat) commun aux autres études supérieures *mais en plus long*. (9 à 12 ans) Chaque cycle assorti d'un diplôme de fin de cycle.

- Le premier cycle comportait trois années dont la première la PACES (première année commune aux études de santé), en voie de suppression comme on l'a vu on plutôt de modification. Suivent deux années d'acquisitions de notions générales dites fondamentales avec très peu d'accès aux services hospitaliers. Le premier cycle est sanctionné par un diplôme de formation générale en science médicale (DFGSM) de niveau licence.

- Le second cycle est celui de l'externat ou de l'étudiant hospitalier. L'étudiant du deuxième cycle soit de Bac + 4 à Bac + 6 [31], doit *effectuer 36 mois de stage comportant au minimum 25 gardes.*

L'étudiant doit une présence hospitalière de 5 demi-journées par semaine en moyenne sur douze mois en dehors du service de garde.

Au cours de ces gardes, l'étudiant s'initie progressivement à la conduite du diagnostic et des premiers éléments d'orientation et le cas échéant au traitement des patients, dans les situations d'urgence.

La fin du second cycle amène à l'ECN (ex-internat), examen classant national, informatisé depuis 2016 qui va lui aussi être remanié. Tous les étudiants ayant validé la sixième année peuvent être candidats. L'épreuve va permettre le choix pour chacune et chacun, à la fois, et de sa future spécialité, et de la faculté de formation spécialisée.

À ce stade de niveau master, l'étudiant est titulaire du diplôme de formation approfondie en science médicale (DFASM).

- Le troisième cycle est celui de l'*internat* celui où l'interne est à la fois un étudiant de niveau doctorant qui se forme dans sa spécialité (DES), mais en même temps un praticien exerçant sous contrôle au sein des hôpitaux et chez des praticiens habilités (maitres de stage des universités) et participant aux astreintes des soignants.

À ce stade, l'autonomie financière est acquise. Mais la charge de travail est souvent considérable pendant une durée de 3 à 5 ans selon les cursus de spécialisation.

Au terme de cette longue formation, les jeunes docteur(e)s en médecine, diplômé(e)s d'État, mais trentenaires ou presque, vont enfin pouvoir accéder au plein exercice de leur profession, chacun dans sa spécialité. Tous les diplômés sont désormais spécialistes.

Depuis l'année 2020-2021, la phase II de la spécialisation est clôturée par la soutenance de thèse et la phase III se déroule sous le nouveau statut de docteur junior.

LE DOCTEUR JUNIOR

Le décret 2018-571du 3 juillet 2018 modifie désormais le troisième cycle des études

Il concerne les étudiants lauréats des épreuves classantes nationales de 2017 lors de la rentrée universitaire de 2020-2021 : les étudiants en médecine, les étudiants en pharmacie affectés dans une spécialité commune à la médecine, les internes des hôpitaux des armées concernés, et les assistants des hôpitaux des armées lauréats du concours de 2017.

La durée du troisième cycle des études de médecine était jusque-là, et selon l'article R 632-20 du Code de l'Éducation, comprise entre trois et six ans.

Il est désormais organisé en trois phases à l'exception des spécialités dont la durée est de trois ans (dont la médecine générale) et qui comprennent seulement deux phases.

Chaque phase comprend une formation en stage et une formation hors stage.

- La phase 1 dite phase socle correspond à l'acquisition des connaissances de base de la spécialité et des compétences transversales nécessaires à l'exercice de la profession.

- La phase 2 dite phase d'approfondissement correspond à l'acquisition plus approfondie des connaissances et des compétences nécessaires à l'exercice de la spécialité suivie.

- La phase 3 dite phase de consolidation correspond à la consolidation de l'ensemble des connaissances et des compétences professionnelles nécessaires à l'exercice de la spécialité.

Jusqu'alors au terme de son parcours, l'interne soutenait sa thèse et l'université lui reconnaissait à la fois le titre de docteur(e) en médecine et sa qualification de spécialiste.

Désormais, l'étudiant de troisième cycle qui a validé la phase II de la spécialité suivie, et soutenu avec succès la thèse de doctorat et obtenu le diplôme d'État de docteur en médecine ou de pharmacie est **nommé en qualité de docteur junior par le directeur général du CHU de rattachement.**

Il lui appartient dans les trois mois de demander son inscription sur un tableau spécial du conseil départemental de l'ordre des médecins ou selon de l'ordre national des pharmaciens.

Il est **affecté par l'ARS** dans les lieux de son stage.

Le docteur junior exerce des fonctions de prévention, de diagnostic, de soins, de biologie avec pour objectif de parvenir progressivement à une pratique professionnelle autonome. Ce régime de **formation sous autonomie supervisée** fait que les actes qu'il réalise le sont par lui seul.

Les détails de l'organisation du stage sont inscrits dans **un contrat de formation** défini entre le coordonnateur local de la spécialité, le praticien responsable du lieu du stage et le docteur junior. La supervision est assurée par un praticien auquel le junior peut avoir recours à tout moment.

Le contrat de formation, puisque le docteur junior est inscrit à l'ordre professionnel, devra y être déposé. (Art L 4113-9 CSP) : *les médecins... doivent communiquer au conseil départemental de l'ordre dont ils relèvent les contrats et avenants ayant pour objet l'exercice de leur profession... Toute personne physique ou morale passant un contrat avec un médecin... doit le faire par écrit.* Il sera susceptible d'être remis en cause par l'une des trois parties devant le tribunal administratif.

En application de l'article L 4111-1-1, le docteur junior, à sa demande, peut être autorisé à participer, dans le cadre de ses obligations de service en stage et compte tenu des nécessités pédagogiques, ***au service de gardes et astreintes****.*

L'intérêt attendu d'une telle mesure : Le post-internat (chef de clinique et assistant des hôpitaux) retrouve sa raison d'être et ne sert plus à la formation initiale des spécialités longues. La phase 3 du cycle va constituer une accélération finale du processus d'acquisition des compétences du métier et marquer une phase « préprofessionnelle » de la formation, en « autonomie supervisée ». C'est donc désormais la délivrance du DES, en fin de parcours, qui va entériner l'acquisition des compétences et permettre l'exercice de la spécialité.

La réforme est originale mais bizarre en ce sens qu'elle ne fait plus de la thèse de docteur en médecine le terme ultime des études de médecine et de la qualification de spécialiste ce qui était le cas jusqu'alors. La thèse nécessaire à l'obtention du diplôme d'État de docteur en médecine se réfère à la spécialité suivie et porte sur un travail de recherche. Pour les spécialités dont la durée de la formation est supérieure à trois ans, la thèse est donc soutenue avant la fin de la phase 2. Ainsi un(e) docteur(e) en médecine ne sera pas encore autorisé(e) à exercer en totale autonomie pendant une ou plusieurs années selon la spécialité projetée.

Elle constitue une exception vis-à-vis des doctorats des autres disciplines littéraires ou scientifiques ; il est vrai que les thèses des médecins étaient rarement de véritables travaux de recherche personnelle étalés sur plusieurs années.

Ainsi l'interne achevant la seconde phase de son cycle bien que nanti de son diplôme d'état de docteur en médecine n'est pas autorisé à exercer la médecine *en totale autonomie.* Qui plus est, on va voir émerger un nouveau docteur en médecine qui n'aura donc pas le droit d'exercer en totale responsabilité ? Une nouvelle circonstance d'exercice illégal est-elle en train de naître ? Il lui serait possible de faire des remplacements et dès lors en totale autonomie ? Étant inscrit à l'ordre professionnel sera-ce alors sous sa propre assurance responsabilité ou celle du remplacé ? Devra-t-il souscrire une assurance responsabilité civile professionnelle dans ce cas ? Quelques problèmes à résoudre.

Pour le docteur Jean-Paul Ortiz[1] : — *Cette année de « docteur junior » ne doit pas se faire au détriment de la durée habituelle de l'internat phase 1 et*

[1] Président de la CSMF.

phase 2. Il doit s'agir d'un temps supplémentaire qui doit s'appliquer à toutes les spécialités, notamment la cardiologie, la gastro-entérologie et la néphrologie. Ceci doit passer par un investissement financier afin de préserver les postes actuels d'assistants et de chefs de cliniques. En l'absence d'investissement, le « docteur junior » pour tous, va entrainer le clinicat pour personne !

Cette phase 3 des études médicales, tout comme les phases 1 et 2, doit aussi être ouverte au secteur libéral. Cela passe par une qualité de formation garantie et donc par la mise en place d'une maitrise de stage universitaire ouverte à toutes les spécialités.

Cette ouverture sur l'exercice libéral est une condition indispensable à la sauvegarde d'une médecine libérale de qualité.

Il est en effet important de bien différencier ces deux stades d'une même carrière que sont ou seront les chefs de clinique — assistants des hôpitaux versus les docteurs juniors ? Le docteur junior bien que docteur en médecine est encore un étudiant, certes avancé, mais qui reste sous la responsabilité d'une tutelle universitaire et hospitalière, qui n'est pas qualifié dans la spécialité qu'il poursuit, qui s'inscrit sur une liste spéciale à l'ordre des médecins. Le chef de clinique est un médecin qualifié à part entière qui agit sous sa propre responsabilité, qui poursuit une carrière au sein d'un CHU où il est chargé d'enseignement et/ou de recherche dans une structure hospitalo-universitaire.

DES ÉTUDES GRATUITES MAIS… COÛTEUSES

L'accès aux études supérieures en France est gratuit pour les bacheliers à l'exception des frais d'inscription (et d'assurance) qui sont néanmoins croissants année après année. Il en va de même dans toutes les Facultés.

La charge ainsi supportée par les Centres hospitalo-universitaires (CHU) n'est pas négligeable. C'est une entreprise dont le terme diplômant ne permet d'exercer qu'au bout de 9 à 12 ans voire plus selon la spécialité choisie.

C'est donc bien la collectivité nationale qui assume la charge de la formation initiale des étudiants en médecine de France, mais c'est aussi un effort de longue haleine de la part des étudiants en médecine.

On notera que, dès la quatrième année et jusqu'à la fin de sa formation l'étudiant va participer à l'activité de soin auprès des patients usagers, d'abord comme auditeur attentif, puis progressivement comme intervenant hospitalier dans le diagnostic, puis la thérapeutique sous surveillance, d'abord proche, puis progressivement déléguée et plus lointaine, cette activité justifiant une indemnisation.

Des sélections coûteuses à tous égards

Les études de médecine sont ponctuées par deux sélections redoutées, l'une dès la fin de la première année, la PACES, l'autre à bac + 6, l'ECN.

LA PACES[1] est une année de sélection plus que de formation. Les enseignements pour la quasi-totalité ne sont que redites ou approfondissements de notions déjà abordées au lycée.

La réforme de la PACES se justifiait d'une part, car son organisation est très coûteuse pour l'Université mais plus encore par son coût en gaspillage d'années *« étudiant »*. C'était jusque-là en réalité une année de propédeutique comme il en existait de 1948 à 1966, en préalable à l'entrée dans toutes les Facultés dont celle de médecine, le PCB, mais dont la conclusion n'est plus ici une mise à niveau, sanctionnée par un examen, mais un concours, hautement sélectif, avec des reçus-collés priés d'aller voir ailleurs avec parfois d'excellentes notes ! seuls 20 % des candidats à l'un de ses quatre concours (médecine, odontologie, sage-femme et pharmacie) franchissaient l'obstacle et poursuivaient leurs études.

Il convient toutefois de relativiser. Pour Carole Burillon, alors doyenne de la faculté de médecine et de maïeutique Lyon-Sud – Charles-Mérieux, « *Un tiers des étudiants sont admis après deux ans de PACES. Les reçus collés (30 % des effectifs) sont tous admis en L2 dans d'autres filières universitaires. Ceux qui ont une moyenne inférieure à 6/20 (8 %) sont réorientés en fin de premier semestre et bénéficient d'un semestre de réorientation. Certes, 40 % n'ont rien au bout de deux ans. Mais en droit, on compte 80 % de réussite en L1, 70 % en L2, 60 % en L3 : est-ce mieux ? Il s'agit plutôt d'un gâchis moral – il est difficile de se remettre de l'échec – et financier.* »

Il convenait néanmoins de remédier à ce scandale

Au demeurant c'est **aussi une année onéreuse pour l'université** : La plupart du temps, les universités ont du mal à évaluer la facture et se calent sur le coût moyen d'un étudiant de première année de licence dont la grande majorité redoublait. À Paris, en 2015, le président de l'université Paris-Descartes évaluait le coût d'un étudiant de PACES à **2.500 €** pour une seule année.

À Lyon, le, directeur administratif de la faculté de médecine et de maïeutique Lyon-Sud – Charles-Mérieux notait "*Dans notre établissement, la L1 revient à 3.687 euros par élève. À Lyon-Sud, nous avons 1.300 jeunes en PACES. La première année de santé entraîne un surcoût, car les cours nécessitent de grands amphis en visioconférence*".

---

[1] Le chapitre PACES ici rapporté est celui de Virginie Bertereau publié dans « l'*étudiant* » le 3 décembre 2015.

À Grenoble : même constat à la Faculté de médecine de Grenoble, qui avait opté, depuis 2006, pour la pédagogie inversée. "*Même s'il y a moins de présentiel, on ne fait néanmoins pas d'économie, car les enseignants passent du temps pour préparer les cours en ligne, les séances de questions-réponses, etc. De plus, il faut des ingénieurs pour faire tourner le site en ligne*" estimait le vice-doyen formation de la faculté de médecine de Grenoble.

L'organisation des épreuves est aussi très coûteuse :

Faire passer des épreuves sur plusieurs jours à des centaines de candidats dans des conditions d'égalité parfaite revient très cher. Organisé à Villepinte, le concours de Paris-Descartes coûte la somme exorbitante de 500.000 € à l'Université.

À Lyon-Sud, la facture s'élève à 55.000 €. "*Soit un huitième des dotations pédagogiques de l'UFR.*

À Grenoble, il faut compter une centaine de milliers d'euros. *"En janvier et en mai, il faut louer le Palais des sports pour cinq jours pour caser 1.600 tables et chaises. Il faut également payer six surveillants par bloc de tables et nous comptons 14 blocs. La pédagogie revient peu cher à côté…*

Certains CHU avaient devancé la loi souhaitant améliorer les conditions de réorientation des étudiants après un échec en PACES et diversifier le profil des futurs médecins, chirurgiens-dentistes, pharmaciens et sages-femmes en créant de nouveaux modes d'entrée en deuxième ou troisième année d'études.

Dans ces cas, le recrutement s'effectuait sur la base d'un dossier de candidature puis, en cas d'admissibilité, d'un ou plusieurs entretiens de motivation. 7 universités : Angers, Paris 5, Paris 7, Paris 13, Rouen, Saint-Étienne et Strasbourg avaient participé aux expérimentations qui s'étaient achevées à la fin de l'année universitaire 2019-2020.

L'Université d'Angers seule avait supprimé la PACES, remplacée par un parcours pluridisciplinaire dit "pluriPASS" organisé à partir de l'année universitaire 2015-2016 qui mettait fin aux coûteux redoublements. Les étudiants intégrant une filière santé après le deuxième ou le troisième trimestre ou s'orientant progressivement dans une autre voie, sans retourner en L1. *PluriPASS coûte un peu plus par étudiant et par année que la PACES, mais le coût d'un diplômé en cinq ans revient moins cher*, selon la doyenne de la faculté.

La suppression du *numerus clausus*.

Supprimé dès la rentrée 2020, pour autant, notre pays n'arrive pas à résoudre sur le champ le problème de formation des médecins dont il a besoin. Il s'avère ainsi qu'en 2016 un médecin sur quatre exerçant en France était diplômé de l'étranger. On ne peut présentement et pour encore des années se passer d'eux. La France est devenue un pays d'immigration obligée pour son personnel de santé. Elle compte sur les diplômes formés ailleurs pour mailler son territoire, tant dans les hôpitaux, qui ne pourraient fonctionner sans eux, que dans la médecine privée où toutes les spécialités, médecine générale au premier chef, sont en insuffisante densité dans de nombreux bassins de vie.

Voilà qui pose problème à la fois sur le plan éthique et financier.

Sur le plan éthique :

Le recrutement de médecins formés à l'étranger, on l'a vu, provient à la fois des diplômés de l'UE qui va presque de soi pour les pays frontaliers de la France. Le niveau de revenu de l'exercice médical est variable selon les pays de L'UE et en gros il décroit avec la latitude comme avec la longitude vers l'est.

Parmi d'autres pays plus lointains, la Roumanie plus francophone se distingue par un fort nombre de diplômés de ce pays exerçant en France. De plus, elle a mis en route une formation en français coûteuse, qui attire des étudiants éliminés de la PACES qui pourront à terme venir s'installer en France ce que n'auront pas pu s'offrir les autres éliminés de la PACES.

Enfin, les nombreux diplômés hors UE formés le plus souvent dans les facultés francophones de l'Afrique ou du Proche-Orient et venant exercer en France privent leur pays d'origine des cadres qu'ils avaient formés pour leurs populations en grand besoin.

Sur le plan financier : Il va sans dire que la suppression du numerus clausus n'entrainera pas une diminution du nombre de carabins admis, mais vers une augmentation progressive pour pallier les manques dans de nombreuses régions. La formation des étudiants va demeurer coûteuse pour les Facultés de médecine et les CHU. Les processus de qualification des candidats seront plus personnalisés et il semble que les entrées en médecine pourront s'élargir au long du cursus. Le nombre des formateurs va devoir lui aussi s'accroitre ainsi que les niveaux des indemnités notamment pour ce qui concerne la médecine générale, les maitres de stage et les enseignants.

Le coût « étudiant » engendré par les éliminés de la PACES serait minimisé par des formations de master pour accueillir les éliminés de l'entrée en médecine-pharmacie-maïeutique-odontologie.

L'ECN ou la pression des concours

L'examen classant national se propose à Bac + 6 de permettre à chaque étudiant(e) en médecine, en fonction de son rang de classement de choisir l'internat de la spécialité qu'elle ou il convoite, et en même temps la Faculté de médecine où le DES de spécialité sera effectué.

Cette épreuve n'est pas sans poser question tant sur la forme, informatisée depuis 2016 avec quelques déboires, que sur son bien-fondé.

La situation de jadis : Avant 1968 existait un cursus de base qui formait en six ans après propédeutique un médecin susceptible dès lors d'exercer la médecine générale ; pour les spécialités, deux voies d'accès étaient praticables :

La voie du plus grand nombre permettait aux étudiants ayant validé leur cursus de base d'accéder aux spécialités par le biais des CES (certificats d'études spécialisées) impliquant une formation théorique et pratique au sein des hôpitaux, de durée variable en fonction de chaque spécialité et sanctionnée par un diplôme qualifiant entériné par la profession. Cette voie demeurait praticable à tout moment de la carrière professionnelle.

La voie *« royale »* réputée d'excellence par choix de l'étudiant de préparer les concours hospitaliers, externat puis internat parallèlement aux études à la Faculté de médecine avec qualification par équivalence de la spécialité en fin d'internat par la profession.

Mais, on a souhaité uniformiser les formations : *tous internes et tous spécialistes*, car la médecine générale entre temps est devenue une spécialité, et tous classés sur le plan national et qualifiés non plus par la profession, mais par l'Université.

Une des conséquences c'est, alors qu'antérieurement le médecin nanti de son CES pouvait exercer cette spécialité, à temps complet et être qualifié spécialiste, ou à temps partiel et être dénommé « compétent » exerçant aussi la médecine générale concurremment, désormais tout diplômé est spécialiste exclusif et ne peut aisément s'en extraire.

Pour peu de temps encore, l'ECN est une épreuve très spécifique d'entrée dans le 3e cycle, dont tous les participants sont classés et quasiment tous reçus. Concours redouté, car du classement national va dépendre à la fois le choix d'une spécialité convoitée ou d'une autre subie, mais aussi celui de la Faculté française où sera effectuée cette formation. Épreuve difficile et coûteuse à organiser, informatisée depuis 2016 et pourtant non exempte de péripéties. Reste aux candidats non satisfaits de leur choix de refuser de choisir et de se représenter une seconde fois l'an d'après.

Pour les candidats elle revêt une telle importance pour leur avenir qu'elle commence à être *bachotée* dès le début du deuxième cycle au détriment, dénoncé par les enseignants, des formations en cours

Au bout du compte, il existe un nombre non négligeable de mécontents. Certes, le droit au remords a été pris en compte pour l'étudiant qui s'est trompé de spécialité et s'en rend compte dès son premier semestre, mais ce problème demeure pour les nombreux candidats amenés du seul fait de leur classement à postuler dans une spécialité autre que celle envisagée au départ et particulièrement aux plus nombreux d'entre eux les médecins « généralistes malgré eux. »

Désormais

La réflexion porte aujourd'hui sur une réforme profonde de cette sélection qualifiante tant dans sa forme, tout ou rien, que dans la recherche de la population idoine à chaque spécialité.

La loi du 24/07/2019 se propose entre autres de réformer profondément l'accès des externes au 3e cycle de spécialisation.[1] Organisées depuis 2015 en format numérique (sur tablettes), les « épreuves classantes nationales » comportent trois épreuves : questions isolées, lecture critique d'articles et dossiers cliniques progressifs.

Des dysfonctionnements organisationnels, une place jugée excessive dans la détermination de l'ensemble du second cycle des études de médecine, le fait que le choix de la spécialité soit exclusivement déterminé par la note à des épreuves qui portent exclusivement sur des connaissances au détriment de l'acquisition de compétences pourtant attendues d'un interne en début de cursus, la non-prise en compte du projet professionnel, ni de compétences ou d'aptitudes spécifiques pour l'orientation vers une spécialité, telles furent les raisons d'intervenir sur l'accès à la spécialisation du futur médecin.

Enfin, l'actuelle obligation d'offrir un poste à chaque candidat participant à au moins une épreuve de l'ECN ne permet pas de s'assurer que tous les étudiants accédant en troisième cycle disposent de toutes les connaissances et compétences attendues d'un interne en début de cursus.

Ainsi[2], dès 2024, fin du classement unique pour les 10 000 futurs internes. **Pour s'orienter vers une spécialité,** les externes devront passer **trois nouvelles épreuves**, savant mélange de connaissances et de compétences, selon les architectes de la réforme votée en 2019. Trois épreuves, pour trois notes, dont la moyenne finale sera intégrée à un algorithme de *matching* – ou appariement – pour diriger l'étudiant vers la spécialité qui lui *conviendrait* le mieux.

---

[1] Étude d'impact de la loi.

[2] Quotidien du médecin du 3/01/2022.

- Un premier examen : « les épreuves dématérialisées » (EDN). Pour accéder au troisième cycle, les externes devront d'abord passer cette épreuve. Contrairement aux ECN, ou à l'ancien concours de l'internat, ces épreuves n'auront plus lieu en fin d'année universitaire mais *« avant la fin de la dernière semaine du mois d'octobre »* de sixième année, précise l'arrêté. Quant au format de l'examen, il y a peu de surprises : tout comme les ECN, les étudiants devront répondre à des dossiers progressifs et une lecture critique d'article.

Les connaissances à acquérir dans le cadre de la réforme sont par ailleurs réduites et surtout segmentées en 2 rangs : rang A, socle indispensable à tout médecin, et rang B. l'externe devra pour valider l'examen obtenir 14/20 minimum aux questions de rang A, faute de quoi il sera obligé de passer une session de rattrapage pour accéder au troisième cycle. La note globale obtenue pèsera 60 % du dossier final du candidat pour la procédure d'appariement.

Attention : *« les notes obtenues au titre de la seconde session ne sont pas prises en compte pour la procédure d'appariement,* précise l'arrêté. *Seules les notes obtenues lors de la première session sont prises en compte »*. Pour les moins chanceux qui n'auraient pas obtenu 14/20 à l'issue des rattrapages, le redoublement sera obligatoire pour espérer accéder à l'internat.

« Les stages effectués au cours de cette année supplémentaire ne donnent pas lieu à validation », ajoute l'arrêté. Ainsi malgré un recrutement initial de têtes de classes et de mentions très bien on aurait des externes qui n'auraient pas le niveau ?

- La seconde épreuve : Une fois les EDN validées, les carabins pourront passer : les Ecos (Examen clinique objectif et structuré) : Mises en situation cliniques, devant un jury, qui comptent pour 30 % de la note finale. L'examen se déroulera à partir de scénarii établis par le conseil scientifique. Cette fois-ci, une note minimale de 10/20 sera requise, et aucun rattrapage n'est prévu.

Absence de conflits d'intérêts » l'arrêté entend assurer « *la neutralité et de l'équité de traitement des candidats »* lors des Ecos. Aussi, pour veiller à *« l'absence de conflits d'intérêts »*, les examinateurs ne devront avoir aucun *« lien de parenté en ligne directe ou en ligne collatérale, jusqu'au Deuxième degré compris, avec l'un des candidats ».* Par ailleurs, au moins 50 % des membres du jury devront provenir d'une université extérieure, une demande forte de l'Association nationale des étudiants de médecine de France (Anemf).

- Dernière épreuve : Les 10 % restant pour compléter le matching seront consacrés au parcours antérieur de l'étudiant. Voyage à l'étranger, engagement associatif, tutorat ou formation supplémentaire viendront gonfler la note finale. Et, là encore, le texte publié au « Journal officiel » vient fournir des critères de notation précis.

Ainsi, la publication d'un article scientifique dans un journal à comité de lecture vaudra 10 points à l'étudiant ; 40 points s'il a étudié six mois à l'étranger ; 60 points s'il a validé un master 2 hors cursus de médecine, ou encore 40 points pour un engagement associatif ou de réserve sanitaire…

La mise en place de cette procédure est prévue pour 2024. Un autre texte doit encore être publié pour préciser concrètement comment se mettra en place le fameux « matching », et comprendre comment les internes seront orientés dans chaque ville et chaque spécialité.

Les étudiants qui passeront les derniers ECN en 2023 essuieront les plâtres des nouveaux programmes… mais conserveront la procédure d'affectation initiale à savoir, pour la dernière fois, le classement unique. Les ECN 2022, ancienne mouture, se sont déroulés les 13, 14 et 15 juin 2022.

Une telle réforme n'est certes pas des plus simples à mettre en œuvre, pouvait-o faire plus compliqué, mais elle se propose à la fois d'encourager l'externe à bien profiter du cursus du second cycle plutôt que bachoter un ECN à venir et d'acquérir de l'expérience en ce qui l'intéresse au premier chef pour demain.

LE COÛT DES ÉTUDES DE MÉDECINE

Le coût moyen d'un étudiant en études supérieures est de l'ordre de 12. 000 € /an pour les finances publiques.

C'est une question qui fait débat depuis quelque temps, tant dans le pays que chez les politiques. On s'interroge en effet sur ces études si longues (souvent + de 10 ans) et donc coûteuses que sont la Médecine et le nombre de diplômés par an : *numerus clausus* oblige, alors qu'apparaissent un peu partout ces déserts *médicaux* ce qui suscite interrogations et propositions de toute part.

Le journal *Le Monde* du 24/02/16 faisait état d'un coût annuel par étudiant de 13.873 € par an selon la DEPP du ministère de l'Éducation nationale pour l'année 2012. (Direction d'évaluation de la prospective et de la performance.) C'est à peu de choses près le coût moyen au sein de l'OCDE (13.646 €).

De son côté, *Mediapart* du 10/12/2016, concernant plus spécifiquement les étudiants en médecine, convenait qu'à l'université, en 2013, la dépense moyenne était de 11.540 € intégrant les dépenses de formation et de recherche. Mais qu'à l'Hôpital par contre les étudiants ne coûteraient rien, car *externes* ou *internes*, ils effectuent un travail reconnu et peu rémunéré eu égard aux compétences ; la rémunération des externes qui sont à mi-temps est inférieure au SMIC ; celle des internes, qui sont à plein temps, est inférieure à celle d'un médecin alors que les heures seraient largement supérieures au plafond des 48 heures hebdomadaires de l'OMS. Faire la part entre formation - réputée gratuite – et service rendu – indemnisable – paraît bien inconfortable !

COÛTEUSES AUSSI POUR LES ÉTUDIANTS.

Les études de médecine ne sont pas gratuites. Loin de là. Ce ne sont pas les études qui sont payantes mais tout ce qui est autour ! La première édition de l'indicateur du coût de la rentrée de l'Association nationale des étudiants en médecine de France[1] a estimé les dépenses à 5 749 € pour la première année de médecine (PACES) et à 4 026 € pour les étudiants en troisième année. Un coût élevé qui engendre une inégalité entre les étudiants les plus aisés et ceux originaires de familles précaires, entre les Parisiens ou provinciaux logés chez leurs parents et ceux devant louer (baisse des APL en 2017).

Le poids des prépas privées. Pour un jeune bachelier intégrant la PACES en Île-de-France, le coût de la rentrée avoisinait les 6 000 €, contre 4 489 € en province. Cet écart est essentiellement lié aux coûts des classes préparatoires privées devenues quasi indispensables aux étudiants. Le concours d'entrée en 2e année de médecine RESTE, en effet, très sélectif, à peine 17 % des carabins 2taient sélectionnés à l'issue du concours. Pour réussir, ils sont donc prêts à faire appel à ces structures qui organisent des concours blancs, des cours actualisés et des annales corrigées.

Mais, de fait, tous les étudiants ne peuvent pas se permettre ces cours. *L'inscription à l'une de ces prépas privées représente en moyenne 25 fois le montant des frais d'inscription à l'université à Paris pour les non-boursiers, et 18 fois dans les autres régions,* dénonce l'ANEMF.

Une inégalité est retrouvée également en 3e année de médecine. À ce stade du cursus, les étudiants se préparent déjà aux épreuves classantes nationales (ECN) qu'ils passeront 3 ans plus tard. L'aide à la préparation aux examens coûte environ 2 260 € en Île-de-France et 1 526 € en région. Pour tous ces étudiants s'ajoutent entre 930 et 1 100 € de frais de vie courante comme le loyer, le forfait téléphone et les transports. *Ces différents enjeux mettent en lumière l'importance parfois négligée du facteur social pour la réussite des études supérieures. L'ANEMF ne manquera pas d'intégrer ces considérations dans sa grande concertation nationale sur le second cycle des études de médecine,* commente l'organisation.

Doivent être rappelés, l'existence des bourses, de l'APL et les engagements de la sécurité sociale accessibles par le PAPS (portail d'accompagnement des professionnels de santé). Les bourses sur critères sociaux qui peuvent

[1] Selon l'Anemf du 30 août 2017.

aller de 1000 à 6000 €/an cumulables avec une bourse d'aide au mérite de 1800 € /an. Les APL (aide personnalisée au logement) pouvant aller de 40 à 200 €/mois sur 8 mois.

Les aides spécifiques aux étudiants en médecine : accessibles dans chaque ARS.

Contrats d'engagement.de service public (CESP) qui peuvent commencer soit dès la deuxième année de médecine d'une valeur de 1200 € mois jusqu'au diplôme et ainsi financer les études, soit lors du choix d'internat sur une liste ciblant les spécialités et régions en difficulté.

Indemnités de transport pour les stages d'internes suivis hors CHU de 130 €.

Primes de responsabilité pour les stages d'interne autonomes en soins primaires ambulatoires (SASPA).

Enfin selon les régions des aides locales pour les étudiants

RÉTRIBUTION DES EXTERNES

Il faut néanmoins savoir que les étudiants du second cycle de médecine effectuent des stages hospitaliers pour lesquels ils sont rémunérés certes modestement comme on le notera ci-dessous.

Tableau de l'annexe XVIII de l'arrêté du 15 juin 2016 actualisé au 1er septembre 2020.

PERSONNELS CONCERNES	Montants au 1er septembre 2020 (en euros)
I - Montants bruts annuels des émoluments alloués aux étudiants en médecine	
- troisième année du deuxième cycle	4 680
- deuxième année du deuxième cycle	3 840
- première année du deuxième cycle	3 120

II - Montants bruts annuels des émoluments alloués aux étudiants en odontologie	
- troisième cycle court	4 680
- deuxième année du deuxième cycle	3 840
- première année du deuxième cycle	3 120
III-Montants bruts annuels des émoluments alloués aux étudiants en pharmacie	3 840

LE SALAIRE DES INTERNES

Quant aux internes, doctorants de troisième cycle, ils sont rémunérés pendant la durée de leur internat laquelle varie en fonction des spécialités. À la différence des doctorants des autres Facultés dont la thèse ne profite qu'à eux-mêmes et à leur service, les internes en même temps qu'ils se perfectionnent rendent d'immédiats services à la collectivité lesquels sont source de recettes pour les hôpitaux et justifient leur salaire.

Arrêté du 11 septembre 2020

I - Montants bruts annuels de la rémunération : * des internes en médecine, des internes en pharmacie et des internes en odontologie * des résidents en médecine	
internes de 5e année	27 080
internes de 4e année	27 063
internes et résidents de 3e année	27 042
internes et résidents de 2e année	20 450
internes et résidents de 1re année	18 473

Montant brut mensuel de l'indemnité de sujétions particulières allouée :	
. aux internes et résidents pour les 1er, 2e, 3e et 4e semestres	435,18
. Aux FFI	435,18
II-Émoluments forfaitaires alloués aux étudiants faisant fonction d'interne (montant brut annuel)	16 892
III-Montant brut annuel de la rémunération des étudiants effectuant une année de recherche	24 684.71
IV-Montants bruts annuels des indemnités compensatrices d'avantages en nature pour les internes et les résidents en médecine et les étudiants en médecine et pharmacie désignés pour occuper provisoirement un poste d'interne :	
. Majoration pour ceux qui sont non logés et non nourris	1 010,64
. Majoration pour ceux qui sont non logés mais nourris	336,32
. Majoration pour ceux qui sont non nourris mais logés	674,31
V-Montant brut annuel de la prime de responsabilité	
internes en médecine de 5e année	4 068,38
internes en médecine et en pharmacie de 4e année	2 050,50

À titre comparatif, les étudiants de polytechnique reçoivent des émoluments mensuels avoisinant 1150 € se départageant en solde 478,32, indemnité pour frais 413,91 auxquels il convient d'ajouter l'APL que les élèves touchent de 280 € sans que pour autant ils aient une activité génératrice de recettes comme les carabins. Il est vrai qu'ils s'engagent à servir l'État pendant dix ans. (Arrêté du 2 mars 2017).

Même obligation de service pour les énarques qui reçoivent, eux un salaire allant de 1399 € brut à 2144 € selon l'ancienneté à l'école. (Source JDN- point d'indice 2014).

Il est vrai que les carabins n'ont pas cette obligation de service, mais leur véritable revenu professionnel n'intervient que 5 ans plus tard en moyenne que les précités.

ÉMOLUMENTS DES DOCTEURS JUNIORS

Articles R. 6153-1 à R. 6153-1-23 du code de la santé publique

	Montants bruts annuels Au 1er novembre 2020 (en euros)
Année de phase 3	27 125
Seconde année de phase 3 lorsqu'elle est prévue par la maquette de formation	27 125

L'INTERNAT PÉRIODE ESSENTIELLE.

D'une durée de trois à cinq ans en fonction de la spécialité choisie. C'est le moment où sa vie change de sens.

Cet(te) apprenti(e) prolongé(e) rompu(e) aux sélections aux dossiers virtuels sur écran et autres travaux sur mannequins va rencontrer enfin les vrais malades en situation d'écoute et de responsabilité diagnostique puis thérapeutique et acquérir une compétence.

Les internes sont très sollicités ; outre qu'ils doivent assurer leur formation théorique dans leur spécialité, pouvant impliquer des déplacements en interrégion, et faire face aux contrôles, ils participent au fonctionnement des services de façon active et progressivement responsable, et notamment assurent la garde interne de leurs services, mais aussi l'accueil des urgences de porte, nuit et jour, des établissements publics de santé. Les internes demeurent la cheville ouvrière assurant le quotidien des hôpitaux, sans lesquels ceux-ci seraient très perturbés.

C'est une période de travail intense avec des semaines dépassant régulièrement les 48 heures hebdomadaires de travail, plafond fixé par l'OMS, et concernant progressivement une majorité de femmes à l'âge où se fondent les familles. Car c'est aussi l'âge des prises de responsabilités sociales, voire conjugales et celui où l'on va s'intégrer dans un environnement de vie.

C'est la découverte au plus près des misères de la maladie, des injustices de la mort, des indignités de la vieillesse et des problèmes sociaux qui vont aussi retentir sur l'interne et y laisser une empreinte. En même temps que l'apprentissage de la déontologie va aussi contribuer à sa formation.

C'est là enfin que chacune ou chacun va se déterminer sur son projet professionnel et personnel et envisager la proximité souhaitée de son implication future dans le soin des patients.

Au terme de ce parcours, l'interne est DOCTEUR(E) EN MÉDECINE ET SPÉCIALISTE QUALIFIE(E). Toutefois si dans nombre des spécialités la qualification est acquise en trois ans, certaines, notamment chirurgicales, exigent une à trois années supplémentaires jadis comme chef de clinique et/ou assistant des hôpitaux et demain comme docteur junior.

Le doctorat en médecine est un titre universitaire appartenant au lauréat lequel peut s'en prévaloir. C'est aussi un diplôme d'État auquel est désormais attribuée une spécialité définie acquise ou en cours. Il n'impose aucunement l'obligation d'exercer la profession. Des opportunités professionnelles de plus en plus nombreuses sont offertes ailleurs pour ceux ou celles nantis de leur diplôme et non convaincus par le soin.

En revanche, désormais le diplômé spécialiste a l'obligation d'entretenir ses compétences pour continuer à pratiquer tout au long de son exercice professionnel. Il est astreint au DPC (développement professionnel continu) contrôlé par la profession.

CE-TTE JEUNE MÉDECIN EST UNE PERSONNE SINGULIÈRE

- Singulière par son âge d'abord, on ne s'installe plus à 25 ans depuis longtemps, on accède aux réelles responsabilités à Bac + 10 en moyenne soit en deux fois plus de temps que la moyenne des études supérieures diplômantes telles que les grandes écoles et les masters. Seuls les doctorants chercheurs s'en rapprochent, mais ils sont eux déjà intégrés dans l'exercice de leur discipline.
- Singulière parce que plus d'une fois sur deux désormais, il s'agit d'une femme trentenaire qui a souvent fondé une famille dans sa ville de formation et son conjoint y est déjà intégré dans la vie active ce qui peut figer les mobilités.
- Singulière enfin parce que cette personne hyper sélectionnée, compétente et relativement âgée, qui est déjà salariée depuis trois à cinq ans au CHU comme interne est en fait apprentie ès profession libérale alors que déjà rompue à la feuille de paie.

C'EST L'HEURE DES CHOIX D'EXERCICE

Après le premier choix, celui d'entrer en médecine, puis le second de spécialisation, va s'orienter enfin la carrière professionnelle pour plus de trente ans.

- UN PREMIER CHOIX : **Soigner des malades ou rester à distance.** Il a été fait par le choix de la spécialité.

L'empathie et l'écoute des patients on l'a vu sont deux qualités inégalement réparties chez les étudiants en médecine et souvent éléments déterminants dans les choix d'exercice. [11]

- Pour rappel la notion « du conflit intérieur » selon le Dr Winckler-Zaffran [12] distingue la *vocation* et le *mobile.*

En médecine, et chez chaque médecin, le « conflit intérieur » débute très tôt. Avant même qu'il ait commencé sa médecine. Car l'intérêt qu'on peut avoir pour la médecine est, d'emblée, conflictuel. Pourquoi veut-on devenir médecin ? Pour quel type de raisons personnelles, familiales, sociales, conscientes ou inconscientes ? Il serait hypocrite ou naïf de prétendre que tous les étudiants en médecine veulent devenir médecins pour soigner les autres...

Selon l'auteur, à côté de la motivation "officielle" (vocation) il existe une motivation cachée (mobile) fonction de l'origine socioculturelle, du genre, de la manière de concevoir le soin, de sa propre spiritualité. (Peut-être source de plus ou moins d'empathie.) C'est selon l'auteur un *conflit d'intérêts précoce.*

- **Le choix de la spécialité** déjà choisie ou subie constitue une indication pertinente sur l'attirance ou non vers le soin quotidien des patients.

Certaines n'ont guère de rapport avec les patients : les médecins chercheurs de laboratoires publics ou privés à la limite de l'exercice médical quotidien ; les pathologistes, légistes, experts...

Les biologistes, les imagiers, radiologistes, angiologues, électromyographistes, échographistes dont l'acte habituel est la fourniture de documents et dont la responsabilité personnelle est celle d'un compte rendu d'examen éventuellement assorti des informations légitimes, mais souvent sans décision directe sur les soins aux patients ;

D'autres non traitants restent à distance, ne prenant pas en charge les malades même si l'écoute demeure importante dans leurs fonctions : médecins du travail, médecins scolaires, médecins de contrôle, médecins-conseils, experts...

Certains autres auront une relation parfois très intense sur un court temps, mais non pérenne avec le patient : c'est le cas des réanimateurs, urgentistes médicaux ou chirurgicaux, opérationnels divers, et bientôt la télémédecine c'est souvent là où informer et faire consentir est particulièrement important.

Toutes ces situations se déroulent assez fréquemment sans que le patient ait choisi tel ou tel.

Tel n'est pas le cas des cliniciens qui sont les véritables traitants, ils doivent avoir une relation proche et suivie avec les patients : pédiatres, psychiatres, accoucheurs, chirurgiens, gériatres et tout particulièrement les médecins généralistes lesquels sont le plus souvent choisis par le patient comme leur médecin traitant dans le parcours de soin.

- UN SECOND CHOIX : Exercice libéral ou salarié.

En France, le jeune médecin diplômé a le choix puisque coexistent deux modes d'exercice de la médecine qui sont rétribués spécifiquement et sont originaux comparativement à nos voisins. D'une part, l'exercice traditionnel dit "libéral » et d'autre part l'exercice salarié qui peuvent du reste s'exercer chacun à temps complet ou partiel et concurremment.

Le salariat est de plus en plus prisé : au 1/01/2017 sur 215 941 médecins en exercice on notait : Un salariat devenu majoritaire, 91 851 contre 84 738 soit +10 % en 10 ans dont 66 % à l'hôpital. La majorité des médecins est désormais salariée et la tendance s'affirme comme on l'a vu.[1]

Les spécialistes augmentent plus que les généralistes : 84 862 en hausse de 7,2 % en dix ans versus 88 137 - 9,1 % sur dix ans. Une féminisation qui se confirme 47 % contre 38 % en 2007.

Là encore, **la spécialité va guider l'orientation**.

Certaines ne se conçoivent guère qu'en exercice salarié, on peut citer : maladies infectieuses et tropicales, médecine intensive et réanimation, médecine nucléaire, génétique, Santé publique, médecine du travail...

Pour d'autres, le choix ne va pas de soi. En l'état, si l'on est attiré par un revenu plus important, c'est bien souvent l'exercice privé qui sera choisi plus encore le secteur II si accessible (quasiment tous les qualifiés susceptibles de l'obtenir le revendiquent). Si, par contre, est recherchée une activité plus calibrée dans le rythme des salariats sera alors sollicité un exercice statutaire ou contractuel.

Le choix hospitalier ou hospitalo-universitaire est salarié, mais comporte des obligations et des astreintes variables selon les spécialités parfois très contraignantes eu égard aux manques d'effectifs.

Demeure enfin le choix de la médecine générale en clientèle moins prisée actuellement et tellement recherchée.

---

[1] Atlas démographique 2017 CNOM.

LES REVENUS MÉDICAUX

Les revenus médicaux sont divers

En premier lieu, ceux alloués par l'Assurance maladie, de loin les plus importants, qui assurent la subsistance de la grande majorité des médecins et sont en rapport direct avec le soin

Ensuite des revenus moins répandus qui peuvent éventuellement se cumuler avec les précédents :

Les revenus des experts

Les revenus provenant de l'activité avec les entreprises du médicament et des produits de santé

Les droits d'auteur.

Revenus divers.

REVENUS DES MÉDECINS LIBÉRAUX

Pour les médecins libéraux, il y a lieu de distinguer entre les recettes qui sont pour l'essentiel les honoraires, et le revenu après déductions diverses de frais, notamment les assurances responsabilité civile professionnelle très coûteuses dans certaines spécialités (accoucheurs, chirurgiens, anesthésistes), les investissements, les frais de personnel et de fonctionnement ainsi que les cotisations sociales.

Sur la période 2011 -2014 : Les revenus des médecins libéraux avaient peu augmenté [1] pour atteindre en moyenne **112.000 €.** Les revenus des médecins libéraux ou mixtes (tirés très majoritairement de leur activité libérale, mais aussi d'une éventuelle activité salariée) ont progressé en moyenne de 0,3 % par an en euros constants (après prise en compte de l'inflation), près d'un praticien sur trois cumule son activité libérale avec une activité salariée, par exemple à l'hôpital ou dans un centre de santé.

En 2014, les praticiens libéraux ou mixtes ont perçu un revenu d'activité global moyen de **112.000 €** (toutes spécialités, tous secteurs) nettement plus élevé pour les spécialistes (**141.000 €**) que pour les omnipraticiens (**86.000 €**), précisait la DREES.

Sans surprise, le résultat moyen des spécialistes les mieux rémunérés – radiologues, anesthésistes et chirurgiens – dépassait les **180.000 €,** soit plus

[1] Est ici rapporté l'article de Cyrille Dupuis du Quotidien du médecin commentant les données de la CARMF et de la DREES pour 2014.

du double de celui des généralistes ou des spécialistes cliniciens au bas de l'échelle des revenus comme les pédiatres ou les psychiatres **(86.000 €)**. Toujours en moyenne, les revenus d'activité en secteur II (**151.000 €**) sont nettement plus élevés que ceux des spécialistes à tarifs opposables (**133.000 €**).

Sur la période 2011/2014, la progression annuelle de 0,3 % des revenus médicaux masque **de fortes disparités** : ceux des radiologues ont augmenté en moyenne de 1,3 % par an alors que six spécialités ont vu leurs revenus s'éroder (- 0,3 % pour les ORL, -0,6 % pour les psychiatres - 0,9 % pour les chirurgiens et les dermatologues, - 1,3 % pour les stomatologues et - 1,4 % pour les pédiatres).

Si l'on analyse une période un peu plus longue (**la décennie 2005/2014),** la progression annuelle des revenus atteint 0,9 % pour l'ensemble des médecins avec, là encore, des écarts très significatifs : +0,6 % par an pour les généralistes, +1,9 % par an pour les anesthésistes, mais - 0,7 % pour les pédiatres et les psychiatres.

L'étude apporte un autre éclairage paradoxal : sur la période récente (2011/2014), les revenus des spécialistes en secteur II ont, eux, régressé en moyenne de 0,3 % par an. Ce repli ne provient pas d'une baisse des honoraires perçus ou des dépassements pratiqués (en légère hausse). Le changement de régime fiscal des dividendes [suppression du prélèvement forfaitaire libératoire de 21 %] a entraîné une baisse de la rémunération des praticiens de secteur II installés en société d'exercice libéral, particulièrement marquée pour les 1 % les mieux rémunérés, explique l'étude.

En 2019[1] en moyenne, les médecins affiliés à la Carmf ont déclaré un bénéfice non commercial (BNC) de **92.910 euros**. Un chiffre, en hausse de 0.11 % par rapport à l'année précédente, qui cache de fortes disparités entre spécialités et entre secteurs. C'est le BNC moyen déclaré en 2019 par les 104.623 médecins libéraux affiliés à la Carmf. "Les revenus sont en hausse de 0,11 % en euros courants par rapport à 2018, mais en baisse en euros constants de - 1 %, l'inflation 2019 se situant à 1,1 %", constate la caisse de retraite sur son site.

Une moyenne qui recouvre des situations très contrastées. Ainsi, le BNC moyen des médecins généralistes, qui s'établit en 2019 à **77.417** euros, est en hausse de **2.51 %** tandis que celui des autres médecins spécialistes, à **113.472 euros,** est en baisse **de 2.05 %.** Au sein des généralistes, ce sont les médecins de secteur 1 qui ont été les plus gagnants, avec une augmentation de **2.56 %,** contre seulement 0.71 % pour leurs confrères du secteur 2.

[1] Par Aveline Marques le 02-04-2021 egora.fr.

Parmi les autres spécialistes, les ORL se démarquent avec un BNC moyen en hausse de **1.82 %** et les pneumologues avec une (faible) hausse de **0.57 %.** À l'inverse, "les baisses de revenus les plus marquées se retrouvent en anesthésie réanimation **(- 6,35 %),** en chirurgie (- **3,31 %**), en ophtalmologie (- **2,90** %)", relève la Carmf. Mais pour bon nombre de spécialités, les effectifs sont trop faibles pour établir des comparaisons.

CARMF : Tableau des revenus professionnels 2019.

BNC 2019	Secteur 1		Secteur 2		Total secteur 1 et secteur 2		Évolution BNC 2019/2018		
	Nombre	BNC moyen	Nombre	BNC moyen	Nombre	BNC moyen	secteur 1	secteur 2	sect. 1 + sect. 2
Ensemble des déclarations des médecins libéraux [(1)]	81 558	86 080 €	23 065	117 058 €	104 623	92 910 €	0,87 %	- 1,88 %	0,11 %
Médecine générale	56 731	77 761 €	2 936	70 764 €	59 667	77 417 €	2,56 %	0,71 %	2,51 %
Moyenne des spécialistes	24 827	105 090 €	20 129	123 810 €	44 956	113 472 €	- 1,68 %	- 2,63 %	- 2,05 %
Allergologie	123	63 063 €	43	60 638 €	166	62 434 €	2,60 %	8,60 %	4,74 %
Anatomie cytologie pathologique	265	131 639 €	64	122 472 €	329	129 855 €	- 0,29 %	- 5,17 %	- 1,24 %
Anesthésie réanimation	1 386	140 477 €	1 345 €	189 860	2 731 €	164 798	- 9,79 %	- 3,80 %	- 6,35 %
Cancérologie	357	338 855 €	88	225 130 €	445	316 365 €	7,60 %	2,34 %	6,03 %
Chirurgie	1 118	105 575 €	4 254	153 377 €	5 372	143 429 €	- 4,02 %	- 3,16 %	- 3,31 %
Dermatovénérologie	1 555	78 150 €	1 053	92 585 €	2 608	83 979 €	- 1,20 %	- 0,17 %	- 0,71 %
Endocrinologie et métabolisme	294	55 218 €	468	60 038 €	762	58 178 €	4,54 %	2,73 %	3,44 %
Gastro-entérologie hépatologie	966	115 188 €	704	128 640 €	1 670	120 859 €	- 1,00 %	- 3,28 %	- 1,85 %
Génétique médicale	- (*)		- (*)						
Gériatrie	58	59 422 €	19	53 663 €	77	58 001 €	- 6,01 %	- 4,50 %	- 5,25 %
Gynécologie médicale	479	53 252 €	323	64 907 €	802	57 946 €	- 6,01 %	- 4,30 %	- 5,33 %
Gynécologie médicale et obstétrique	76	64 167 €	105	100 486 €	181	85 236 €	- 4,09 %	2,31 %	0,49 %
Gynécologie obstétrique	923	77 967 €	1 997	111 745 €	2 920	101 068 €	- 3,46 %	- 0,78 %	- 1,32 %

Hématologie	22	84 054 €	12	106 640 €	34	92 025 €	- 7,16 %	16,19 %	1,18 %
Médecine biologique	333	75 600 €	- (*)			75 326 €	3,62 %		3,63 %
Médecine d'urgence	15	36 825 €			15	36 825 €			
Médecine interne	86	64 606 €	128	66 314 €	214	65 628 €	- 11,61 %	- 19,28 %	- 16,53 %
Médecine nucléaire	287	133 297 €	23	165 613 €	310	135 695 €	- 4,31 %	15,76 %	- 2,77 %
Médecine physique et de réadaptation	193	70 512 €	127	87 215 €	320	77 141 €	3,00 %	- 1,05 %	1,12 %
Médecine vasculaire	168	118 146 €	55	91 660 €	223	111 614 €	3,57 %	1,89 %	3,13 %
Néphrologie	386	140 667 €	22	61 831 €	408	136 416 €	- 4,77 %	- 3,18 %	- 4,92 %
Neurologie	530	100 964 €	322	101 480 €	852	101 159 €	- 3,02 %	- 14,50 %	- 7,38 %
Ophtalmologie	1 677	121 974 €	1 985	182 501 €	3 662	154 783 €	- 2,91 %	- 2,65 %	- 2,90 %
Oto-rhino-laryngologie	635	102 898 €	1 136	114 480 €	1 771	110 327 €	2,92 %	0,97 %	1,82 %
Pathologie cardio-vasculaire	3 131	133 202 €	946	130 649 €	4 077	132 610 €	0,55 %	- 1,17 %	0,15 %
Pédiatrie	1 540	65 137 €	1 057	76 273 €	2 597	69 669 €	- 0,08 %	- 1,91 %	- 0,66 %
Pneumologie	818	107 930 €	220	87 396 €	1 038	103 578 €	1,38 %	- 1,94 %	0,57 %
Psychiatrie	3 365	70 384 €	2 145	69 869 €	5 510	70 184 €	- 1,47 %	- 0,23 %	- 1,02 %
Radiologie imagerie médicale	3 112	119 676 €	631	125 609 €	3 743	120 676 €	- 2,70 %	- 3,27 %	- 2,79 %
Rhumatologie	686	76 521 €	734	79 413 €	1 420	78 016 €	- 2,55 %	2,24 %	- 0,10 %
Santé publique et médecine sociale	- (*)		- (*)						
Stomatologie	221	120 996 €	108	137 140 €	329	126 296 €	0,12 %	- 3,24 %	- 1,17 %
Spécialités non précisées	13	41 221	- (*)	84 609		44 320	7,54 %		15,62 %

Tableau de comparaison du revenu et du niveau de qualification des professionnels

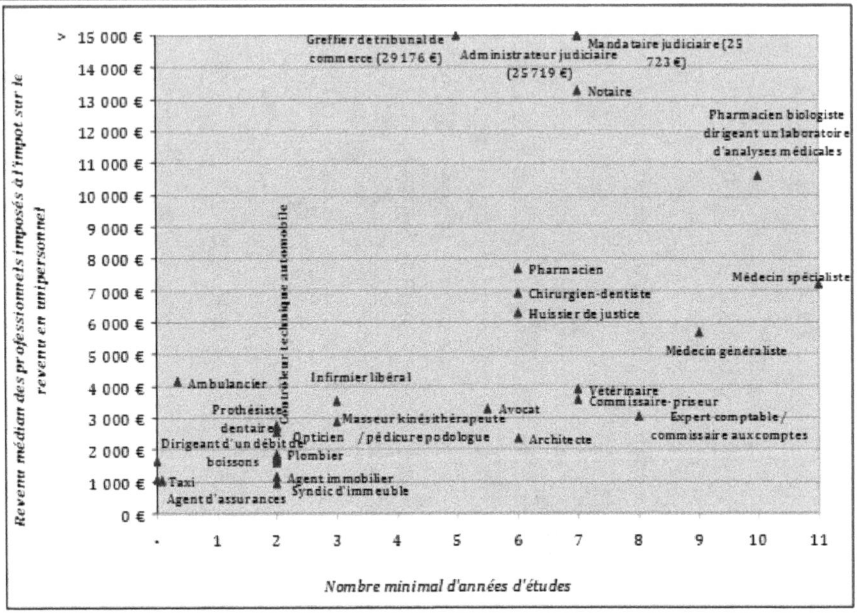

Source : Mission IGF
Note de lecture : le revenu médian mensuel d'un pharmacien exerçant dans une structure unipersonnelle imposée à l'impôt sur le revenu est de 7 671 €, pour une formation correspondant à six années d'études supérieures.
Remarque : les revenus des professions de greffier de tribunal de commerce, d'administrateur judiciaire et de mandataire judiciaire dépassaient l'échelle du graphique.

Le salaire d'un médecin généraliste comparé au secteur profession libérale. Comparaison des salaires mensuels nets (source : UNASA, 2012).

6 664 € médecin généraliste

3 485 € moyenne secteur professions libérales

On remarquera la notable différence de revenu moyen, mais les professions libérales pour la plupart d'entre elles, qu'elles soient dans le domaine de la santé ou non sont accessibles bien avant le délai des 9 à 12 années d'études de médecine, et les responsabilités professionnelles engagées sont à l'aune des cotisations d'assurance responsabilité civile professionnelles des médecins versus les autres libéraux (sauf le BTP.)

De plus les horaires de travail sont bien au-delà des 35 heures voire des 50 heures parfois.

DES EXERCICES SALARIÉS

DES EMPLOIS STATUTAIRES PUBLICS

Ils sont divers : Fonctionnaires d'État sans aucun exercice de la médecine de soin, praticiens hospitaliers, enseignants universitaires, médecins scolaires, médecins militaires... Sans prétention à l'exhaustivité, nous en explorerons quelques-uns qui ont un rapport direct ou indirect avec les soins des patients ou qui posent des problèmes particuliers.

Les PRATICIENS HOSPITALIERS PLEIN TEMPS : Leur statut est défini par les articles R 6152-1 et la suite du code de la Santé publique

*… Ils assurent les actes médicaux de diagnostic, de traitement, de soins d'urgence dispensés par les établissements publics de santé et participent aux missions… (*Art. 6152-2 du CSP) *notamment d'enseignement universitaire et post universitaire, de recherche, développement professionnel continu, de formation initiale et continue des sages-femmes et des professionnels paramédicaux… (art.* L 6112-1 du CSP).

LES PRATICIENS UNIVERSITAIRES : ils sont tous à plein temps.

Le décret du 24 février 1984 précise à leur sujet… *ils assurent des fonctions d'enseignement pour la formation initiale et continue, des fonctions de recherche et des fonctions hospitalières dans le respect des dispositions réglementaires concernant l'exercice de la médecine.*

Des exceptions statutaires à l'exercice à plein temps des hospitaliers :

Les praticiens hospitaliers temps plein, universitaires ou non, « *consacrent la totalité de leur activité professionnelle à l'établissement* » à raison de 10 demi-journées hebdomadaires, avec un maximum de 48 heures par semaine. (Art. R 6152-26 et 27 du CSP.) Toutefois, ils peuvent être autorisés, dans le cadre de ce statut, à disposer de 2 demi-journées par semaine pour exercer :

- soit dans le cadre d'une activité d'intérêt général (R -6152-30 CSP)
- soit dans le cadre d'une activité libérale (R- 6154-1 CSP)

L'une ou l'autre activité *pouvant donner lieu à rétribution* dans des conditions qui sont strictement réglementées.

Cette activité libérale suscite depuis toujours la controverse :

- Pour les PH c'est un moyen de cotiser à la CARMF, pour la part libérale de leur revenu et d'ainsi améliorer leur retraite qui provient pour l'essentiel de l'IRCANTEC, en même temps cela améliore leur revenu surtout s'ils sont en secteur II. (C'est effectivement le cas de la plupart de ceux ayant cette activité accessoire.)

- Pour les PU, ceux-là sont doublement rémunérés et par l'hôpital et par la Faculté, mais ne pourront recevoir une retraite que de la seule Faculté et aucune de l'hôpital.

- Pour les hôpitaux, c'est l'intérêt de pouvoir toucher une clientèle peu encline à fréquenter les hôpitaux publics et tenter de rééquilibrer la disparité des revenus entre public et privé sans toucher aux échelons et tenter ainsi d'attirer les praticiens.

- Pour l'opinion publique, cela conforterait une médecine à deux vitesses, d'autant que les rendez-vous en privés sont toujours plus rapides qu'en public ; que les actes techniques aisés sont plus souvent encouragés que d'autres, plus lourds ; que les tarifs pratiqués sont parfois exorbitants ; qu'enfin les revenus les plus importants des médecins dénoncés régulièrement par les médias sont souvent le fait de PU à des niveaux tels que physiquement et moralement peu compatibles avec le plein temps.

REVENUS DES MÉDECINS HOSPITALIERS

Les médecins hospitaliers sont rétribués par un traitement versé mensuellement. On doit rappeler ici l'existence de praticiens hospitaliers à temps partiel et d'attachés à temps encore plus partiel ainsi que de praticiens contractuels tous rémunérés selon le mode du salariat.

Grille indiciaire du grade Praticien hospitalier à temps plein

Actualisée au 24 décembre 2021

Échelon	Durée	Salaire brut
1	2 ans	4 411,11 €
2	2 ans	4607,41 €
3	2 ans	4 929,92 €
4	2 ans	5 280,46 €
5	2 ans	5 448,72 €
6	2 ans	5 645,02 €
7	2 ans	6 065,68 €
8	2 ans	6 318,07 €
9	4 ans	7 182,85 €
10	4 ans	7 500,82 €
11	4 ans	7 917,49 €
12	4 ans	8 334,16 €
13	-	8 917,49 €

À ce revenu à l'ancienneté il convient éventuellement de rajouter des primes qui sont très nombreuses et parfois constituent une part importante du revenu mensuel par exemple les astreintes de gardes.[1] Les médecins à l'hôpital peuvent percevoir d'autres indemnités ainsi :

- L'indemnité d'engagement de service public : 487 € par mois.

- L'indemnité pour activité exercée sur plusieurs établissements : 415 € brut par mois- l'indemnité d'activité sectorielle et de liaison : 415 € brut par mois.

- Le montant des indemnités de garde et d'astreinte dépend du moment où la garde est prise. Et si elle se situe, ou non, en dehors du temps de travail hebdomadaire. Si la garde est prise pendant le temps de travail, un samedi après-midi par exemple est indemnisé 132 € et une nuit 250 €. En revanche, une nuit ou un dimanche de travail supplémentaire est payé 473 €.

Même si les salaires des médecins à l'hôpital semblent confortables, ils sont souvent bien inférieurs à ce que gagnent les médecins libéraux, installés dans le privé. Le salaire moyen d'un chirurgien dans le privé est de 128 377 € net, soit presque 10 700 € mensuels. Cette différence de rémunération explique pour partie que l'hôpital ait du mal à recruter des spécialistes.

Paradoxalement certains des plus gros revenus médicaux du territoire sont imputables à quelques PU-PH. Voir **EN ANNEXE I**

Revenu des praticiens universitaires : Ils cumulent les revenus de PH minorés des cotisations retraite et ceux de l'Université reproduits ici.

1° La part de la rémunération universitaire annuelle brute, non soumise à retenue pour pension civile, dans la rémunération prévue par l'arrêté du 15 juin 2016 susvisé pour les catégories suivantes de personnels des centres hospitaliers et universitaires est fixée ainsi qu'il suit :

PERSONNELS CONCERNÉS	MONTANTS ANNUELS À compter du 1er octobre 2020 (en euros)
Praticiens hospitaliers universitaires :	
5e échelon	32 692,32
4e échelon	31 682,77
3e échelon	29 579,53
2e échelon	27 644,47
1er échelon	26 466,66

[1] Selon D. Loez dans GMF. 17/11/2016.

2° La rémunération universitaire annuelle brute, non soumise à retenue pour pension civile, des catégories suivantes de personnels des centres hospitaliers et universitaires et des centres de soins, d'enseignement et de recherche dentaires est fixée ainsi qu'il suit :

PERSONNELS CONCERNÉS	MONTANTS ANNUELS À compter du 1er octobre 2020 (en euros)
Chefs de clinique des universités-assistants des hôpitaux .et assistants-hospitaliers universitaires des centres hospitaliers et universitaires .et assistants-hospitaliers universitaires des centres de soins, d'enseignement .et de recherche dentaire :	
2e échelon (après deux ans de fonctions)	19 464,45
1er échelon (avant deux ans de fonctions)	16 714,92

LES MÉDECINS MILITAIRES

La mission des médecins militaires consiste à prendre en charge où qu'ils soient, les militaires français sur tout le territoire de la République, métropole, Dom, Tom et théâtres d'opérations extérieures y compris les unités navales sur les océans.

Le Décret n° 2008-967 du 16 septembre 2008 fixe les règles de déontologie propres aux praticiens des armées : *...Le praticien des armées n'est, en position d'activité, inscrit au tableau d'aucun ordre professionnel. Ceux inscrits avant leur incorporation peuvent le rester. Néanmoins, sa qualité d'interne, de médecin, de pharmacien, de vétérinaire ou de chirurgien-dentiste lui impose d'adopter une conduite conforme aux principes généraux gouvernant l'exercice de sa profession.*

Les médecins militaires participent à la santé publique (décret 2012-17 du 30/01/2012) ainsi les établissements militaires de santé peuvent accueillir tout patient civil.

Le nombre de médecins militaires : Le SSA (service de Santé aux armées) compte 1800 médecins[1].

Le recrutement se fait pour une part par concours annuel à l'École de santé des armées pour les étudiants en PACES (engagement de 12 ans de service faute de quoi ils devront rembourser) ; les études sont payées au sein de l'école

[1] Selon defense-gouv.fr/sante du 30 juin 2016.

et à la faculté de médecine et les élèves touchent une solde modeste pendant leur cursus.

Pour une autre part, chaque année, sont recrutés sous contrat des médecins diplômés de toutes spécialités, surtout généralistes. Le premier contrat est de 3 ans, renouvelable dans la limite de 20 ans.

Pour une dernière part, en fonction des besoins avec une limite de 60 ans d'âge, recrutement par contrat de *médecins commissionnés.*

Le revenu des médecins militaires est fixé par une grille indiciaire, au 20/10/21 il est alloué en début de carrière en brut de **2783,50 €** à **3158,38 €** mensuellement selon l'ancienneté, ensuite selon le grade en milieu de carrière **3387,37** à **5267,09 €** et pour les hauts grades **5 à 6000 €** par mois. Des primes nombreuses, fonction de la mobilité des personnels et des zones d'activités, viennent s'y ajouter.

MÉDECINS INSPECTEURS DE SANTÉ PUBLIQUE

Le médecin inspecteur de Santé publique (MISP) est un fonctionnaire de l'État. Son statut : Cadre de catégorie A, le médecin inspecteur de santé publique exerce dans les services du ministère chargés de la santé :

Agences régionales de santé (siège ou délégations territoriales de santé).

Administration centrale.

Agences nationales.

N'ayant aucune activité de soin ni de contrôle de patients ou de confrères dans le cadre conventionnel, il n'est pas astreint à s'inscrire au Tableau de l'Ordre, mais en a néanmoins la possibilité.

Formé à la médecine et à la santé publique, il peut intervenir sur l'ensemble du champ sanitaire et social, en interface avec des institutions professionnelles très variées, avec 2 missions essentielles :

l'animation d'une politique globale de santé,

le contrôle du bon fonctionnement du dispositif de santé, garantissant des conditions optimales de sécurité sanitaire.

Le médecin inspecteur de santé publique intervient dans de très nombreux domaines : planification, évaluation, gestion de crise, inspection, élaboration de programmes et projets... Le MISP exerce ses missions en lien avec les autres professionnels chargés de la régulation du système de santé et de l'animation des politiques sanitaires et sociales.

Une baisse importante du nombre de MISP est à noter : - 22 % de 2010 à 2016. La baisse de l'effectif des MISP se confirme malheureusement ces dernières années. Jusqu'en 2010, il se situait autour de 600 puis il a régulièrement diminué pour atteindre 470 en 2016 soit une baisse de 22 % en six ans.[1]

Le Revenu des MISP[2] est fonction des grades et échelons, par mois :

MISP	de **2160,26** à **3711,33 €**
MISP-chef	de **2942,82** à **4999,99 €**
MISP général	de **4170,56** à **5993,43 €** auxquels s'ajoutent des primes variées

MÉDECINS DE L'ÉDUCATION NATIONALE

Les missions des médecins de l'éducation nationale sont fixées par l'article 2 du décret n°91-1195 du 27 novembre 1991 portant dispositions statutaires applicables au corps des médecins de l'éducation nationale et à l'emploi de médecin de l'éducation nationale-conseiller technique et précisées par la circulaire n°2015-118 du 10 novembre 2015..

De la maternelle à l'université, sa vigilance permet de repérer des déficiences, des troubles psychologiques, des comportements alimentaires dangereux, voire de dénoncer des cas de mauvais traitement. Il est aussi chargé de conseiller le chef d'établissement et de former l'équipe éducative, notamment sur les gestes de premiers soins d'urgence. Pas de soins donc, jusque-là, mais de la prévention et de la prédiction avant tout

Le nombre de médecins : la *diminution* du *nombre de médecins scolaires est dramatique, mettant en péril la prévention en santé scolaire alors que les missions des médecins se multiplient, leur nombre ne fait que décroitre.*[3] Ils étaient 1035 en juin 2016, *soit un effondrement des effectifs de l'ordre de 20 % depuis 2008.* Le taux moyen d'encadrement, toujours en 2016, variait *de 2000 à 46 000 élèves par médecin.* Et ce qui n'arrange rien, l'attractivité pour la profession de médecin scolaire *s'est fortement dégradée* souligne le rapport, ces médecins étant les moins bien payés de la fonction publique.[4]

Le revenu est modeste : par rapport aux autres professions médicales : La grille indiciaire[5] établit les salaires bruts selon les 3 classes et en fonction des échelons :

- Médecin de 2e classe de **2160,26 €** à **3711,33 €** par mois
- Puis médecin de 1re classe de **3125,58 €** à **4554,82 €**
- Enfin médecin hors classe de **3481,72** à **4999,99 €**

[1] Selon le syndicat des MISP.
[2] Grille indiciaire au 24/10/2021.
[3] Académie de Médecine le 3 novembre 2017.
[4] Le Figaro-santé du 3 novembre 2017. Marielle Court.
[5] Grille indiciaire au 24710/21.

MÉDECINS TERRITORIAUX.

Ce statut défini par le Décret n°92-851 du 28 août 1992 a été modifié par plusieurs décrets du 18 août 2014, puis par le décret n° 2017-555 du 14 avril 2017 portant application du protocole Parcours.

Les médecins territoriaux ont vocation à diriger ou animer de nombreux services très variés de l'aide sociale et de santé publique, tels que :

les services de protection maternelle infantile (PMI),

les maisons départementales des personnes handicapées (MDPH),

les services pour l'autonomie et la coordination autour des personnes âgées et des personnes handicapées,

les services communaux d'hygiène et de santé,

les centres municipaux de santé,

les services départementaux d'incendie et de secours (SDIS) ;

Ils peuvent également exercer la direction des laboratoires d'analyses médicales et des centres d'accueil.

Cette diversité de tâches se retrouve dans les publics auprès desquels ils interviennent (enfants, personnes âgées, personnes handicapées, etc.) et dans les activités et missions exercées : direction de service, activités cliniques et de contrôle, animation d'équipe, conseil et expertise, mise en œuvre et évaluation des politiques de santé. Aujourd'hui, ils assurent de plus en plus de missions transversales d'expertise et de conseil, auprès des conseils généraux pour les plans santé-environnement ou pour les politiques de prévention des risques sanitaires notamment.

Leur nombre[1] : On comptait : 3050 médecins titulaires et 2228 non titulaires sur emplois permanents soit un total de 5278. (6368 en 2020 selon *emploipublic.fr* dont les deux tiers de plus de 50 ans) Le poids des non titulaires sur emplois permanents est donc de 42,2 % (il était de 37,3 % en 2007). Par ailleurs, 246 médecins/pharmaciens de sapeurs-pompiers titulaires et 35 non titulaires.

Les revenus : Les médecins territoriaux constituent un cadre d'emplois médico-sociaux de catégorie A au sens de l'article 5 de la loi du 26 janvier 1984 qui comprend les grades de médecin de 2e classe, de médecin de 1re classe et de médecin hors classe. Avec des échelons selon l'ancienneté. Selon la grille indiciaire en octobre 2021 les salaires mensuels vont pour la 2e classe de **2160,26 € à 3711,33 €**, pour la 1re classe de **3125,58 € à 4554,82 €** et en hors classe **3481,72 € à 5267,09 €** avec des primes qui peuvent aller de **3660 € à 7320 €** selon la classe.

[1] Rapport du Groupe de travail : *médecins territoriaux.* 24 avril 2013

DES MÉDECINS SALARIÉS CONTRACTUELS

Ils sont également divers, généralistes ou autres spécialistes employés par des structures de soins publiques, associatives ou privées lucratives voire médecin libéral embauchant un collaborateur salarié au sein de son cabinet. C'est notamment le cas des nombreux praticiens exerçant dans les établissements d'hospitalisation privés ou associatifs. C'est aussi le cas de nombreux médecins non titulaires œuvrant dans la médecine publique.

Le contrat fait la loi des parties. C'est la raison pour laquelle l'ordre des médecins entend savoir ce que contractent les médecins pour vérifier qu'ils contractent en accord avec la loi et la déontologie.

Tout médecin salarié doit contracter par écrit. L'article L 4113-9 du CSP est explicite : *les médecins... doivent communiquer au conseil départemental de l'ordre dont ils relèvent les contrats et avenants ayant pour objet l'exercice de leur profession... Toute personne physique ou morale passant un contrat avec un médecin... doit le faire par écrit.*

L'obligation de communication du contrat impose à l'ordre de communiquer à son tour ses observations qui ne constituent qu'un avis non contraignant sauf s'il accompagne une demande d'inscription, ou s'il institue une SEL ou SCP ou s'il subordonne l'entrée en vigueur du contrat à l'approbation par l'Ordre.

Il va sans dire que tout contrat doit ne pas contrevenir à l'ordre public auquel cas l'autorité judiciaire en prononcerait l'annulation, quel que fût le plaignant.

Parmi ceux-ci, deux exercices salariés vont nous retenir, car très spécifiques et devant être bien compris dans leurs missions par l'ensemble de la population dont ils sont les défenseurs chacun dans son domaine : **les médecins du travail et les médecins-conseils des régimes d'assurance maladie obligatoire**

LES MÉDECINS-CONSEILS[1, 2]

On entend par là, les praticiens chargés du contrôle médical du régime général de la sécurité sociale, de loin les plus nombreux, mais aussi ceux des autres régimes obligatoires d'assurance maladie (les assurés du régime général représentent 85 % des malades potentiels), MSA ex-MSI) voire autres régimes spéciaux.

---

[1] IGAS. *Les médecins-conseils de la sécurité sociale.* Septembre 2006.

[2] L.J. Calloch. *Les médecins-conseils : mission et déontologie.* Session du CNOM. Octobre 1998.

Le service médical de l'assurance maladie reste une institution peu connue, occupant une place particulière au sein de la sécurité sociale. Ses compétences comme son organisation le distinguent des autres services ou fonctions médicales attachées à la régulation. Pourtant, ses missions sont d'intérêt général, exercées au service des assurés et non des malades, dans l'intérêt de la collectivité nationale.

Les missions du contrôle médical sont multiples :

Elles résultent de l'article L.315-1 du code de la sécurité sociale qui prévoit :

"I. Le contrôle médical porte sur tous les éléments d'ordre médical qui commandent l'attribution et le service de l'ensemble des prestations de l'assurance maladie, maternité et invalidité..."

II. Le service du contrôle médical constate les abus en matière de soins, de prescription d'arrêt de travail et d'application de la tarification des actes et autres prestations..."

III. Le service du contrôle médical procède à l'analyse, sur le plan médical, de l'activité des établissements de santé mentionnés aux articles L.162-29 et L.162-29-1 dans lesquels sont admis des bénéficiaires de l'assurance maladie..."

IV. Il procède également à l'analyse, sur le plan médical, de l'activité des professionnels de santé dispensant des soins aux bénéficiaires de l'assurance maladie, notamment au regard des règles définies par les conventions qui régissent leurs relations avec les organismes d'assurance maladie ou en ce qui concerne les médecins, du règlement mentionné à l'article L162-5-9..."

Par l'ensemble des actions mentionnées au présent article, le service du contrôle médical concourt, dans les conditions prévues aux articles L.183-1, L.211-2-1 et au 5° de l'article L.221-1, à la gestion du risque assurée par les caisses d'assurance maladie."

Une extension progressive du champ d'intervention. Le cœur de métier du service médical est relativement clair. Il couvre trois champs traditionnels, déclinés différemment selon les périodes, mais toujours maintenus :

- les avis individuels sur prestations pour apprécier sur le plan médical le droit d'un assuré à une prise en charge particulière ou pour opérer un contrôle sélectif de certaines prestations ;

- l'optimisation du système de soins en analysant l'offre de soins de ville et hospitalière pour une meilleure adéquation aux besoins, et en promouvant les bonnes pratiques et le bon usage des soins auprès des professionnels et établissements de santé ;

- le contrôle ciblé des pratiques et des comportements manifestement abusifs d'assurés, de professionnels ou d'établissements de santé.

L'assurance maladie a souhaité prioriser les actions *dites de santé publique*, réorientées vers l'offre de soins et regroupant :

- l'analyse des besoins et de l'offre de soins pour améliorer la planification et l'allocation des ressources ;

- l'évaluation collective des pratiques des professionnels pour obtenir une amélioration de la qualité des soins ;

- le contrôle des professionnels pour les persuader ou les sanctionner selon le niveau de la faute ou de l'infraction.

Avec la création des ARH devenue ARS, l'assurance maladie est intégrée au processus d'analyse et de décision de l'État. Les médecins-conseils sont sollicités dans les équipes mixtes (État, assurance maladie et médico-administratives) constituées pour les instructions de dossiers (projets d'établissements, contrats d'objectifs et de moyens), et participent aux instances décisionnelles (commission exécutive et bureau de l'Agence).

Dans le domaine de la prévention : Les médecins-conseils n'ont pas de rôle propre.

La prévention n'est pas pour l'assurance maladie une matière autonome par rapport aux soins. Elle est directement inscrite dans la gestion du risque en développant des programmes personnalisés, l'accompagnement des pathologies lourdes et la lutte contre les inégalités. Ainsi, la prise en charge des vaccinations, des dépistages (néo-natal ou des cancers), la politique de bon usage des médicaments ou les actions de prévention bucco-dentaires sont autant de thèmes impliquant l'assurance maladie. Dans ce domaine, les caisses sont plus impliquées que les médecins-conseils.

Leur rôle est délicat puisqu'il porte à la fois sur le contrôle de l'activité des praticiens, des professionnels de santé et des établissements de santé publics et privés, mais aussi sur l'efficience et la pertinence des soins prodigués aux patients ou usagers, alors que s'impose au contrôle médical de respecter dans toutes leurs activités la confidentialité du secret professionnel. On conçoit donc la difficulté de leur position à l'égard à la fois des assurés, des professionnels de santé et des puissantes administrations : caisses primaires, ARS, établissements de soins voire de leurs propres services et hiérarchies.

Leur statut est original : Les praticiens-conseils sont soumis à un statut de droit privé (Décret n°69-505 du 24 mai 1969 fixant le statut des praticiens-conseils chargés du service du contrôle médical du régime général de la sécurité sociale) récemment complété par une convention collective nationale de travail des praticiens-conseils du régime général de sécurité sociale (modifié par l'avenant du 24 mars 2015 et par circulaire 007-15 du 28 janvier 2015, en vigueur à compter du 1erjanvier 2015.

Il laisse au médecin-conseil national la plus grande latitude de gestion, dans un fonctionnement inspiré des textes de la fonction publique, mais sans intervention de l'autorité de tutelle ni de la CNAMTS, sur les carrières, hormis celle des principaux responsables.

Le service du contrôle médical estime que l'autonomie de gestion dont il bénéficie constitue une garantie, voulue par les pouvoirs publics, de l'indépendance technique qui doit être reconnue à tout médecin salarié, dans l'intérêt des assurés.

Leur activité est protégée par le code de déontologie médicale. Les praticiens-conseils sont soumis à des dispositions particulières :

Certes, les praticiens-conseils sont obligatoirement inscrits au Conseil de l'Ordre (art 6 du décret 69-505 du 24 mai 1969) à l'instar de tous ceux qui exercent la médecine. Mais ils ne peuvent être traduits devant le conseil régional de l'Ordre à l'occasion des actes de leur fonction que par le ministre de la Santé, le représentant de l'État dans le département, le directeur général de l'ARS ou le Procureur de la République (Art L 4124-2 CSP).

Par ailleurs, soumis aux dispositions générales du code de déontologie, les médecins-conseils sont concernés par les articles qui concernent la médecine salariée et la médecine de contrôle, et notamment :

- l'article 95 relatif au respect des obligations déontologiques : *Le fait pour un médecin d'être lié dans son exercice professionnel par un contrat ou un statut à une administration, une collectivité ou tout autre organisme public ou privé n'enlève rien à ses devoirs professionnels et en particulier à ses obligations concernant le secret professionnel et l'indépendance de ses décisions. En aucune circonstance, le médecin ne peut accepter de limitation à son indépendance dans son exercice médical de la part de l'entreprise ou de l'organisme qui l'emploie. Il doit toujours agir, en priorité, dans l'intérêt de la santé publique et dans l'intérêt des personnes et de leur sécurité au sein des entreprises ou des collectivités où il exerce.*

- L'article 101 relatif à l'obligation de récusation : *Lorsqu'il est investi de sa mission, le médecin de contrôle doit se récuser s'il estime que les questions qui lui sont posées sont étrangères à la technique proprement médicale, à ses connaissances, à ses possibilités ou qu'elles l'exposeraient à contrevenir aux dispositions du présent code.*

L'ordre des médecins veille à protéger leurs intérêts légitimes. L'article 104 CD relatif au secret professionnel protège le praticien-conseil contre les services administratifs des caisses : *le médecin chargé du contrôle est tenu au secret envers l'administration ou l'organisme qui fait appel à ses services. Il ne peut et ne doit lui fournir que ses conclusions sur le plan administratif, sans indiquer les raisons d'ordre médical qui les motivent.*

Les renseignements médicaux nominatifs ou indirectement nominatifs contenus dans les dossiers établis par ce médecin ne peuvent être communiqués ni aux personnes étrangères au service médical ni à un autre organisme.

Le respect du secret professionnel reste en effet une donnée essentielle de la fonction. Le secret, appartenant au patient[1], mais détenu par le praticien qui en est le gardien, peut être néanmoins partagé :

D'une part avec le médecin-conseil (art 50 CD) : ...il *est autorisé sauf opposition du patient, à communiquer au médecin-conseil nommément désigné de l'organisme de Sécurité sociale dont il dépend... décidant de l'attribution d'avantages sociaux, les renseignements médicaux strictement indispensables.*

D'autre part en vertu des dispositions de la loi du 4 mars 2002 art 3, qui organise *un secret médical partagé* entre professionnels, dans l'intérêt du malade, ou pour ce qui est strictement nécessaire à l'exercice de leur mission : *Deux ou plusieurs professionnels de santé peuvent toutefois, sauf opposition de la personne dument avertie, échanger des informations relatives à une même personne prise en charge, afin d'assurer la continuité des soins ou de déterminer la meilleure prise en charge sanitaire possible.* Art L 1110-4 CSP.[2]

Enfin, l'article L. 315 du code de la sécurité sociale est complété par *: V. Les praticiens-conseils du service du contrôle médical et les personnes placées sous leur autorité n'ont accès aux données de santé à caractère personnel que si elles sont strictement nécessaires à l'exercice de leur mission, dans le respect du secret médical.*

Le nombre de médecins-conseils : En 2006, le contrôle médical comprenait 2 585 praticiens, dont 2 099 médecins, 330 dentistes et 156 pharmaciens et 7805 agents administratifs. En 2008, on comptait 10 300 agents et médecins, dont 9 200 pour le régime général, 820 pour la MSA et 300 pour la MSI[3].

---

[1] Hoerni (B.) *113 réflexions sur la Médecine. Le secret médical* P. 108.
[2] A. Marcelli. Le *secret partagé*. Session du CNOM, mai 1998.
[3] Cour des comptes. Rapport 2008 P. 215.

Le revenu des médecins-conseils évolue en fonction du coefficient de qualification et de l'expérience.[1]

Classement des emplois et barème de revenu brut. Selon l'expérience et l'ancienneté. Le revenu mensuel :

Coefficient A : de **4285,23 à 6856,64**

Coefficient B **: de 5190,57 à 7726,07 €**

Coefficient C **: de 5927,16 € à 8100,19 €**

Coefficient D **: de 6295,31 € à 8758,08 €**

Les émoluments sont en outre gratifiés d'un 13e mois en fin d'année et d'une allocation de vacances d'un mois de traitement en été. C'est un statut de salarié, portant sur 35 heures/ semaine. Sans astreintes.

MÉDECINE DU TRAVAIL.

La médecine du travail est une spécialité médicale authentique, originalité française, sanctionnée aujourd'hui par un DES après un internat spécifique, jadis par un CES, qui peut être exercée à temps plein ou partiel.

Le médecin du travail[2] est un **acteur central de la prévention des risques professionnels**. Soumis au secret médical, il veille sur la santé des autres salariés et conseille l'employeur sur l'ensemble des problématiques liées aux conditions de travail. Dans le secteur privé, les médecins du travail peuvent exercer dans des services interentreprises de santé au travail (services communs à plusieurs entreprises), ou bien dans des services autonomes de santé au travail, propres aux grandes entreprises. Dans la fonction publique, on parle de centres de prévention médicale et de médecins de prévention.

Il est le protecteur des travailleurs. Le rôle du médecin du travail consiste à éviter toute altération de la santé des travailleurs du fait de leur travail, notamment en surveillant leurs conditions d'hygiène au travail, les risques de contagion et leur état de santé. Son rôle est exclusivement de prévention. Hors urgence il ne dispense pas de soins.

Il **n'est plus seulement le médecin de l'aptitude au travail**. Plus précisément, suite au décret n°2016-1908 du 27 décembre 2016 relatif à la modernisation de la médecine du travail, il ne s'agit plus seulement d'aptitude au travail, mais du suivi individuel de l'état de santé du travailleur, qui selon les postes de travail plus ou moins à risques auxquels il est affecté, eu égard à son état de santé, donnera lieu à une attestation de suivi plus ou moins fréquente, à une fiche d'aptitude ou d'inaptitude. À cet effet il conseille l'employé comme l'employeur contribue à la veille épidémiologique et à la

[1] Rémunération mensuelle brute. Au 1er septembre 2019.
[2] Selon INRS.

traçabilité dans l'entreprise, il coordonne les actions sur les conditions de travail et veille à préserver la santé des salariés ;

L'indépendance professionnelle du médecin du travail dans l'exercice de son activité est un élément essentiel de la déontologie de cette profession, qui a été consacrée par les textes comme on l'a vu plus haut (pour rappel art. 5 et surtout 95 du code de déontologie). En particulier dans les services autonomes le médecin du travail doit pouvoir exercer son rôle, sans souci d'influence ni conflit de la part de l'employeur exclusif qui le rétribue.

Pour ce faire, **le médecin du travail jouit d'un statut protecteur.** (Articles L. 4623-1 à 8 et R. 4623-2 à 24 du Code du travail). Outre les procédures spécifiques de nomination et d'affectation, le médecin du travail bénéficie d'une protection particulière en cas de changement et de rupture de son contrat de travail. Cette protection vaut également en cas de rupture anticipée du contrat de travail à durée déterminée (CDD), ou de non-renouvellement lorsqu'il comporte une clause de renouvellement, mais aussi en cas de rupture conventionnelle du contrat ou de transfert partiel d'entreprise

Ainsi, **le licenciement d'un médecin du travail** ne peut intervenir qu'après autorisation de l'inspecteur du travail dont dépend le service de santé au travail, après avis du médecin concerné. En cas de faute grave du médecin du travail, l'employeur peut prononcer la mise à pied immédiate de l'intéressé dans l'attente de la décision définitive. En cas de refus de licenciement, la mise à pied est annulée et ses effets supprimés de plein droit.

Le revenu moyen de médecin du Travail. Le salaire moyen d'un médecin du travail est de **81 000 €** annuels soit **6 750 €** par mois[1] pour 35 heures par semaine sans astreintes ou 39 heures avec RTT. En fait, cette spécialité a du mal, comme d'autres, à recruter et les salaires de base de début de carrière ont tendance à croitre de l'ordre de **7000 €** brut /mois avec une carrière à l'ancienneté.

L'activité peut être à temps partiel et perdurer au-delà des 65 ans. Il n'y a pas de limite d'âge.

Leur nombre[2] : 5 014 médecins du travail sont en exercice. C'est une spécialité déjà très féminisée, à 70 %, mais assez âgée, 44 % ont plus de 60 ans et seulement 9 % ont moins de 40 ans. L'avenir est donc incertain, sauf à encourager l'accès.

---

[1] Selon regiosjob.com citant l'INSEE.

[2] CNOM. Atlas démographique 2017.

REVENUS MÉDICAUX NON LIÉS AU SOIN

Il s'agit de ceux alloués par les **entreprises du médicament** et **des produits de santé.**

L'article L.1453-1 du code de la santé publique n'a pas pour objectif d'interdire les relations entre les entreprises et les acteurs du système de santé. Explicitement au contraire l'article L 4113-6 dispose que : « *les dispositions ne sauraient ni soumettre à convention les relations normales de travail ni interdire le financement des actions de formation médicale continue* ». Pour développer leurs produits, les entreprises sont amenées à nouer des relations avec des experts, des journalistes et des acteurs publics. Il faut bien entendu conserver et développer cette complémentarité, qui fait avancer la science et permet le progrès thérapeutique.

Transparence – Santé, base de données publique vise à rendre transparents les liens d'intérêts entre ces acteurs. Il complète la loi dite anti-cadeaux, qui interdit aux professionnels de santé, aux étudiants se destinant aux professions de santé et aux associations ou groupements qui les représentent, de recevoir des avantages (autres que de valeur négligeable) de la part des entreprises commercialisant des médicaments ou des produits pris en charge par l'assurance maladie. Ce principe d'interdiction est assorti d'exceptions : les conventions de recherche ou relatives à un congrès peuvent en effet prévoir des avantages et sont soumises au contrôle des ordres professionnels.

Mais il faut que ces liens puissent être connus de tous et accessibles aisément. En révélant l'existence de ces liens, la base publique de données « Transparence - Santé » permet à chaque internaute, à chaque citoyen, d'apprécier en toute objectivité la nature des relations qui lient les industries de santé aux autres parties prenantes du secteur.

« **Conventions** », « **avantages** » et « **rémunérations** » : trois types de liens d'intérêts. Les relations entre les entreprises et ces acteurs peuvent prendre la forme d'accords (appelés « conventions »), d'avantages (« en nature » ou « en espèce ») ou encore de rémunérations.

- Les <u>conventions</u> entre les entreprises et les acteurs de la santé sont des accords impliquant des obligations de part et d'autre. Il s'agit, par exemple, de la participation à un congrès en tant qu'orateur (obligation remplie par le professionnel), avec prise en charge du transport et de l'hébergement (obligation remplie par l'entreprise). Les conventions peuvent aussi avoir pour objet une activité de recherche ou des essais cliniques sur un produit de santé, la participation à un congrès scientifique, une action de formation, etc.

- Les <u>avantages</u> pris en compte dans la base de données Transparence - Santé recouvrent tout ce qui est alloué ou versé sans contrepartie par une entreprise à un acteur de la santé (don de matériel, repas, transport, hébergement, etc.).

- Les rémunérations sont les sommes versées par les entreprises à un acteur de la santé (professionnel de santé ou personne morale) en contrepartie de la réalisation d'un travail ou d'une prestation.

Ces trois types de liens d'intérêts sont clairement distingués dans la base de données Transparence - Santé.

Transparence - Santé rend accessible à tous les informations visées par la loi sur les liens d'intérêts entre les entreprises et les acteurs du secteur de la santé. Elle précise, pour chaque type de lien d'intérêts, les informations suivantes :

Pour les conventions : l'identité des parties concernées, la date de la convention, son objet précis, le montant, l'organisateur, le nom, la date et le lieu de la manifestation le cas échéant ;

Pour les avantages en nature et en espèce, directs ou indirects : l'identité des parties concernées, le montant, la nature et la date de chaque avantage dès lors que le montant de chaque avantage est supérieur ou égal à 10 euros TTC.

Pour les rémunérations : l'identité des parties, la date du versement et le montant dès lors qu'il est supérieur ou égal à 10 euros.

Le cas échéant, le bénéficiaire final de la rémunération ou de l'avantage est renseigné par l'entreprise.

Toutes les informations publiées sont issues des déclarations des entreprises. Ces dernières sont responsables de l'exactitude des informations publiées sur le site.[1]

L'État a confié au Conseil national de l'ordre des médecins la gestion et le contrôle des relations entre les médecins et l'industrie pharmaceutique et les entreprises du dispositif médical. Face à ce challenge, le Cnom s'attache à un traitement précis de dossiers parfois compliqués.

L'arrêté du 7 août 2020 fixe les seuils financiers permettant de déterminer le régime de la recommandation ou de l'autorisation.

• Honoraires : 200 € TTC / heure.
• Hospitalité :
- Hébergement : 150 € TTC
- Restauration : 50 € TTC
- Collation à 15 € TTC
- Les frais d'inscription à une manifestation inférieurs ou égaux à 1000 € TTC
• Montant total de la convention : honoraires + défraiement : 2 000 € TTC

[1] Les informations sont téléchargeables sur le site : https://www.data.gouv.fr/fr/datasets/transparence-sante-1/.

Au-delà de ces montants, la convention est soumise à autorisation et fera l'objet d'un examen approfondi.

Le Conseil national de l'ordre des médecins a décidé de fixer des lignes directrices encadrant le montant des avantages (rémunération : 250 € TTC par heure et l'hébergement : 350 € maximum par nuitée pour les États-Unis, 325 € maximum par nuitée pour les capitales et métropoles européennes et 250 € maximum par nuitée pour la province). Un déplacement à l'étranger sera apprécié en fonction de la pertinence du programme.

La prise en charge des frais d'hospitalité d'un interne ou d'un étudiant est interdite par la loi du 24 juillet 2019.

Les avantages octroyés par l'industrie **ne peuvent excéder un montant raisonnable** pour être à la fois conformes à la déontologie et à la notion d'accessoire.

L'activité générale du CNOM d'octobre 2020 à mai 2021 détaillée, ci-dessous, en nombre de dossiers pouvant comporter un ou plusieurs médecins.

AUTORISATIONS : 4 293
RECOMMANDATIONS : 26 615
Détail des autorisations :
Nb d'honoraires : 3 149
Nb d'hospitalité : 564
Nb d'hospitalité/honoraires : 166
Nb d'études : 257
Nb de demandes diverses : 157
Détail des recommandations :
Nb d'honoraires : 15 019
Nb d'hospitalité : 6 795
Nb d'hospitalité/honoraires : 765
Nb de conventions simplifiées (concerne des réunions répétitives sur une année, réunion professionnelle de formation de1h30 à 8h, par exemple) : 3 231

Le traitement des dossiers relevant de l'autorisation bénéficie d'une réponse individualisée souvent après de nombreux échanges (42 % en mai 2021) et il incombe à l'industriel d'adresser cette réponse au médecin.

Transparence santé : Le tableau ci-dessous collige de juillet 2018 à octobre 2019 les dix laboratoires plus grands déclarants de liens

Laboratoire	total	rémunérations	conventions	avantages
Sanofi	182 665 558	172 607 815	10 057 743	5 658 494
Bristol	89 987 620	24 733 739	60 619 318	3 401 567
Roche	72 346 461	12 768 605	54 223 136	3 377 284
Novartis	66 081 192	34 262 985	21 090 320	10 727 887
Astrazeneca	62 891 809	14 009 835	45 259 796	12 183 398
Abbvie	49 717 613	19 840 197	24 832 630	3 113 487
Merk	36 350 229	10 700 054	21 841 311	4 654 397
Glaxo	34 968 734	28 596 502	4 515 225	1 857 007

PROPOSITIONS DU CNOM aux assises du médicament à propos de la transparence des relations entre les entreprises du secteur du médicament et du matériel médical et les médecins

ARGUMENTS :

Aujourd'hui, l'enchevêtrement et la complexité des textes légaux conduisent à des modalités très différentes de communication de ces contrats et conventions suivant leur objet. C'est ainsi que les conventions relatives à l'hospitalité des médecins ou à la participation à des études scientifiques relèvent d'une communication a priori à l'Ordre par les entreprises alors que d'autres conventions ou contrats, tels que les contrats d'expertises ou les études de marché, relèvent d'une communication a posteriori par le praticien.

Ceci résulte de la mise en œuvre de deux dispositions différentes : Les articles L 4113-6 et L 4113-9 du code de la santé publique.

La complexité est redoublée pour les conventions relevant de l'article L 4113-6 par le fait que certaines d'entre elles relèvent d'une communication au Conseil départemental de l'Ordre (convention au champ d'application mono départemental) alors que les autres relèvent d'une communication au CNOM (conventions dont le champ d'application concerne des médecins inscrits dans plus d'un département).

1re Proposition :

Toutes les conventions, quel que soit leur objet, conclues avec les professionnels de santé par les entreprises du médicament et du matériel médical ou par des organismes agissant pour leur compte, doivent être communiquées au Conseil national de l'Ordre avant leur mise en œuvre. Le Conseil national de l'Ordre transmet aux Conseils départementaux les conventions relevant de leur compétence.

ARGUMENTS :

Aujourd'hui, ni les industriels ni les médecins ne sont tenus d'informer l'Ordre des médecins du point de savoir si le contrat ou la convention proposés au médecin ont été mis en œuvre après l'avis émis par l'Ordre des médecins et en particulier lorsque cet avis a été défavorable.

2e Proposition :

Les entreprises sont tenues d'informer l'Ordre des médecins des contrats et conventions mis en œuvre en dépit d'un avis défavorable émis par l'Ordre intéressé ; cette information doit être assurée dans les meilleurs délais.

ARGUMENTS :

L'Ordre des médecins est confronté à des difficultés pratiques d'organiser l'enregistrement et l'examen des 80.000 conventions qui lui sont aujourd'hui adressées, il a d'ores et déjà mis en place un logiciel permettant aux entreprises de lui communiquer les contrats et conventions qu'elles concluent avec les médecins suivant un format électronique.

3e Proposition :

L'Ordre des médecins demande que les entreprises soient tenues de communiquer les contrats et conventions par voie électronique au CNOM permettant ainsi la constitution d'un fichier alimenté par les industriels, accessible à tous comportant le montant des rémunérations et autres avantages consentis aux professionnels de santé et l'identité du bénéficiaire.

4e Proposition :

L'Ordre des médecins demande que les industriels contribuent aux frais de fonctionnement de ce fichier de transparence ; les Ordres professionnels continuant pour leur part à financer, sur les seules cotisations des professionnels de santé, l'examen déontologique des contrats et conventions qui leur sont communiqués.

Pour fixer les idées *regardscitoyens.org,* qui est une association avait colligé entre janvier 2012 et juin 2014, soit sur deux ans et demi, les relations pécuniaires liant les « entreprises » et les professionnels de santé. Il est intéressant de **connaitre les médecins gros bénéficiaires et de combien même si on ignore les noms.** Les dix meilleurs sont cités avec leur spécialité, les sommes encaissées et le nombre de contrats par même praticien. On rappelle que le tableau valait pour 2 ans et demi. Les médecins constituant 80 % des personnes concernées :

Chirurgien	82 781 €	8
Cardiologue	79 198 €	5
Cardiologue	77 480 €	0
Psychiatre	74 041 €	2
Cardiologue	73 953 €	1
Psychiatre	70 695 €	3
Cardiologue	69 518 €	6
Chirurgien	65 365 €	1
Chirurgien	59 012 €	9
Oncologue	58 228 €	1

LES ACTIVITÉS D'EXPERTS

Dans le domaine de l'expertise, il ne s'agit plus de donner des soins à un patient, mais de se prononcer sur des situations fort diverses où sont mises en cause des personnes. La société moderne a introduit la médecine dans la vie civile et sociale et le besoin ne fait que croitre, de disposer de sachants compétents dans des domaines particuliers. On doit rappeler que les expertises qui sont des activités non soignantes sont assujetties à la TVA qui est de 20 % ce qui n'est pas le cas de celles soignantes.

Pour rappel les activités d'expertises sont compatibles avec tous les modes d'exercice tant libéral que salarié, hospitalier notamment.

LES EXPERTS JUDICIAIRES auprès des Cours d'appel ou de la Cour de cassation.

Les experts judiciaires sont nommés sur candidature et recrutés dans chaque spécialité en fonction non seulement de leur compétence, mais aussi des garanties de moralité, d'impartialité, d'indépendance et de disponibilité. Chaque année les Cours d'appel en établissent la liste. Chaque dossier est confié à l'expert avec une mission précise, un délai défini et la consignation des honoraires retenus qui sont en règle générale assez modestes.

L'activité d'expert judiciaire ne peut être pour un médecin, quelle que soit sa spécialité une activité exclusive. Il ne doit pas exister « des experts en expertises » qui ne pratiqueraient plus leur domaine de compétence. L'expert doit en effet continuer d'exercer.sa spécialité pour y rester compétent d'où l'établissement annuel des listes des Cours d'appel.

Au civil, ces honoraires sont réglés par le demandeur ou son assurance ou par l'aide judiciaire s'il y a lieu (15 % des dossiers). Mais c'est le Tribunal qui fixe la provision à déposer par le demandeur.

En 2003 [38], les honoraires en matière médicale étaient en moyenne de **606 €**, mais pour la moitié inférieurs à **381 €** et pour les trois quarts inférieurs à **640 €.** En 2019, il semble que les honoraires allaient de **1500 € à 2000 €** HT à Paris, de l'ordre de **6 à 700 € HT** en province voire de moins de **500 € HT** dans certains petits TGI.

Au pénal, c'est le Tribunal qui règle les honoraires lesquels sont fixés par le Code de procédure pénale. Il convient d'en remarquer la modicité d'honoraires. Le barème est proposé en ANNEXE II.

Les tribunaux administratifs peuvent également avoir recours à des experts qui ne sont pas obligatoirement des experts judiciaires. Ils ont aussi un recrutement de leurs propres experts. (Arrêté du 19/11/2013.)

LES « EXPERTS EN ACCIDENTS MÉDICAUX ». Depuis la loi 2002-303 instituant l'aléa médical ont été créés les CRCI (commissions régionales de conciliation et d'indemnisation). Une liste nationale de ces experts est constituée par la CNAMED (Commission nationale des accidents médicaux). Il s'agit de dossiers souvent lourds et fréquemment assumés par collège d'experts. Les honoraires actualisés semblent de l'ordre de **600 € p**ar expertise.

LES ACTIVITÉS D'EXPERTISES AUPRÈS DE COMPAGNIES D'ASSURANCES. Les compagnies d'assurances ont fréquemment recours à des médecins soit pour examiner des candidats à contrat d'assurance divers, soit pour examiner un patient assuré et déterminer son état et son éventuel dommage. Dans le premier cas c'est souvent le médecin traitant ou un spécialiste qui est sollicité, et dans le second les compagnies ont recours à des médecins dits experts d'assurance, en règle qualifiés en dommage corporel.

Aux sièges des compagnies d'assurances exercent leurs compétences à plein temps ou à temps partiel un certain nombre de médecins salariés chargés des règlements de dossiers suite à des transactions amiables ou à des décisions juridictionnelles.

Enfin fréquentes sont les missions pour assister les assurés dans les décisions amiables entre compagnies ou lors de contentieux judiciaires. Les tarifs des expertises assurantielles étaient uniformisés de l'ordre de **250 euros HT** au cabinet et de **315 € HT** en visite et pour les déplacements **250 € HT/ heure**.

La Sécurité sociale elle-même peut recourir à des médecins experts dans diverses instances pouvant l'opposer à des patients, des professionnels de santé ou d'autres médecins. L'Arrêté du 2/10/2015 est reproduit en ANNEXE III.

LES MÉDECINS DE RECOURS sont en règle diplômés en dommage corporel. Ils sont sollicités par des patients, des associations de malades ou d'usagers soit pour intervenir dans une instance et défendre les intérêts de leur mandant, soit pour déterminer l'état d'un patient, suite à un événement et en apprécier les conséquences, « *expertise amiable* ». Un certain nombre de ces médecins consacrent toute leur activité à ce créneau.

Les honoraires ainsi proposés sont variables selon les dossiers. Ainsi pour une assistance à une expertise on tablera sur une base de 200 € /heure. S'agissant de constitution et défense d'un dossier difficile, le coût peut devenir considérable. Il convient de savoir que des associations de patients ou d'usagers diverses existent pour la défense des individus, pouvant les prendre en charge et assurer leur défense.

LES MÉDECINS DE CONTRÔLE. C'est une activité pratiquée par certains praticiens ou cabinets de praticiens pour contrôler des patients en arrêt de travail et se prononcer sur leur état de santé à la demande de l'employeur.

Cette activité bien que marginale est très encadrée par le code de déontologie.

- Art 100 : Le médecin de contrôle ne peut être à la fois médecin de prévention ou traitant.

- Art 101 : Il doit se récuser s'il ne se sent pas compétent.

- Art 102 : Il doit informer la personne de sa mission et s'y limiter.

- Art 103 : Il ne doit pas s'immiscer dans la démarche thérapeutique entreprise.

- Art 104 : Il doit respecter le secret professionnel et ne transmettre que ses conclusions.

La Cour de cassation maintient le principe selon lequel le droit pour l'employeur de faire procéder à une contre-visite par un médecin de son choix constitue la condition de l'engagement qu'il a pris, de verser les indemnités complémentaires de maladie, et que le salarié qui refuse - sans motif légitime - de se soumettre à cette contre-visite, commet un manquement à son obligation ayant pour effet de le priver du bénéfice de ces indemnités.

Il va sans dire que les honoraires sont à la seule charge de l'employeur. Les honoraires pratiqués sont fréquemment de l'ordre du triple de la consultation de base soit de **75 à 100 euros.**

LES DROITS D'AUTEUR DES MÉDECINS

Toute personne a le droit de déposer un brevet d'invention sur n'importe quel sujet y compris dans son domaine de compétence ainsi que d'en céder l'exploitation à quiconque. Toutefois lorsqu'il s'agit de médecins en exercice et plus encore de praticiens hospitaliers, cédant à une entreprise visée par l'article L 4113-6, la situation est plus délicate.

I - LE DROIT D'AUTEUR est un droit fondamental.

L'article L 111-1 du code de la propriété intellectuelle énonce que *l'auteur d'une œuvre de l'esprit jouit sur cette œuvre, du seul fait de sa création, d'un droit de propriété incorporelle exclusif et opposable à tous...*

Ce droit comporte des attributs d'ordre intellectuel et moral ainsi que des attributs d'ordre patrimonial...

Sous réserve des exceptions prévues par le présent code, il n'est pas dérogé à la jouissance de ce même droit lorsque l'auteur de l'œuvre de l'esprit est un agent de l'État, d'une collectivité territoriale, d'un établissement public...

II - LE TITRE DE PROPRIÉTÉ. Toute invention peut être définie par un titre de propriété appartenant à l'inventeur.

L'article L 611-1 du même code énonce que *toute invention peut faire l'objet d'un titre de propriété industrielle délivré par le directeur de l'institut national de la propriété industrielle qui confère à son titulaire ou à ses ayants cause un droit exclusif d'exploitation.*

L'article L611-6 énonce que *le droit au titre de propriété industrielle appartient à l'inventeur ou bien à son ayant cause.*

III -L'INVENTION DU MÉDECIN

Inventer dans un domaine étranger à l'exercice médical.

Si inventer est un droit sans limites, sur quelque domaine que ce soit, et si l'inventeur peut céder ce droit à tout un chacun, dès lors que l'invention est mise sur le domaine public par un médecin inscrit à l'Ordre sous son nom, celle-ci doit ne pas déroger au code de déontologie à peine pour lui de devoir en répondre. Art 31 CD *...Doit s'abstenir, même en dehors de l'exercice de sa profession, de tout acte de nature à déconsidérer celle-ci.* Il en va des publications, ouvrages, articles ainsi que des activités sur les réseaux informatiques.

S'agissant en revanche d'une cession d'invention en rapport avec l'exercice de la profession, celle-ci devra en outre répondre à des obligations légales restrictives.

-Toute convention passée entre les médecins ou les étudiants et les entreprises produisant ou commercialisant des produits pris en charge par les régimes obligatoires de sécurité sociale entre dans le cadre de la loi dite anti-cadeau (article L 4113-6 du CSP) et doit donc être soumise avant mise en œuvre à l'avis du conseil de l'Ordre compétent.

-Par ailleurs, cette convention doit être déclarée par l'entreprise pour être rendue publique en application des articles sur les avantages consentis par les entreprises (article L 1453-1 du CSP).

-S'agissant enfin d'un praticien hospitalier temps plein, donc agent de l'État, de nouvelles obligations doivent être respectées et de nouvelles restrictions à l'utilisation du droit d'auteur vont apparaître.

- Le droit de déposer brevet n'est pas mis en cause par le statut des PH ou des PU qui ne font aucune référence à cet égard : Ils ne sauraient donc se le voir interdire.

- Pour ce qui est du droit d'exploitation, les choses sont plus délicates : le code de la propriété intellectuelle énonce bien que *dans la mesure strictement nécessaire à l'accomplissement d'une mission de service public, le droit d'exploitation d'une œuvre créée par un agent de l'État dans l'exercice de ses fonctions ou d'après les instructions reçues est, dès la création, cédé de plein droit à l'État.* (Article L 131-3-1). Mais cet article ne paraît nullement pouvoir s'appliquer aux PH ou PU en dehors des contrats type CNRS, INSERM, InVs et autres agences publiques...

- L'article L 611-7 vient parfaitement préciser les conditions de l'inventeur salarié : *le droit au titre de propriété industrielle, à défaut de stipulation contractuelle plus favorable aux salariés, est défini selon les dispositions ci-après :*

1. Les inventions faites par le salarié dont l'exécution soit d'un contrat de travail comportant une mission inventive qui correspond à ses fonctions effectives, soit d'études et de recherches qui lui sont explicitement confiées, appartiennent à l'employeur...

2. Toutes les autres inventions appartiennent aux salariés. Toutefois, lorsqu'une invention est faite par un salarié soit dans le cours de l'exécution de ses fonctions, soit dans le domaine des activités de l'entreprise, soit par la connaissance sur l'utilisation des techniques ou de moyens spécifiques à l'entreprise, ou de données procurées par elle, l'employeur, a le droit, dans des conditions et délais fixés par décret en conseil d'État, de se faire attribuer la propriété ou la jouissance de tout ou partie des droits attachés aux brevets protégeant l'invention de son salarié. Le salarié doit en obtenir un juste prix.

3. Le salarié auteur d'une invention en informe son employeur qui en accuse réception.

IV -LES CESSIONS D'INVENTIONS ET L'AVIS ORDINAL :

Les innovations sont fréquentes dans certaines activités notamment chirurgicales ou cardiologiques, les inventions portant soit sur des implants tels que matériels d'ostéosynthèse, prothèses articulaires, valvulaires, artérielles, pacemakers, soit sur leurs ancillaires spécifiques, soit sur des matériels ou prestations sanitaires fabriqués ou dispensés par les entreprises.

La loi 2011-2012 du 29 décembre 2011, fait obligation au conseil de l'ordre compétent de se prononcer avant leur mise en application sur toutes les conventions passées par les entreprises avec les étudiants ou les médecins.

TOUTE INVENTION DOIT FAIRE LA PREUVE DE SA RÉALITÉ : la communication du dépôt de l'invention auprès de l'INPI (institut national de la propriété industrielle) emportera généralement la conviction. Le praticien peut être seul détenteur du brevet, ou le partager avec d'autres confrères co-inventeurs parfois au sein d'une association, habituellement l'entreprise est partie importante dans ce brevet. D'autant que la matérialité de l'invention est en grande partie le résultat d'ingénierie d'entreprise, l'apport des praticiens pouvant néanmoins y être important, notamment pour la mise au point et l'ancillaire.

SE PRONONCER SUR UN SAVOIR-FAIRE : le savoir-faire se définit comme la connaissance des moyens permettant l'accomplissement d'une tâche. Il est considéré comme propriété intellectuelle non protégée par un brevet et transmissible par contrat.

Le règlement européen du 21 mars 2014 considère qu'il s'agit *d'un ensemble d'informations pratiques, résultant de l'expérience et testé qui est :*

- *secret, c'est-à-dire pas généralement connu,*

- substantiel, c'est-à-dire important et utile pour la production des produits contractuels

- Identifié, c'est-à-dire décrit d'une façon suffisamment complète pour permettre de vérifier qu'il remplit les conditions de secret et de substantialité.

On conçoit que l'Ordre avant de se prononcer aura besoin de s'enquérir sur le sérieux de la démarche et sur la réalité d'un savoir-faire particulier qui ne serait pas la compétence et le savoir- faire normal du praticien de la spécialité concernée.

QUANT À LA RÉTRIBUTION :

- Le mode : Peut consister soit en une somme en euros lors de la cession, soit à des redevances en pourcentage soit aux deux modes réunis.

- Le montant : L'Ordre n'a pas compétence pour discuter la valeur de cession de telle ou telle invention. On peut aussi penser que les firmes ne font pas de cadeau dans ce domaine. Ce serait de la compétence de la CGCCRF.

Toutefois en ce qui concerne les royalties en pourcentage, il convient de souligner que les redevances résultant de la prescription ou de la pose par l'inventeur de sa propre invention ne sauraient donner lieu à reversement en stricte application de la loi anti-cadeau.

- S'agissant plus particulièrement de praticiens hospitaliers plein temps la diffusion de leur invention au sein de l'établissement les empêcherait d'y prétendre pour la même raison qu'on vient d'évoquer, mais aussi pour éviter un conflit d'intérêts. Qu'en serait-il alors pour un marché au sein de toute une communauté d'établissements type AP-HP ?

Quelques exemples anonymisés sont en ANNEXE IV

REVENUS D'AUTRES ORIGINES

Comme tout citoyen, un médecin peut tirer bénéfice ou rente d'activités étrangères à la profession. Toutefois, le code de déontologie pose des limites :

Art 26 : *un médecin ne peut exercer une autre activité que si un tel cumul est compatible avec l'indépendance et la dignité professionnelle et n'est pas susceptible de lui permettre de tirer profit de ses prescriptions ou de ses conseils médicaux.*

Art 31 : *Tout médecin même en dehors de l'exercice de sa profession de tout acte de nature à déconsidérer celle-ci.*

Un mandat politique n'est pas incompatible avec la profession médicale qu'elle soit libérale ou salariée, voire universitaire, mais dans le respect de la prévention des conflits d'intérêts.

Art 27 *il est interdit à un médecin qui remplit un mandat électif ou une fonction administrative d'en user pour accroitre sa clientèle.*

DÉSERTS MÉDICAUX
ET GÉNÉRALISTES

Le schéma idéal proposé aux usagers est de faire choix d'un **médecin traitant** le plus souvent généraliste lequel peut solliciter **une équipe de soin** disponible avec une prise en charge permettant à tout un chacun un accès aux soins de qualité.

On a repéré depuis des lustres une tendance forte des jeunes médecins généralistes qu'ils ou qu'elles soient formées(e)s en France ou venu(e)s d'ailleurs, à bouder la médecine générale et à ne pas faire de l'exercice libéral un exercice de premier choix.

Le numerus clausus, s'il fut motivé par un excès supposé de désirs de carabins, déjà à l'époque la densité médicale était mal répartie, et ce depuis toujours.

Or on voit de plus en plus souvent que **le schéma ne fonctionne pas comme espéré** dans de nombreux territoires. Le médecin traitant est devenu denrée rare et lorsqu'il existe sa disponibilité devient incertaine vu les difficultés de rendez-vous. L'équipe de soin est aussi défaillante dans certaines zones géographiques, ailleurs les prises en charge sont insuffisantes ou trop coûteuses. L'accès aux soins se dégrade chez les plus précaires, les plus âgés, les isolés et pas que dans ces déserts médicaux des zones rurales éloignées et des banlieues difficiles ; les villes moyennes, les métropoles et Paris même y sont confrontées. Y trouver un médecin traitant est compliqué : Les médecins généralistes retraités n'y sont pas remplacés et les autres spécialistes d'accès direct de plus en plus rares ou lointains ce qui aggrave encore la surcharge des généralistes des territoires.

Le désert médical peut se définir comme une inadéquation entre les droits reconnus aux populations et le manque de présence médicale pour les assumer. Plus trivialement c'est **l'absence de médecin traitant à proximité du bassin de vie.** Cela concerne de plus en plus de personnes et de territoires tant en métropole qu'en Ultra-marin. Toutes les spécialités sont concernées mais nous voulons nous recentrer sur la médecine générale qui constitue l'immense majorité des médecins traitants.

Certes **le nombre de médecins** s'est considérablement accru passant entre 1955 et 2020 de **48 000** à **300 000**. Mais la proportion de généralistes ne va faire que décroitre puisque représentant **80 %** du corps médical au sortir de la guerre, elle n'est plus que bien inférieure à **50 %** de nos jours **tendant vers le**

tiers. Décroissance attendue jusqu'au-delà de 2025.[1] C'est vers 1998 que s'était fait le croisement des courbes autour de 95 000.

Plus récemment on assiste à une diminution globale des médecins en activité : le temps médical disponible est insuffisant en raison **d'une baisse du nombre des médecins généralistes** et de spécialistes de premier recours entre 2010 et 2025, de la mauvaise répartition géographique de certaines professions et d'une diminution du temps de travail moyen des médecins de toutes spécialités. À noter également que la parité des médecins en activité est atteinte en France en 2020. Mais à court terme beaucoup de médecins généralistes plus que sexagénaires hommes partant à la retraite ne seront pas remplacés surtout dans les zones peu attractives. **La situation ne va pas s'améliorer dans l'immédiat.** On voit que le nombre de généralistes diminue d'année en année et va encore diminuer pendant plusieurs années.

On sait depuis longtemps que la médecine générale n'était pas celle choisie en priorité et le déficit chronique au choix dans les ECN année après année en faisait donc une spécialité insuffisamment choisie et souvent subie. Qui plus est la tendance vers le salariat et la féminisation majoritaire viennent compliquer l'équation de la prise en charge du premier recours sur tous les territoires.

Dans le même temps **la population est passée de 45 millions à 67 millions soit une augmentation d'un tiers** de patients par ailleurs de plus en plus âgés et plus demandeurs de soins. Les transferts de population se font au profit des grandes agglomérations et des régions plus clémentes, les littoraux et le soleil, mais au détriment des ruralités et des petites villes mêmes moyennes, de même pour les régions désindustrialisées du charbon, Hauts de France, et du fer, le Grand Est, avec disparition progressive du régime de médecins des mines.

L**a demande de soins s'accroit avec les années**, le vieillissement de la population et la chromisation des pathologies engendrent une augmentation drastique du nombre de patients tout en nécessitant un temps médical accru. D'autre part, le recours aux soins est plus important qu'auparavant. Pour ces raisons, la file d'attente des médecins libéraux va tendre à la saturation, rendant difficile la consultation dans des délais raisonnables alors même que le virage ambulatoire suppose des professionnels de santé bien coordonnés auprès du domicile des patients.

Ainsi vont apparaître progressivement ces territoires où la présence médicale de premier recours est devenue insuffisante et qui sont en constante croissance, et ce pour encore plusieurs années.

---

[1] Selon le CNOM. Atlas démographique 2017. D'après les analyses et le calcul du TCAM (Taux de croissance annuel moyen), la tendance à la baisse avec une forte probabilité va se confirmer jusqu'en 2025 pour atteindre alors 79 262 : Moins de 1000 MG par an depuis 2010.

DÉSERTS MÉDICAUX pour les uns ou ZONES SOUS DENSES pour d'autres.

Une estimation minimale est fournie par la DREES, selon laquelle environ **8 % de la population se situe dans un désert médical en 2017** (soit 5,3 millions d'habitants). Selon un indicateur d'accessibilité potentielle localisée (APL) construit par la DREES et l'IRDES fonction du nombre de consultations/par habitant/an, et qui tient compte notamment de la proximité, de la disponibilité des médecins généralistes et des besoins de la population selon l'âge, a déterminé que l'APL moyen en France était de 4,11. Avec un seuil de 2,5 consultations/an et par habitant 8,1 % de la population habite en zone sous-dense et 18 % si l'on retient le seuil de 3 consultations par an.

Les régions les plus touchées sont la Bourgogne-Franche-Comté, l'Auvergne-Rhône-Alpes, l'Île-de-France ainsi que la Corse. **20 %** des habitants des communes sous-denses habitent en Île-de-France, région dans laquelle **13 %** des habitants résident dans un quartier prioritaire de la politique de la ville (**8 %** au niveau métropolitain). **Au sein d'une même région**, les situations sont très disparates selon les bassins de vie, qui sont l'échelle pertinente pour apprécier l'existence d'une zone sous-dense.

Ainsi, **la diminution des effectifs de médecins généralistes libéraux a été de 13 % entre 2007 et 2016 et serait encore de 15 % entre 2016 et 2025.** Cette baisse du nombre de généralistes est d'autant plus alarmante qu'elle affecte la quasi-totalité de nos territoires ; on la constate dans 93 départements en tête desquels la Nièvre (— 27 %) et la ville de Paris (-25 %) sur le plan régional c'est la Bretagne qui perd 30 % de ses effectifs, l'Occitanie 18 % et l'Île-de-France 15 %.

De même, le nombre de certains médecins spécialistes en accès direct (ophtalmologistes, gynécologues, psychiatres) diminuerait de **20 %** entre **2012** et **2025.** Ceux-là sont concentrés dans les pôles urbains (l'offre par habitant varie de 1 à 9 entre les communes isolées et les pôles urbains). Si la grande majorité des généralistes (95 %) sont installés en secteur **1**, de nombreux spécialistes de premier recours (ophtalmologistes et gynécologues en particulier) sont installés en secteur **2** et pratiquent donc des **dépassements d'honoraires** qui ne favorisent pas l'égalité d'accès aux soins. Quelle qu'en soit la raison – distance, délai ou tarif –, leur carence retombe sur des généralistes déjà surchargés pouvant parfois engendrer des situations dramatiques ou explosives.

L'attractivité d'un territoire et la qualité de vie. Les causes de ces inégalités territoriales résident principalement dans le fait que certains territoires sont peu attractifs.

Or, ce sont des critères de choix important pour les professionnels de santé. Ces critères tendent à être de plus en plus importants chez les jeunes médecins, plus souvent des femmes, qui sont attirés par un exercice groupé qui permet la mutualisation de services, par un cadre de travail agréable et dynamique ainsi que par un territoire qui permet aux conjoints de trouver un emploi et qui offre des services divers et de qualité.

La réduction du temps médical moyen disponible : le temps consacré par le ou la praticien(ne) sa patientèle hors tâches administratives se réduit s'éloignant des 50 heures du libéral moyen pour se rapprocher des horaires salariat-compatibles : les jeunes médecins, hommes comme femmes, aspirent légitimement à un meilleur équilibre vie professionnelle/vie familiale et personnelle.

De nombreuses mesures ont tenté d'encourager les installations de médecins généralistes particulièrement en zones sous denses provenant des structures administratives nationales et territoriales ainsi que de l'assurance maladie.

Les aides de l'État

Le contrat d'engagement de service public pour les étudiants en médecine ou en odontologie à partir de la deuxième année allocation mensuelle de 1200 € par mois pendant les études. En contrepartie ils s'engagent à exercer dans les territoires sous dotés pour une durée égale à celle du versement de l'allocation et de deux ans minimums.

Le contrat de praticien territorial médical de remplacement pour ceux autorisés à faire des remplacements, généralistes ou non. Consiste en compensations financières pour des remplacements effectués en zones sous dotées.

Le contrat de praticien territorial en médecine générale pour inciter des installations de généralistes en zone sous denses, ouvre droit pendant deux ans à une rémunération complémentaire mensuelle à l'activité et des avantages en termes de protection sociale maladie et maternité.

Le contrat de praticien territorial en médecine ambulatoire en zone sous dense ouvre droit à des garanties de versement d'un forfait encas de congé maternité et paternité ou maladie pendant trois mois.

Les exonérations fiscales et sociales

Exonérations d'impôts sur le revenu pour l'activité de permanence des soins ambulatoires concerne les praticiens installés en zone sous dotée.

Exonérations d'impôts sur les sociétés ou sur les revenus concerne les libéraux si implantés en zone de revitalisation rurale ou en zone franche urbaine.

Exonération de cotisations foncières des entreprises si le cabinet est situé en zone franche urbaine ou de revitalisation rurale. L'exonération temporaire possible pour 2 à 5 ans.

Exonération des cotisations patronales si emploi d'un salarié dès lors que le cabinet est situé dans une zone de redynamisation rurale ou urbaine ou zone franche urbaine. L'exonération n'est que partielle pendant 1 an.

Les aides régionales des ARS pour les médecins généralistes en libéral l'aide spécifique à l'installation (ASI) est une aide forfaitaire de 50 000 € versés en deux fois avec les mêmes conditions que le contrat de l'assurance maladie pour faire face aux investissements du début de carrière.

L'aide au développement d'exercice coordonné (ADEC) est une aide de 25 000 € versés en deux fois.

Les aides spécifiques aux étudiants en médecine : accessibles dans chaque ARS. Outre le Contrat d'engagement.de service public (CESP)

Indemnités de transport pour les stages d'internes suivis hors CHU de 130 €.

Primes de responsabilité pour les stages d'interne autonomes en soins primaires ambulatoires (SASPA).

D'autres aides de départements ou de communes apparaissent quotidiennement sur les médias proposant, qui le loyer, le logement voire un emploi de salariat avec 6000 € par mois.

L'ASSURANCE MALADIE de son côté a tenté de rendre plus attractif l'exercice de la médecine générale par diverses propositions conventionnelles qui portent sur l'exercice de la spécialité particulièrement en zones sous-denses.

Les incitations financières à l'installation

Sont ainsi proposés :

Contrat d'aide à l'installation de médecin (CAIM) : En échange d'une aide non renouvelable de 50 000 € versée en deux fois, à l'installation et un an plus tard, le médecin s'engage à rester cinq ans installés, à participer au dispositif de « *permanence des soins ambulatoires* » et à exercer en groupe en pratiquant au moins 2,5 jours par semaine en zone sous dorée pour une activité de 4 jours par semaine.

Contrat de transition pour les médecins de 60 ans ou plus (COTRAM) qui vise une aide confraternelle : Encourage la transmission d'activité à un confrère de moins de 50 ans, en échange d'un contrat de 3 ans, renouvelable une fois, de valorisation de 10 % des honoraires conventionnés (soit en moyenne 15 000 € par an).

Contrat de stabilisation et coordination des médecins (COSCOM) : En échange de 5 000 € par an pendant 3 ans, renouvelable tacitement, accru de 1250 €/an si exercice dans un hôpital de proximité, et de 300 €/mois si accueil d'un étudiant stagiaire. Concerne un médecin déjà installé en zone sous dotée et impliqué dans la démarche d'exercice coordonné.

Contrat de solidarité territoriale médecin (CSTM) : En échange d'une aide apportée à un médecin au moins dix jours par an en zone sous dotée, le confrère installé hors zone verra ses honoraires réalisés en zone, majorés de 10 % jusqu'à 20 000 €/an et les déplacements.

Les récents engagements conventionnels.[1]

Les adaptations conventionnelles de l'assurance maladie tentent d'aider à améliorer l'accès aux soins et la qualité de ceux-ci par des motivations financières.

Le trépied d'indemnisation de l'assurance maladie, paiement à l'acte, forfait et rémunération sur objectifs de santé publique (ROSP) se concrétise et s'amplifie. Et en particulier pour les médecins généralistes :

Concernant les actes, la consultation de base est à 25 € et quelques consultations rares à 30 € ou exceptionnelles à 46 € ou 60 €.

Les forfaits selon la patientèle et l'équipement du cabinet

La rémunération au forfait se confirme :

Le forfait en fonction de la patientèle privilégiant les enfants, de moins de 6 ans, les plus de 80 ans, les ALD, les CMU-C.

Le forfait structure encourageant l'équipement du cabinet notamment informatique et les services au patient.

La rémunération sur objectifs de santé publique (ROSP)

L'évolution croissante des taux d'atteinte des résultats observés depuis la mise en place du dispositif confirme l'impact positif de la ROSP. Elle est maintenue sur les trois axes antérieurement définis : pathologies chroniques,

[1] Convention 2016-2021.

prévention, efficience des prescriptions, écrit l'assurance maladie avec désormais 29 facteurs pris en charge.

Au total, l'impact financier annuel attendu de la dernière convention 2016 pour un médecin généraliste est estimé[1] par l'assurance maladie à :

Pour la valorisation des actes	11 400 €
Pour le forfait, structure d'aide à l'organisation	1 500 €
Pour le forfait patientèle	1 300 €
Pour la rémunération sur objectifs	800 €
Pour les autres mesures	700 €
Soit une revalorisation totale pour l'année de :	**15 700 €**

La tâche administrative du cabinet médical est aussi prise en considération :

Le médecin généraliste exerçant seul en cabinet n'est plus financièrement en mesure de salarier un poste de secrétaire ou d'assistant à plein temps qui prend les rendez-vous, répond au téléphone et gère la part administrative croissante d'un cabinet : salaire plus charges sociales seraient rédhibitoires.

Les secrétariats de cabinet sont coûteux et n'existent que dans les cabinets de groupe et les centres pluridisciplinaires avec partage des frais.

La prise de rendez-vous est désormais facilitée par **les services en ligne**. Doctolib semble avoir la majorité du marché national. Il permet aux patients de trouver un rendez-vous au plus tôt avec un médecin, mais aussi auprès de son médecin traitant. L'utilisation en est gratuite pour les patients, et nécessite un abonnement payant pour les praticiens.

L'assistant médical : un nouveau venu

L'avenant 7 à la convention médicale, signé le 20 juin 2019, marque la création d'une aide conventionnelle au recrutement d'un assistant médical.

Cette nouvelle formation est en gestation avec deux options, soignant type infirmière, ou non-soignant type secrétaire. Cet assistant sera formé en trois ans, mais la qualification ne sera pas exigible dans les premières années de fonctionnement du dispositif pour qu'il puisse démarrer rapidement.

Le médecin qui veut en bénéficier peut choisir plusieurs financements : 1/3, ½ ou un équivalent Temps plein à condition d'accroitre sa clientèle en proportion notamment comme médecin traitant. Est-ce l'encouragement au burn-out ? Non, car on espère que justement cette assistance permettra d'accroitre la patientèle sans travailler plus longtemps.

---

[1] Estimation de la plaquette Convention 2016-2021. *Document médecin traitant.*

Quoi qu'il en soit, en 2015, les pratiques ont continué d'évoluer positivement sur le volet organisation du cabinet.[1]

***L'usage des logiciels d'aide à la prescription**, qui permet d'automatiser certaines vérifications pouvant être longues pour anticiper d'éventuelles interactions médicamenteuses, a progressé de +3 points chez les médecins généralistes et médecins à expertise particulière (78 %). L'utilisation croissante de ces logiciels, outils précieux d'aide à la décision, favorise la diffusion de bonnes pratiques. En 2015, 83 % des médecins généralistes et médecins à expertise particulière concernés par cet indicateur et remplissant les prérequis élaborent une synthèse annuelle pour leur patientèle « médecin traitant » à partir du dossier informatisé et la mettent à leur disposition sur demande.*

La progression la plus marquée observée en 2015 avait concerné ***l'équipement informatique des cabinets permettant de télétransmettre et d'utiliser les téléservices**. Cet indicateur a progressé de 5 points chez tous les profils de médecins éligibles et ayant les prérequis.*

Les indicateurs traduisaient enfin ***une amélioration de l'information des patients en cabinet et sur le site**_Ameli. En 2015, 95 % des médecins généralistes et médecins à expertise particulière (+1 point) et 75 % des médecins spécialistes (+ 2 points) déclaraient afficher les informations sur les horaires de consultations et les modalités d'organisation du cabinet.*

En généralisant la rémunération sur objectifs de santé publique, l'Assurance Maladie et les partenaires conventionnels se sont attachés à valoriser la qualité des soins et de la prise en charge des patients, le développement de la prévention et le renforcement de l'efficience des prescriptions. Parmi eux, les 57 045 médecins généralistes et médecins à expertise particulière sont rémunérés à hauteur de 6 402 euros en moyenne (vs 5 935 euros en 2014). Les médecins généralistes seuls perçoivent, pour leur part, 6 756 euros en moyenne (vs 6 264 euros en 2014). Ce complément de rémunération valorise l'activité de médecin traitant des médecins généralistes, au centre du système de soins actuel.

Doit-on cesser de croire qu'il faut des médecins partout pour assurer l'accès aux soins de la population ? Il y a bientôt 10 ans, celui qui est fut ministre de la Santé proposait sa vision "*Voilà l'enjeu : expliquer aux usagers que les soins primaires ne sont l'apanage de la relation directe au médecin que d'un point de vue historique et sociologique et qu'il existe d'autres solutions aux déserts médicaux. La coopération entre professionnels, de nouveaux outils de communication et, inévitablement, l'éducation à la santé.*"

[1] Amélie. Bilan de la rémunération sur objectifs de santé publique2015. Dossier de presse.

Aujourd'hui, le gouvernement se targue d'un bilan positif sur le front des maisons de santé : « À l'été 2021, on comptait 1 889 maisons de santé en France, soit 855 de plus qu'en 2017. De plus, 451 maisons étaient en projet à cette même date ».

Selon une étude de l'Institut de Recherche et Documentation en Économie de la Santé publiée en 2020, le principe fonctionne : "Les zones sous-dotées avec des maisons de santé connaissent une meilleure évolution de leur densité de médecins généralistes libéraux que celles sans maison de santé."

Réflexion sur le trépied : on a vu apparaître les rémunérations au forfait puis la ROSP venant s'ajouter à celles des actes. On peut y reconnaître une incitation à une qualité renforcée de l'activité du praticien tout autant qu'une disparité de statut entre les médecins ; mais aussi une reconnaissance de l'insuffisance du paiement à l'acte, et comme mode de rétribution unique, et comme insuffisamment incitant à la qualité.

Qu'en est-il des nouveaux prescripteurs pour les généralistes ? Les opinions sont partagées : certains les considèrent comme des aides complémentaires pour l'accès aux soins en particulier dans les zones fragiles pour autant qu'il ne s'agisse que de délégations responsables.

Pour d'autres il s'agit d'une perturbation particulièrement en matière financière : les actes ainsi délégués, renouvellement de prescription, vaccination... sont des actes rapides ; il ne restera aux médecins que les actes lourds des polypathologies, actes lents. Au total une baisse d'un revenu déjà le plus faible du corps médical.

Les cabinets pluriels

Les premiers cabinets de groupe sont une entité fort ancienne remontant aux années 1980. William Junod en fut le promoteur de longues années.

Mais plus récemment s'est confirmée une tendance vers les regroupements de praticiens et sont apparues de nouvelles structures de soin que sont les centres de santé et les maisons de santé avec deux modes d'exercice différents.

Il existe en effet aujourd'hui, deux sortes de structures d'exercice coordonné : les maisons de santé (MSP) et les centres de santé (CdS). Les unes comme les autres sont des structures sanitaires de premier recours et le cas échéant de second recours, exerçant de façon coordonnée sur la base d'un projet de santé.

LES MAISONS DE SANTÉ ont été introduites dans le code de la santé publique en 2007 (loi de financement de la sécurité sociale du 19 décembre 2007) pour ouvrir aux **professionnels libéraux** un mode d'exercice collectif.

Les maisons de santé sont des structures pluriprofessionnelles dotées de la personnalité morale et constituées entre professionnels médicaux, auxiliaires médicaux ou pharmaciens.

Les professionnels de santé exerçant en leur sein (essentiellement des professionnels libéraux) doivent élaborer un projet de santé attestant de leur exercice coordonné. Les maisons de santé sont appelées à conclure avec l'agence régionale de santé un contrat pluriannuel d'objectifs et de moyens préalablement à tout versement d'une aide financière par l'agence.

En juin 2021, **1889** maisons en fonctionnement et **366** maisons en projets étaient recensées.

La définition des modèles "CENTRE DE SANTÉ" est inscrite dans l'article L 6323-1 du code de la santé publique, modifié par ordonnance le 12 janvier 2018. Ce sont des structures qui répondent en de multiples points à la transformation de l'organisation de l'offre de soins de ville, dite aussi ambulatoire.

Les centres de santé sont créés et gérés par des organismes à **but non lucratif**, des collectivités territoriales, des établissements publics de coopération intercommunale, des établissements publics de santé, des personnes morales gestionnaires d'établissements privés de santé, à but non lucratif ou à but lucratif, des sociétés coopératives d'intérêt collectif.

Les centres de santé sont des structures d'exercice collectif.

Les équipes médicales sont salariées du gestionnaire du centre de santé.

Ils constituent des **lieux de stages pour les étudiants en médecine**.

Ils peuvent être déclarés centre universitaire et constituer des **lieux de recherches**.

Ils peuvent pratiquer des interruptions volontaires de grossesse.

Ils peuvent mettre en œuvre des actions de santé publique, de prévention et d'éducation.

Les centres de santé appliquent le **tiers payant sans dépassement d'honoraires.**

Les centres de santé sont soit monoprofessionnels, soit pluriprofessionnels.

Les centres de santé doivent élaborer un projet de santé attestant de **leur exercice coordonné** qu'ils transmettent à l'agence régionale de santé (ARS) en même temps que leur règlement intérieur. Ils sont appelés à conclure avec l'ARS un contrat pluriannuel d'objectifs et de moyens préalablement à tout versement d'une aide financière par l'agence. On compte plus de **2200 centres de santé (dont 455 pluriprofessionnels) en 2021.** À l'exception des centres de soins infirmiers, ils sont **implantés majoritairement en milieu urbain.**

Ces centres pratiquent des soins de premiers recours, c'est-à-dire une **médecine de proximité**, qui comprend la médecine générale, les soins infirmiers, le dentaire, certaines spécialités comme la gynécologie et l'ophtalmologie. Il peut également y avoir de la kinésithérapie, de l'imagerie médicale, bien que ces plateaux techniques soient chers et plus difficilement gérables sur le plan financier.

Les principales caractéristiques communes des centres et des maisons de santé sont :

L'exercice de façon coordonnée autour d'un projet de santé

Les aides de l'assurance maladie sur la base d'indicateurs.

Les principales différences concernent :

le statut des professionnels , salariés pour les centres de santé, libéraux pour les maisons de santé ;

La composition des structures :

Les MSP sont toujours pluriprofessionnelles : cela signifie qu'elles regroupent, dans un même site ou non, des professionnels de santé médicaux - médecins généralistes et d'autres spécialités / sages-femmes / chirurgiens-dentistes-, des auxiliaires médicaux -infirmiers, masseurs-kinésithérapeutes, ergothérapeutes… - et, le cas échéant, des pharmaciens.

Les centres de santé sont soit monoprofessionnels, c'est-à-dire exclusivement « médicaux » (comptant seulement des médecins) ou infirmiers ou dentaires, soit polyvalents, c'est-à-dire comportant des médecins et chirurgiens-dentistes ou sages-femmes, mais aucun auxiliaire médical, soit enfin pluriprofessionnels, à l'instar des MSP.

Il ne fait pas de doute que tout type d'exercice coordonné, monoprofessionnel, polyvalent ou pluriprofessionnel, représente une offre de soins qui mérite d'être soutenue. C'est ainsi que les aides de l'assurance maladie portent sur l'ensemble de ces exercices coordonnés.

Il s'avère toutefois que l'exercice pluriprofessionnel permet une prise en charge globale du patient et, en cela mérite une attention particulière. C'est pourquoi, la stratégie « Ma santé 2022 », renforcée par les conclusions du Ségur de la santé- avait fixé comme objectif le doublement, d'ici à 2022, des maisons et des centres de santé pluriprofessionnels, étant précisé que l'exercice isolé devait faire figure d'exception à cette même date. Les maisons de santé font de surcroît partie des « objets de la vie quotidienne ».

Pour atteindre ces objectifs, il convient de faire appel à tout un panel de mesures existantes avant 2018 ou mises en place depuis, ayant trait à différents domaines.

Certaines sont communes aux centres et maisons de santé tels que les mesures relatives à l'accompagnement, au système d'information favorisant le partage d'information. D'autres peuvent être spécifiques aux centres ou aux maisons de santé comme les mesures d'aides financières, certains dispositifs innovants, ou la création d'un statut juridique ad hoc avec les sociétés interprofessionnelles de soins ambulatoires pour les MSP ou la révision du corpus législatif relatif aux centres de santé.

L'exercice coordonné des soins de premier recours au sein de structures intégrées permet d'offrir un cadre attractif d'exercice pour les professionnels de santé - notamment dans les territoires caractérisés par une démographie médicale insuffisante -, tout en favorisant une meilleure accessibilité aux soins pour les patients et un meilleur confort de vie pour les soignants.

LE MONOPOLE MÉDICAL

LA REMISE EN QUESTION

C'est par la loi que les conditions d'exercice et de formation peuvent être modifiées ; on l'a vu pour les médecins dont les études sont passées de 7 à 9 ans pour les généralistes, et pour les ratios de spécialités ou d'accès aux études en faculté (instauration du numerus clausus puis sa suppression).

Les accords internationaux peuvent venir limiter les décideurs, tels l'accord de formation de haut niveau des médecins européens, la reconnaissance des diplômes de l'UE et la libre circulation des diplômés et des patients.

Il n'en demeure pas moins que l'exercice de la médecine reste du domaine souverain de l'État français qui décide de l'organisation des soins sur son territoire. Ainsi, détermine-t-il peu ou prou le nombre de praticiens amenés à exercer la médecine. Mais plus encore le pouvoir peut décider et réglementer le contenu de chaque profession médicale ou de santé comme on va le voir.

Le monopole de l'exercice médical est remis en question pour ne pas dire qu'il vole en éclats pour diverses raisons et dans diverses professions soignantes inégalement reconnues par l'Assurance-Maladie. Une redistribution s'opère loi de santé après loi de santé.

Le triple droit d'examiner, prescrire et attester est en train de se fragmenter et de se redistribuer à d'autres que les membres du corps médical. Il s'agit selon le cas de transfert ou de délégation de tâches.

La raison pouvant les justifier c'est le constat opiniâtre que malgré l'augmentation des médecins sur le territoire, les généralistes diminuent, et que l'inadéquation de la présence du médecin traitant, sur l'ensemble du territoire – les déserts médicaux — se confirme. La tendance persiste à la baisse des vocations de généralistes un sur quatre aujourd'hui (55 908 sur 217 402 en 2019), et leurs souhaits préférentiels du salariat ou d'un exercice moins intensif.

Parallèlement la population à soigner augmente et vieillit ce qui va multiplier les pathologies chroniques[1] nécessitant surveillance prévention et éducation thérapeutique plutôt qu'une diagnose. Et les diabétologues, gériatres, psychiatres et autres cardiologues le confirment.

[1] Les maladies chroniques. *20 millions de Français concernés*. Pr Grimaldi et coll. Mars 2017. Odile Jacob.

Les professions médicales sont-elles en cours de démantèlement ? Plus probablement que comme toutes les professions réglementées celles-ci ont besoin par époques d'être revivifiées pour mieux remplir leur office. Qu'on le veuille ou non, au-delà des droits concédés par la loi aux pharmaciens et auxiliaires médicaux, c'est le monopole de l'exercice médical qui se redistribue. On peut penser que c'est dans l'intérêt des patients. Cela va modifier les usages et répartir les responsabilités. Puissent les patients y trouver avantage. Et tout le monde y trouver son compte. Il y faut de la prudence.

En tout état de cause ce n'est pas une première. Voilà qui n'est pas sans rappeler l'ère des *officiers de santé* qui pendant un siècle (tout de même...) ont pratiqué une sous-médecine dans les campagnes françaises.

LES OFFICIERS DE SANTÉ[1]

La Constituante avait voté la suppression des corporations (Lois *d'Allarde mars 1791 et de Le Chapelier juin 1791)* supprimant toute *coalition de citoyens de même profession* et ayant de facto fermé les écoles de médecine et les universités ; et partant plus de diplômés.

Les décrets de la Convention des 28 juin et 8 juillet 1793 relatifs à l'organisation des secours à accorder annuellement aux enfants, aux vieillards et aux indigents vont créer un corps d'officiers de santé. Le texte précise qu'il sera établi près de chaque agence un officier de santé chargé du soin de visiter à domicile et gratuitement tous les individus secourus par la nation, d'après la liste qui lui sera remise annuellement par l'agence. Ces décrets très humanistes ont permis la pratique de la médecine sans distinction de diplôme, ce qui va induire une confusion au sein de la population et faire progresser la désertification médicale des campagnes et le charlatanisme.

La loi du 4 décembre 1794 rétablira l'enseignement de la médecine dans les trois villes de Paris, Strasbourg et Montpellier pour former soit des officiers de santé dirigés vers les armées après une courte formation soit des docteurs en médecine.

La loi du 19 ventôse XI, 10 mars 1803, réorganise la médecine et instaure le monopole et la médecine à deux vitesses, partageant l'exercice en deux formations, les officiers de santé voués à l'exercice du plus grand nombre c'est-à-dire les campagnes et les docteurs en médecine exerçant en ville pour les plus aisés. Le rapporteur de la loi, Fourcroy regrettait cette dichotomie

[1] Ce chapitre est dû à Bernard Hoerni. Comité de lecture du 26 avril 1997 de la société française d'histoire de la médecine. Histoire des sciences médicales — tome XXXII – no.1 — 1998.

rendue nécessaire du fait de l'obligation de pourvoir aux besoins de l'armée et de protéger les populations civiles soumises à l'exercice illégal de charlatans *et médicastres et sauvegarder les situations acquises*. Dès lors, nul ne put exercer la médecine ou la chirurgie sans avoir été reçu docteur sauf dans les campagnes déshéritées où les officiers *de santé* créés comme palliatif pratiquèrent avec un bonheur inégal jusqu'en 1892.

Ce mode d'exercice avait toujours été considéré comme un pis-aller né de la nécessité des campagnes militaires révolutionnaires puis impériales. La loi du 30 janvier 1892 supprima ce mode d'exercice tombé en disgrâce : ils n'étaient plus que 2214 en 1891.

Tout cela aboutit à l'article premier et unique du titre 1er de la loi, sur les *"conditions de l'exercice de la médecine" : "Nul ne peut exercer la médecine en France s'il n'est muni d'un diplôme de docteur en médecine..."*. Ses titres II et III concernent l'exercice de la profession de dentiste (art. 2) et de la profession de sage-femme (art.3 et 4) sur lesquelles nous n'insisterons pas pour en venir au titre IV concernant les "*conditions communes à l'exercice de la médecine, de l'art dentaire et de la profession de sage-femme"*. L'article 5 précise les conditions d'exercice des praticiens diplômés à l'étranger, l'article 6 celles des remplacements des médecins. (Déjà : note de la rédaction.)

Le monopole médical a régné ensuite pendant plus d'un siècle, toutefois en même temps on assiste à la fin de l'omnivalence du diplôme (1984) du fait de l'émergence progressive des spécialités, un temps compatibles avec l'exercice de la médecine générale — les anciennes *compétences* – puis devenues exclusives et attestées par décision ordinale sur dossiers. Puis c'est l'université qui décerne en même temps, et ce, jusqu'en 2020, à la fois, le diplôme de doctorat et la spécialité exclusive, la médecine générale elle-même étant devenue spécialité.

Toutefois une exception de taille va grignoter le monopole de l'exercice médical, la loi 2002-303 en son article 75 avait stipulé : *l'usage professionnel du titre d'ostéopathe ou de chiropraticien est réservé aux personnes titulaires d'un diplôme sanctionnant une formation spécifique...*

TRANSFERT OU DÉLÉGATION : La confusion des termes est fréquente même chez ceux censés s'en soucier, médecins comme juristes.

Le transfert est l'acte par lequel on déclare transporter à un autre la propriété d'une action [Littré]. En l'occurrence conférer à un autre professionnel de santé le droit à tel acte jusqu'ici réservé au seul médecin.

Le transfert intégral donne à penser que le médecin en soit dépossédé ce qui n'est pas apparu exception faite des spécialisations médicales qui ont supprimé l'omnivalence du diplôme de docteur en médecine, mais c'est une autre histoire.

Le transfert partiel laissant le médecin et le soignant tous deux disposant du même droit en toute indépendance.

Alors que la délégation c'est la commission qui donne à un professionnel de santé le droit d'agir au nom d'un médecin ce qui suppose une responsabilité partagée et le droit de regard conservé par le médecin.

Le rapport Berland en 2003[1], l'idée n'est donc pas nouvelle, avait secoué en son temps les arcanes de la profession. À l'époque c'est sur transfert ou délégation que la controverse avait achoppé. Il semble que ce débat soit désormais apaisé. Entre-temps le nombre de généralistes est passé de 96 901 en 2002 (DREES) à 88 137 en 2017 (CNOM) et même seulement 55 908 en activité régulière de premier recours en 2019 (CNOM). Est-ce donc bien toujours de délégations qu'il va s'agir ?

Faut-il écouter le Pr V.... ex-urologue, un peu agité du bocal : *il faut multiplier les transferts de tâches, et pas deux ou trois tâches à la con que mes confrères ne veulent pas faire.* Il ne s'agit plus là, de délégation, mais de transfert. Il dit bien connaitre les généralistes. Il n'est en rien sûr qu'il ne s'agisse là que *de tâches à la con*. Un avis particulier en vérité. Ainsi parler et plus encore le penser ! On croit rêver. Communiquer, communiquer !!

COMMENT SUPPLÉER LE MÉDECIN QUI MANQUE.

Le Code de la santé publique classe les professions de santé selon trois catégories :

Les professions médicales ;

Les professions de la pharmacie ;

Les professions d'auxiliaires médicaux[2]

Cette idée du transfert a concerné et concerne toujours les auxiliaires les plus nombreux à savoir le monde infirmier : c'est une population où l'intérêt pour les autres perdure et souvent le lieu où des rêves de médecin se sont évanouis pour diverses raisons. Il est bienvenu que les projets de réforme des études médicales veuillent accueillir un contingent provenant de ce milieu.

---

[1] Rapport d'étape au ministre de la Santé. Octobre 2003. Coopération des professions de santé : le transfert de tâches et de compétences.

[2] Les professions d'auxiliaires médicaux regroupent : les infirmiers, les masseurs-kinésithérapeutes, les pédicures-podologues, les ergothérapeutes, les psychomotriciens, les orthophonistes, les orthoptistes, les manipulateurs en radiologie, les techniciens de laboratoire, les audioprothésistes, les opticiens-lunetiers, les prothésistes, les orthésistes et les diététiciens.
Les autres professionnels exerçant dans le secteur de la santé ne sont pas considérés comme étant des auxiliaires médicaux. (Exemple : les aides-soignants, les auxiliaires de puériculture, les ambulanciers, les assistants médicaux).

Le recours aux pharmaciens est moins ancien à la fois motivé par l'implantation territoriale généralisée des officines, mais aussi par une compétence initiale de qualité et aussi peut-être venir en aide aux petites pharmacies dans les territoires difficiles.

PHARMACIENS PRESCRIPTEURS : Entrée en vigueur le 1er mars 2019

La loi autorise aux pharmaciens la pratique de la vaccination d'abord contre la grippe saisonnière. Ils peuvent renouveler périodiquement des traitements chroniques ou modifier la posologie : la vaccination est un transfert de tâche en ce sens qu'elle peut être pratiquée sans l'avis du médecin traitant alors que le renouvellement des traitements est une délégation de tâche.

L'article 59 de la loi n° 2018-1203 du 22 décembre 2018 de financement de la sécurité sociale pour 2019 a ouvert : *aux pharmaciens d'officine la possibilité d'effectuer les vaccinations dont la liste est fixée par arrêté du ministre chargé de la santé pris après avis de la Haute Autorité de santé. Pour 2019, cette liste limite l'acte à l'administration de la vaccination contre la grippe saisonnière aux personnes majeures, ciblées par les recommandations vaccinales en vigueur, à l'exception des personnes présentant des antécédents de réaction allergique sévère à l'ovalbumine ou à une vaccination antérieure.*

En outre selon cet article : *ils peuvent à la demande du médecin ou avec son accord, renouveler périodiquement des traitements chroniques, ajuster, au besoin, leur posologie et effectuer des bilans de médications destinés à en optimiser les effets ;*

... Peuvent proposer des conseils et prestations destinés à favoriser l'amélioration ou le maintien de l'état de santé des personnes...

Le décret n° 2019-357 du 23 avril 2019 relatif à la vaccination par les pharmaciens d'officine : Il met en place le **régime de déclaration** de l'activité de vaccination dans les pharmacies **auprès des directeurs généraux des agences régionales de santé**.

Fixe également les modalités de traçabilité de la vaccination par les pharmaciens et de transmission des informations au médecin traitant.

Un honoraire de vaccination a été créé par l'avenant 16 de la convention pharmaceutique (6,30 € HT en France métropolitaine et 6,60 € HT pour les départements et les collectivités d'outre-mer). On remarquera que pratiquée par un médecin lors d'une consultation à 25 € la différence est considérable. D'autre part la loi sous réserve d'arrêtés envisage d'autoriser d'autres vaccinations.

Dès lors et les pharmaciens l'ont bien compris ils devront préalablement à une vaccination non prescrite par un médecin réaliser une consultation qui va prendre du temps pour vérifier que le vaccinable est bien celui qu'il dit, et qu'il entre dans la catégorie visée et ainsi engager leur responsabilité : des honoraires leur paraîtront justifiés. On voit se profiler un nouvel exercice de la médecine jusqu'alors illégal. Le pharmacien va vendre le produit, décider de l'opportunité à vacciner et injecter le produit.

La rémunération à l'acte de l'injection comprend :

la délivrance de la dose ;

le questionnaire du patient pour vérifier son éligibilité à la vaccination ;

l'injection du vaccin.

Depuis le 7 décembre 2020, la rémunération est fixée à :

7,90 € pour la rémunération de la vaccination en semaine et 12,90 € les dimanches et jours fériés,

0,40 € pour la rémunération de la vaccination et la réalisation du Trod (Test rapide d'orientation diagnostique) sérologique en semaine et 15,40 € les dimanches et jours fériés.

Ces tarifs sont majorés de 0,30 € dans les Doms.

La rémunération s'effectue via la facturation à l'Assurance Maladie d'un code prestation « INJ » avec une prise en charge à 100 %.

Pour la facturation, le pharmacien doit : renseigner le NIR du patient et se renseigner en tant que prescripteur.

Surveillance post-vaccinale des patients. Il est recommandé de placer le patient sous **surveillance pendant au moins 15 minutes après la vaccination** afin de détecter la survenue d'une réaction anaphylactique suivant l'administration du vaccin. Les professionnels de santé doivent disposer du matériel et des produits pharmaceutiques adaptés, dont de l'adrénaline injectable.

La traçabilité de la vaccination via Vaccin Covid. Cet acte d'injection doit impérativement faire l'objet d'une traçabilité via le téléservice Vaccin Covid. Son remplissage est obligatoire pour permettre le bon déroulement et le suivi de la campagne de vaccination.

La saisie des informations relatives à l'injection et au nom du vaccin administré dans Vaccin Covid fait l'objet d'une rémunération à hauteur de 5,40 euros par injection. Cette rémunération est versée mensuellement.

Après chaque étape de la vaccination, le pharmacien imprime et remet à la personne qu'il a vaccinée :

la synthèse des informations relatives au vaccin administré issu de Vaccin Covid ;

l'attestation de vaccination certifiée.

L'article 30 de la loi du 24 07 2019 : Entrée en vigueur le 1er janvier 2020. La loi autorise désormais le pharmacien à délivrer certains médicaments. *Les pharmaciens peuvent, dans le cadre de protocoles inscrits dans le cadre d'un exercice coordonné délivrer pour certaines pathologies, et dans le respect des recommandations de la Haute Autorité de santé, des médicaments dont la liste est fixée par arrêté, pris après avis de la Haute Autorité de santé.*

Un décret fixe les conditions de formation préalable des pharmaciens et les modalités d'information du médecin traitant.

De même... *le pharmacien peut, en cas de rupture de stock d'un médicament d'intérêt thérapeutique majeur remplacer le médicament prescrit par un autre médicament conformément à la recommandation établie, après consultation des professionnels de santé et des associations d'usagers du système de santé agréées, par l'Agence nationale de sécurité du médicament et des produits de santé et publiée sur son site internet.*

Lorsque le pharmacien procède au remplacement du médicament prescrit, il inscrit le nom du médicament qu'il a délivré sur l'ordonnance et informe le prescripteur de ce remplacement.

On notera qu'ici s'il s'agit de délivrance de médicaments, spécificité du pharmacien, qui consiste à remplacer un médicament prescrit par le médecin et à le remplacer par un autre en cas de rupture de stock — un princeps par un générique — cela fonctionnait déjà. En revanche lorsque sera délivré *un médicament d'intérêt thérapeutique majeur,* les *modalités d'information du médecin traitant* paraissent essentielles. Transfert ou délégation peu importe l'intérêt du patient est primordial.

La pandémie de covid 19 a amplifié le rôle des pharmacien(ne)s qui décident en responsabilité de vacciner toutes les populations qui le souhaitent et/ou le nécessitent ; de même pour les infirmier(e)s.

AUXILIAIRES MÉDICAUX PRESCRIPTEURS

Les infirmières et infirmiers

Est considérée comme exerçant la profession d'infirmière ou d'infirmier toute personne qui donne habituellement des soins infirmiers sur prescription ou conseil médical, ou en application du rôle propre qui lui est dévolu. L'infirmière ou l'infirmier participe à différentes actions, notamment en matière de prévention, d'éducation de la santé et de formation ou d'encadrement.

Depuis la loi du 19/12/2007, l'infirmière ou l'infirmier pouvait effectuer certaines vaccinations, sans prescription médicale, dont la liste, les modalités et les conditions de réalisation sont fixées par décret en Conseil d'État, pris après avis de la Haute Autorité de santé.

Depuis la loi du 21/07/2009. L'infirmière ou l'infirmier était autorisé à renouveler les prescriptions, datant de moins d'un an, de médicaments contraceptifs oraux, sauf s'ils figurent sur une liste fixée par arrêté du ministre chargé de la santé, sur proposition de l'Agence nationale de sécurité du médicament et des produits de santé, pour une durée maximale de six mois, non renouvelable. Cette disposition est également applicable aux infirmières et infirmiers exerçant dans les établissements de PMI, de planification familiale et d'enseignement.

Depuis la loi du 24/07/2019, dans un protocole inscrit dans le cadre d'un exercice coordonné, et dans des conditions prévues par décret, l'infirmier ou l'infirmière est autorisé à adapter la posologie de certains traitements pour une pathologie donnée. La liste de ces pathologies et de ces traitements est fixée par arrêté du ministre chargé de la santé pris après avis de la Haute Autorité de santé. Cette adaptation ne peut avoir lieu que sur la base des résultats d'analyses de biologie médicale, sauf en cas d'indication contraire du médecin, et sous réserve d'une information du médecin traitant désigné par le patient.

Un arrêté des ministres chargés de la santé et de la sécurité sociale fixe la liste des dispositifs médicaux que les infirmiers, lorsqu'ils agissent sur prescription médicale, peuvent prescrire à leurs patients sauf en cas d'indication contraire du médecin et sous réserve, pour les dispositifs médicaux pour lesquels l'arrêté le précise, d'une information du médecin traitant désigné par leur patient. L'infirmier ou l'infirmière peut prescrire des substituts nicotiniques, des solutions et produits antiseptiques ainsi que du sérum physiologique à prescription médicale facultative.

Les orthoptistes

La pratique de l'orthoptie comporte la promotion de la santé, la prévention, le bilan orthoptique et le traitement des altérations de la vision fonctionnelle sur les plans moteur, sensoriel et fonctionnel ainsi que l'exploration de la vision. L'orthoptiste pratique son art sur prescription médicale ou, dans le cadre notamment du cabinet d'un médecin ophtalmologiste, sous la responsabilité d'un médecin.

Il dépiste, évalue, rééduque, réadapte et explore les troubles de la vision, du nourrisson à la personne âgée. Il participe à la prévention des risques et incapacités potentiels.

Il exerce son activité en toute indépendance et en pleine responsabilité, conformément aux règles professionnelles prévues au 1° de l'article L. 4342-7.

Dans le cadre des troubles congénitaux ou acquis, l'orthoptiste met en œuvre les techniques et les savoir-faire les plus adaptés à l'évaluation et au traitement orthoptique du patient et participe à leur coordination. Son intervention contribue notamment au développement et au maintien de l'autonomie et à la qualité de vie du patient.

L'orthoptiste peut prescrire ou, sauf indication contraire du médecin, renouveler les prescriptions médicales des dispositifs médicaux d'orthoptie dont la liste est fixée par arrêté des ministres chargés de la santé et de la sécurité sociale pris après avis de l'Académie nationale de médecine.

Il peut adapter, dans le cadre d'un renouvellement, les prescriptions médicales initiales des verres correcteurs et des lentilles de contact oculaire, sauf opposition du médecin.

L'orthoptiste peut réaliser les séances d'apprentissage à la manipulation et à la pose des lentilles.

Il peut également concourir à la formation initiale et continue ainsi qu'à la recherche.

La définition des actes d'orthoptie et les conditions de l'adaptation prévue au septième alinéa sont précisées par un décret en Conseil d'État pris après avis de l'Académie nationale de médecine.

Les kinésithérapeutes

Dans l'exercice de son art, seul le masseur-kinésithérapeute est habilité à utiliser les savoirs disciplinaires et les savoir-faire associés d'éducation et de rééducation en masso-kinésithérapie qu'il estime les plus adaptés à la situation et à la personne, dans le respect du code de déontologie.

La définition des actes professionnels de masso-kinésithérapie, dont les actes médicaux prescrits par un médecin, est précisée par un décret en Conseil d'État, après avis de l'Académie nationale de médecine.

Depuis la loi du 26/01/2016. Lorsqu'il agit dans un but thérapeutique, le masseur-kinésithérapeute *pratique son art sur prescription médicale et peut adapter, sauf indication contraire du médecin, dans le cadre d'un renouvellement, les prescriptions médicales initiales d'actes de masso-kinésithérapie datant de moins d'un an, dans des conditions définies par décret.*

Il peut prescrire, sauf indication contraire du médecin, les dispositifs médicaux nécessaires à l'exercice de sa profession. La liste de ces dispositifs médicaux est fixée par arrêté des ministres chargés de la santé et de la sécurité sociale, après avis de l'Académie nationale de médecine.

En cas d'urgence et en l'absence d'un médecin, le masseur-kinésithérapeute est habilité à accomplir les premiers actes de soins nécessaires en masso-kinésithérapie. Un compte rendu des actes accomplis dans ces conditions est remis au médecin dès son intervention. Les masseurs-kinésithérapeutes peuvent prescrire des substituts nicotiniques.

LA PRATIQUE AVANCÉE

Nouveau statut hybride entre médecin et infirmier, la "*pratique avancée*" va permettre aux infirmiers de réaliser des actes jusque-là dévolus aux seuls médecins ; elle justifie du niveau master soit bac + 5. Elle va marquer une étape importante dans le partage du monopole d'exercice médical.

Ce statut est créé par l'article L4301-1 : dans la loi 2016-41 du 26 janvier 2016 :

Les auxiliaires médicaux *relevant des titres Ier à VII* 37 *du présent livre peuvent exercer en pratique avancée :*

1° au sein d'une équipe de soins primaires coordonnée par le médecin traitant ou d'une équipe de soins d'un centre médical du service de santé des armées coordonné par un médecin des armées ;

2° au sein d'une équipe de soins en établissements de santé, en établissements médico-sociaux ou en hôpitaux des armées coordonnés par un médecin ;

3° en assistance d'un médecin spécialiste, hors soins primaires, en pratique ambulatoire.

En tout état de cause il s'agit bien là d'une délégation qui reste contrôlée par un praticien. On note que si le statut d'infirmier est le plus souvent en cause eu égard au nombre de diplômés il est également possible pour tous les auxiliaires médicaux cités plus haut.

Un décret en Conseil d'État*, pris après avis de l'Académie nationale de médecine et des représentants des professionnels de santé concernés, définit pour chaque profession d'auxiliaire médical :*

1° les domaines d'intervention en pratique avancée qui peuvent comporter :

a) Des activités d'orientation, d'éducation, de prévention ou de dépistage ;

b) Des actes d'évaluation et de conclusion clinique, des actes techniques et des actes de surveillance clinique et paraclinique ;

c) Des prescriptions de produits de santé non soumis à prescription médicale obligatoire, des prescriptions d'examens complémentaires et des renouvellements ou adaptations de prescriptions médicales ;

2° les conditions et les règles de l'exercice en pratique avancée.

Peuvent exercer en pratique avancée les professionnels mentionnés au I[1] *qui* ***justifient d'une durée d'exercice minimale de leur profession et d'un diplôme de formation en pratique avancée délivré par une université habilitée à cette fin.***

Sont tenues de se faire enregistrer auprès du service ou de l'organisme désigné à cette fin par le ministre chargé de la santé, avant un exercice professionnel, les personnes ayant obtenu un titre de formation requis pour l'exercice en pratique avancée.

La nature du diplôme, la durée d'exercice minimale de la profession et les modalités d'obtention du diplôme et de reconnaissance des qualifications professionnelles des ressortissants européens sont définies par décret.

Toute université assurant une formation conduisant à la délivrance du diplôme de formation en pratique avancée doit avoir été habilitée à cet effet sur le fondement d'un référentiel de formation défini par arrêté conjoint des ministres chargés de la santé et de l'enseignement supérieur, dans le cadre de la procédure d'accréditation de son offre de formation.

Les règles professionnelles et éthiques de chaque profession, ainsi que celles communes à l'ensemble des professionnels de santé, notamment celles concernant le respect du secret professionnel et au droit à l'information, demeurent applicables sous réserve, le cas échéant, des dispositions particulières ou des mesures d'adaptation nécessaires prises par décret en Conseil d'État.

Le professionnel agissant dans le cadre de la pratique avancée est responsable des actes qu'il réalise dans ce cadre.

La pratique avancée vise à répondre aux nouveaux enjeux d'un système de santé en difficulté. Elle identifie des compétences, relevant réglementairement du champ médical, des connaissances et des modalités de travail interprofessionnelles nécessaires pour pratiquer des soins de santé à un niveau avancé par rapport aux compétences reconnues à un métier socle. Elle est fondatrice d'une nouvelle forme d'exercice et donc d'une approche complémentaire et non substitutive.

La priorité donnée à la pratique avancée infirmière en raison : du nombre important de professionnels intégrés dans les équipes de soins, du rôle pivot

---

[1] Les professions d'auxiliaires médicaux regroupent : les infirmiers, les masseurs — kinésithérapeutes, les pédicures-podologues, les ergothérapeutes, les psychomotriciens, les orthophonistes, les orthoptistes, les manipulateurs en radiologie, les techniciens de laboratoire, les audioprothésistes, les opticiens lunetiers, les prothésistes, les orthésistes et les diététiciens.

qu'ils assurent dans la prise en charge globale du patient, d'une approche déjà expérimentée par certains professionnels infirmiers dans leur relation avec les équipes médicales. Une étape essentielle, car fortement symbolique et fondatrice

Une étape qui appelle des déclinaisons vis-à-vis d'autres pratiques avancées dans le champ des professions couvertes par L. 4301-1 du Code de la santé publique.

La pratique avancée vise un double objectif : améliorer l'accès aux soins ainsi que la qualité des parcours des patients en réduisant la charge de travail des médecins sur des pathologies ciblées.

En outre, la pratique avancée favorise la diversification de l'exercice des professionnels paramédicaux et débouche sur le développement des compétences vers un haut niveau de maitrise. Le travail de l'infirmier en pratique avancée (IPA) sera donc pleinement reconnu.

Le décret précise que la pratique avancée recouvre :

- des activités d'orientation, d'éducation, de prévention ou de dépistage
- des actes d'évaluation et de conclusion cliniques, des actes techniques et des actes de surveillance clinique et paraclinique
- des prescriptions de produits de santé non soumis à prescription médicale, des prescriptions d'examens complémentaires, des renouvellements ou adaptations de prescriptions médicales.

Concrètement, à la différence des infirmiers classiques, ces infirmiers de pratique avancée *pourront par exemple renouveler des prescriptions ou se charger du suivi de patients atteints de maladies chroniques, ce qu'ils ne pouvaient pas faire jusque-là,* selon Thierry Amouroux, porte-parole du Syndicat national des Professionnels infirmiers (SNPI). On peut aussi ajouter à cela la prescription d'examens complémentaires, comme une prise de sang par exemple. L'idée est de " *résorber des problèmes localisés d'accès aux soins dans un contexte de tension démographique des professionnels médicaux"*

Quelques réflexions sur ce nouvel exercice prescripteur

Le mode d'exercice... il apparaît clairement que cette pratique s'exercera le plus souvent dans le cadre salarié quel que soit l'employeur, médecin traitant ou spécialiste, établissement de santé, médico-social y compris militaire. Mais il n'apparaît pas d'incompatibilité réglementaire à l'exercice en libéral pour autant que les domaines d'intervention définis par la loi seront respectés de même que les règles professionnelles et éthiques.

Ainsi, les IPA peuvent exercer :

– **Soit-en ambulatoire :** au sein d'une équipe de soins primaires coordonnée par le médecin (par exemple en maison ou centre de santé) ou de l'équipe de soins d'un centre médical du service de santé des armées coordonnée par un médecin des armées. En assistance d'un médecin spécialiste, hors soins primaires.

– **Soit en établissement de santé**, en établissement médico-social ou dans un hôpital des armées, au sein d'une équipe de soins coordonnée par un médecin.

Trois domaines d'intervention sont définis dans un 1er temps, car déjà fonctionnels : les pathologies chroniques stabilisées et les polypathologies courantes en soins primaires. L'oncologie et l'hémato-oncologie. La maladie rénale chronique, la dialyse, la transplantation rénale.

La formation. L'enseignement de cette nouvelle pratique est assuré par l'université. Le pré requis est de 3 ans minimum d'exercice de la profession d'infirmier. La formation est organisée par une année de tronc commun puis d'une seconde année centrée sur les enseignements en lien avec la mention choisie. Sont acquises des connaissances théoriques, le savoir-faire aux prises de décisions complexes, de même que les compétences cliniques indispensables.

Afin d'exercer dans le ou les domaines d'intervention définis, l'IPA devra avoir validé la ou les mentions correspondantes.

Elle est sanctionnée par le diplôme d'État d'infirmier(e) en pratique avancée qui confère le grade universitaire de master.

Pour la rentrée 2019, les ministères de la Santé et de l'Enseignement supérieur visaient au moins une formation ouverte par région. Elles se développent depuis progressivement.

Les relations contractuelles seront clairement définies avec le ou les médecins délégants.

Pour les exercices salariés : Article CSP R4312-*66. L'exercice habituel de la profession d'infirmier, sous quelque forme que ce soit, au sein d'une administration de l'État, d'une collectivité territoriale ou d'un établissement public fait l'objet d'un contrat écrit, hormis les cas où le professionnel a la qualité d'agent titulaire de l'État, d'une collectivité territoriale ou d'un établissement public ainsi que dans les cas où il est régi par des dispositions législatives ou réglementaires qui ne prévoient pas la conclusion d'un contrat.*

De même pour l'exercice libéral : Article CSP R4312-73 : — *tout contrat ou avenant ayant pour objet l'exercice de la profession est établi par écrit. Toute association ou société à objet professionnel fait l'objet d'un contrat écrit. Ces contrats doivent respecter l'indépendance de chaque infirmier. Cette obligation est valable également pour les autres auxiliaires médicaux* (articles CSP R4321-127 et 128 pour les kinésithérapeutes notamment).

Le médecin délégant de son côté doit déclarer. Article CSP L4113-9 : *Les médecins, les chirurgiens-dentistes et les sages-femmes en exercice, ainsi que les personnes qui demandent leur inscription au tableau de l'ordre des médecins, des chirurgiens-dentistes ou des sages-femmes doivent communiquer au conseil départemental de l'ordre dont ils relèvent les contrats et avenants ayant pour objet l'exercice de leur profession.*

La responsabilité. Elle est explicitement soulignée dans la loi : *le professionnel agissant dans le cadre de la pratique avancée est responsable des actes qu'il réalise dans ce cadre.*

En tout état de cause cette activité engage la responsabilité personnelle des pratiquants justifiant d'une assurance responsabilité civile professionnelle selon deux articles :

– Article CSP L1142-2. *Les professionnels de santé exerçant à titre libéral, les établissements de santé, services de santé et organismes mentionnés à l'article L. 1142-1, et toute autre personne morale, autre que l'État, exerçant des activités de prévention, de diagnostic ou de soins... sont tenus de souscrire une assurance destinée à les garantir pour leur responsabilité civile ou administrative susceptible d'être engagée en raison de dommages subis par des tiers et résultant d'atteintes à la personne, survenant dans le cadre de l'ensemble de cette activité...*

L'assurance des établissements, services et organismes mentionnés au premier alinéa couvre leurs salariés agissant dans la limite de la mission qui leur a été impartie, même si ceux-ci disposent d'une indépendance dans l'exercice de l'art médical.

En cas de manquement à l'obligation d'assurance prévue au présent article, l'instance disciplinaire compétente peut prononcer des sanctions disciplinaires.

– Article CSP L1142-1. *Hors le cas où leur responsabilité est encourue en raison d'un défaut d'un produit de santé, les professionnels de santé mentionnés à la quatrième partie du présent code, ainsi que tout établissement, service ou organisme dans lesquels sont réalisés des actes individuels de prévention, de diagnostic ou de soins ne sont responsables des conséquences dommageables d'actes de prévention, de diagnostic ou de soins qu'en cas de faute. Les établissements, services et organismes susmentionnés sont responsables des dommages résultant d'infections nosocomiales, sauf s'ils rapportent la preuve d'une cause étrangère.*

Indépendance professionnelle. L'indépendance est attestée dans l'article suscité CSP L 1142-2 : *... Même si ceux-ci disposent d'une indépendance dans l'exercice de l'art médical.* Et d'une façon plus générale, le code de déontologie des infirmiers le souligne [38].

Article R4312-6 : *L'infirmier ne peut aliéner son indépendance professionnelle sous quelque forme que ce soit.*

Article R4312-32 : *L'infirmier est personnellement responsable de ses décisions ainsi que des actes professionnels qu'il est habilité à effectuer. Il ne doit pas exercer sa profession dans des conditions qui puissent compromettre son indépendance, la qualité des soins ou la sécurité des personnes prises en charge.*

Conflit d'intérêts. Le professionnel de santé faut-il le rappeler est consubstantiellement en permanent conflit entre sa mission et ses intérêts professionnels : son indépendance, sa responsabilité personnelle et son adhésion au code de déontologie sont les garants de ses décisions. Le premier Code de Déontologie médicale fut promulgué en 1947. Depuis les professions de santé se sont dotées d'un ordre professionnel et d'un code de déontologie, celui des infirmiers est le plus récent,

Ces liens d'intérêt sont constitués notamment par tout lien financier direct ou indirect avec une entreprise, française ou étrangère, commercialisant un produit relatif à la santé qu'il s'agisse de médicaments, d'appareils de diagnostic ou de traitement.

Rappelons la nouvelle loi anti-cadeau. Art. CSP L. 1453-3. - *Est interdit le fait, pour les personnes mentionnées à l'article L. 1453-4, de recevoir des avantages en espèces ou en nature, sous quelque forme que ce soit, d'une façon directe ou indirecte, proposés ou procurés par les personnes mentionnées à l'article L. 1453-5.*

Voir annexe V

LES URGENCES HOSPITALIERES

La saturation des services d'urgences

Cette croissance continue de la fréquentation des services d'urgence est difficilement soutenable. Les urgences hospitalières sont régulièrement engorgées, les services confrontés à un niveau de charge structurellement tendu, les demandes de soins complexes. Le problème des délais d'attente est particulièrement aigu en Île-de-France. Ces établissements surchargés peuvent se trouver rapidement débordés en cas de pics épidémiques.

Selon le rapport du Sénat sur les urgences (26/07/2017) " *dans ces services, il ne serait pas rare que l'affluence entraîne un tel débordement des équipes que les prises en charge ne puissent plus être hiérarchisées avec toute l'efficacité nécessaire, ce qui ferait parfois passer à côté de véritables urgences.* "

Et d'évidence l'apparition de la pandémie covid 19 n'a pas amélioré la situation et retenti à la fois sur les usagers et les soignants.

Les services d'urgences sont une entité relativement récente dans le paysage médical mais vont devoir s'intégrer dans une vaste réforme systémique du système hospitalier et de la santé en France.

Rappel historique

Avant les années 70 et l'individualisation des services d'urgence, à cette époque les généralistes assuraient dans les territoires un tour de garde : ils étaient suffisamment nombreux ! ! Et les nouveaux installés se battaient pour se faire admettre dans le tour de garde ! l'accueil d'urgence de l'hôpital était constitué par un interne de garde de médecine et de chirurgie effectuant un semestre dans un service clinique de l'établissement, de garde à tour de rôle pour les urgences.

Ce point d'accueil n'était toutefois pas assimilable à la fonction de **dispensaire**, la question, **outre les premiers soins**, étant celle d'une éventuelle **hospitalisation immédiate** si la poursuite de la prise en charge n'était pas jugée possible en ambulatoire.

Aux côtés de ce point d'accueil, **un accès direct dans les services** des établissements pouvait se faire sur un mode non programmé, contact ayant été rapidement pris au préalable avec l'équipe médicale, par un professionnel de santé le plus souvent médecin généraliste.

Des services d'urgence vont se structurer à partir des années 60 d'abord dans les hôpitaux universitaires puis se généraliser dans les années 70. Seront créés les **centres 15** d'abord à titre expérimental et bientôt réglementés. En 1979 la circulaire de mise en place des centres 15. En 1987 le décret du 16/12/1987 qui organise les **SAMU centre 15.**

Devant l'accroissement de la traumatologie des transports, les services se sont multipliés, le plein temps y aidant avec des médecins urgentistes ès qualités qui deviendront bien plus tard une spécialité autonome.

L'organisation au sein des établissements de santé de l'activité d'accueil et de traitement des urgences est précisée une première fois par un guide relatif à l'amélioration de l'accueil des urgences publié par voie de circulaire en 1991.

La présence permanente d'un médecin expérimenté avait été recommandée dans un rapport au Conseil économique et social en 1989 (Steg, 1989) avec pour objet de garantir une prise en charge de qualité dans un contexte de recours croissant aux urgences ; des recommandations sur le fonctionnement des urgences ont fait l'objet d'un rapport ultérieur en 1994 (Steg, 1994).

Une **formation spécifique à la médecine d'urgence** existait depuis 1986, le diplôme étant reconnu par l'ordre des médecins, et venait compléter l'éventail des spécialistes de l'urgence : chirurgiens, anesthésistes, réanimateurs.

Une société savante, dont l'objet est le développement et la diffusion de connaissances nouvelles utiles pour l'amélioration de la pratique de la médecine d'urgence, s'est constituée. L'individualisation de la médecine polyvalente d'urgence sera consacrée par une inscription au **concours national de praticien hospitalier** à compter de 1995 (suite au décret). Le décret 1997-616, modifiant celui de 1995, prescrira la possibilité de recourir à l'avis d'un psychiatre en urgence.

Le décret 95-648 du 9 mai 1995 va préciser les exigences techniques relatives aux conditions de fonctionnement des services d'urgence pour la prise en charge des patients : un **service dédié**, une présence **24 heures sur 24 d'un médecin** formé à l'urgence comme **d'infirmiers diplômés** d'État, des **locaux** permettant notamment les premiers soins dont ceux dits de **« déchocage »**, **un accès sans délai** à de **l'imagerie** comme à des **analyses médicales**, à un **bloc opératoire**, aux **spécialistes** des autres services cliniques, si nécessaire à d'autres spécialistes dont les pédiatres.

Dès lors **l'accueil hospitalier revient exclusivement au filtre du service des urgences** à charge pour lui de faire en sorte que les usagers justifiant d'une hospitalisation soient pris en charge dans un service mais pas toujours dans le service de la spécialité adéquate. Car dans le même temps les services hospitaliers de médecine générale vont disparaitre au profit des spécialités médicales comme chirurgicales. C'est donc au responsable du service des urgences que revient la charge de trouver un lit d'hospitalisation à qui le nécessite : Mission périlleuse si le patient nécessite une prise en réanimation puisque pouvant durer des heures au téléphone ; mais résultat étrange lorsqu'au bout de l'effort un lit est débusqué mais dans un service sans rapport proche avec la pathologie de l'entrant.

Le rapport de la Drees 2002 distinguait cinq grands groupes d'usagers des urgences, correspondant aux différents âges de la vie, qui ont pu être identifiés :

- des nourrissons, amenés par leur parent en fin d'après-midi ou en soirée pour un problème somatique et retournant très fréquemment à domicile après une consultation sans examen complémentaire ;

- des enfants, venant plus fréquemment pour de la traumatologie (avec prédominance masculine) dans la journée et pour lesquels des actes de radiologie, d'immobilisation, de suture sont réalisés avant un retour à domicile ;

- des jeunes avec un profil similaire aux enfants auquel viennent s'ajouter des problèmes de psychiatrie et de violence ;

- des adultes, pour lesquels la fréquence de la traumatologie diminue avec l'âge alors que les pathologies somatiques, notamment cardio-vasculaires, augmentent ;

- des patients âgés de 70 ans ou plus, plus fréquemment adressés par un médecin, arrivant le matin dans un état jugé susceptible de s'aggraver et hospitalisés pour moitié.

Depuis le recours aux urgences s'est progressivement accru dans la mesure où les médecins libéraux et notamment généralistes, raréfiés par la sévérité du numerus clausus ont abandonné l'obligation des gardes confiées au volontariat et devenues inopérantes à certaines heures ou certains lieux.

Progressivement les services d'urgence ont changé de clientèle passant de l'urgence vraie majoritaire amenée par le SAMU à une majorité d'usagers en quête de soins non programmés pour la plus grande part hors de toute urgence médicale réelle bien que souvent véritable urgence médico-sociale.

Surtout leur activité s'est démesurément élargie au-delà des possibilités d'accueil selon les lieux ou les moments entrainant des désordres graves et répétés dans les prises en charge : Augmentation des temps d'attente, difficultés d'hospitalisation en aval des urgences, mécontentement des patients et des personnels, glissement progressif des tâches en amont de l'hôpital vers les services d'urgence, augmentation des agressions à l'encontre du personnel, etc. Les urgences hospitalières sont en crise et les causes du malaise sont nombreuses.

Depuis la mi-mars 2019, des mouvements de grève sont organisés dans les services d'urgence. Des propositions pour un pacte de refondation des urgences ont été présentées en décembre 2019.

Le recours aux urgences[1] s'est densifié

Depuis leur création au milieu des années 1960, les services des urgences ont connu une croissance soutenue et régulière de leur activité, avec une hausse de leur fréquentation estimée à 3,5 % par an. Selon la DREES on comptait 713 structures d'urgence en 2019 qui ont pris en charge 21,4 millions de passages (13 millions de passages en 2000, 7,2 millions de passages en 1990). Les passages entre 2013 et 2018 ont augmenté de **15 %** passant de **18,9 M à 22 M.**

Les résultats de la consultation sur le système de santé, réalisée par la Fédération hospitalière et IPSOS au premier trimestre 2019, montrent que plus d'une personne interrogée sur quatre déclare s'être rendue aux urgences au cours de la dernière année **(29 %).** Plus de quatre sur dix avouent avoir eu recours aux services d'urgence pour des raisons inadéquates : difficultés d'obtention d'un rendez-vous auprès d'un médecin, facilité pour faire tous les examens complémentaires sur place, gratuité apparente des soins jusque-là, etc. Au total, **42 %** des Français ont recours aux urgences alors que leur situation de santé ne l'exigeait pas vraiment.

Ainsi, les urgences semblent **assurer de plus en plus de nouvelles fonctions** : développement d'un nouveau mode d'accès aux soins hospitaliers, réponse à des besoins non satisfaits, notamment pour la prise en charge de populations à faible niveau de ressources, substitution partielle à la médecine de ville. Les services des urgences **tendent à s'éloigner de la seule prise en charge des urgences vitales et de la traumatologie grave**, pour laquelle ils avaient été principalement conçus et pensés.

C'est ce que met en évidence la Cour des comptes dans deux de ses rapports sur la sécurité sociale (2014 et 2018) : les urgences ne prennent plus en charge uniquement les "urgences vraies" mais aussi les **demandes de soin non programmées** (qui concernent particulièrement les maladies chroniques, les personnes âgées, les personnes en détresse psychique et sociale, etc.) qui pourraient être prises en charge par d'autres structures et/ou d'autres professionnels. La Cour des comptes estime que 20 % des personnes ayant recours aux urgences n'auraient pas dû s'y rendre.

Ce chiffre fait débat. Pour certains médecins, il est largement sous-estimé. L'étude, parue en octobre 2019 dans la revue *British Medical Journal Quality*

[1] Vie publique. 10/02/20 ; panorama de la DREES sur les établissements de santé. 2019.

& Safety, coordonnée par le docteur Youri Yordanov, urgentiste à l'hôpital Saint-Antoine, montre, au contraire, que les passages inappropriés aux urgences ne représentent que 6 % des passages. Pour le docteur Yordanov, "on passe notre temps à culpabiliser les patients. L'étude met en cause le concept de visites inappropriées qui est couramment avancé pour expliquer la surcharge des urgences, alors que l'on a affaire souvent à **des patients vulnérables sur le plan socioéconomique et qui n'ont pas d'autre choix".**

Dans son livre blanc, l'association SAMU-urgences de France constate que la prise en charge par les urgences **des accidentés de la route est en net déclin** tandis que les **pathologies cardio-vasculaires et neurologiques et les complications aiguës des cancers et maladies chroniques sont en forte augmentation.** Cette augmentation doit être mise en relation avec le vieillissement de la population et l'augmentation concomitante des maladies chroniques. **Les populations en grande difficulté ont également recours aux urgences**, présentant des pathologies très avancées, ou ayant des difficultés à s'orienter dans le parcours de soin ou du fait de l'absence de professionnels médicaux à proximité de leur résidence. Pour ces populations, **la prise en charge va au-delà de l'urgence de soins**. Le renforcement de la demande sociale est nettement perçu par les soignants qui mettent en avant la très grande précarité d'une part des patients accueillis.

Au total, selon les données présentées par le rapport de Jean-Yves Gall sur la territorialisation des activités d'urgence, de juillet 2015 les **passages dans les services d'urgence se caractérisent comme suit :**

les cas graves représentent environ **10 %** des admissions dans les structures d'urgence (la moitié sont des urgences vitales) ;

la traumatologie représente entre **35** et **40 %** des admissions ;

les passages sont essentiellement diurnes : **75 %** des passages ont lieu entre 8 et 20 heures, **10 %** entre 0 et 8 heures ;

l'accessibilité des services d'urgence est un critère de choix pour **60 %** des patients tandis que **20 %** des patients y recourent faute d'avoir pu trouver, en amont, une autre réponse à leur problème.

La crise des urgences révélatrice de la crise du système de soins ?

Sous l'effet de la réalité quotidienne, ils ont dû s'équiper pour faire face non seulement à leur vocation d'origine, l'urgence véritable, mais au quotidien qui s'est imposé progressivement à savoir **la prise en charge efficiente des soins non programmés.** L'organisation des services et leurs effectifs se doivent d'être à la hauteur.

Les services d'urgence constituent désormais à la fois un lieu d'écoute à toute heure avec un plateau technique immédiatement sollicité en tant que de besoin et jusqu'à peu, non payant sur-le-champ. Point de rencontre à la fois des besoins médico-sociaux, des sans médecins traitants et des angoissés multiples qui sont pris en charge par des praticiens spécialisés tout à fait rompus à ces tâches.

Goulot d'étranglement entre deux entonnoirs que sont l'amont et l'aval

Tenter d'améliorer l'amont paraît une tâche ardue. Parler *d'une faille de la médecine de ville* relève d'un mauvais procès. Mais il est exact que *les cabinets de médecine libérale ne sont pas organisés pour répondre à l'urgence et prendre en charge des soins non programmés. Tous les services de la médecine d'urgence, y compris ceux comme SOS Médecins, glissent vers une activité de médecine de premier recours.*

La plupart des cabinets sont déjà surmenés avec des journées de travail très importantes et où les durées dans les salles d'attente sont déjà trop longues.

Outre le fait que l'astreinte de garde a été laissée au volontariat depuis presque vingt ans, et voudrait-on y revenir que ce serait inopérant dans de nombreux territoires, les plus désertifiés, devenus trop vastes pour trop peu de praticiens.

On peut fonder quelque espoir sur les aides au secrétariat et aussi sur les pratiques avancées. Mais plus encore sur les centres de santé qui sont surtout urbains et surtout les maisons de santé souvent plus en territoires. Encore conviendrait-il d'y disposer de lieux adaptés avec un plateau technique minimum.

Avec ces nouvelles structures de soin, deux modes d'exercice différents. L'un salarié l'autre libéral.

Il existe donc aujourd'hui, deux sortes de structures d'exercice coordonné : les maisons de santé (MSP) et les centres de santé (CdS). Les unes comme les autres sont des structures sanitaires de premier recours et le cas échéant de second recours, exerçant de façon coordonnée sur la base d'un projet de santé.

Quant à l'aval, c'est l'organisation hospitalière qui contribue à la saturation des urgences. Point d'entrée majeur vers les services spécialisés, le devenir des patients des urgences en aval de la prise en charge est déterminant. L'enjeu est double : il s'agit non seulement d'assurer le désengorgement des urgences, mais également de garantir immédiatement le bon aiguillage des patients vers la structure spécialisée adéquate.

Très souvent, suite à son passage aux urgences le patient va retourner à son domicile avec un traitement ou un rendez-vous prochain. Plus rarement une hospitalisation est nécessaire. Et dès lors la chasse au lit va s'organiser et selon la nécessité parfois dans un autre établissement distant souvent dans le même établissement, hélas pas toujours dans le service spécialisé adéquat faute de lit disponible. Souvent s'agissant de personnes en institutions et polypathologiques le retour en institution n'est pas souhaitable et leurs prises en charge restent problématiques. Les moyens séjours étant souvent trop rares.

Peut-on s'attendre à des améliorations pour demain suite au nombre de diplômés en croissance tous les ans amenant des praticiens sur les territoires ? Et surtout à une meilleure appréciation du nombre de lits d'aval nécessaires pour une population vieillissante ?

L'INFORMATIQUE EST ENTRÉE EN MÉDECINE

L'informatique pour mieux soigner

MON ESPACE SANTÉ

Le **Dossier Médical Partagé** qui devient **MON ESPACE SANTÉ** dès **2022**[1] est un carnet de santé numérique qui a pour but de conserver, sécuriser et mettre à disposition des professionnels de santé, avec l'accord préalable du patient, des informations médicales le concernant (antécédents médicaux, résultats de laboratoire d'analyses, imagerie, traitements en cours) en provenance d'autres professionnels de santé (généralistes, spécialistes, personnel infirmier ou hospitalier) définissant un profil médical de chaque patient.

C'est un projet public lancé en France par le ministère de la Santé, loi 2004-810 du 13 août 2004 relative à l'assurance maladie visant à ce que chaque Français dispose d'un dossier médical informatisé reprenant toutes les données médicales du patient. Il permet de les partager avec les professionnels de santé de son choix, qui en ont besoin pour le soigner.

En avril 2013, la ministre Marisol Touraine parle dorénavant d'un DMP **2**. Le 13 avril 2015, l'article 25 de la loi de santé confie le dossier à la CNAMTS en lieu et place de l'ASIP, dans cet article le DMP est rebaptisé « partagé » et non plus « personnel », le décret d'application paraît le 5 juillet 2015.

Cette évolution législative prévoit notamment :

Un transfert du dossier à la CNAMTS.

La possibilité pour les assurés sociaux d'ouvrir directement leur DMP.

L'intégration des données de remboursement

Une fonctionnalité *blue button* permettant au patient de récupérer l'ensemble des données en un clic

Il fut officiellement disponible pour tous à partir du 6 novembre 2018 à la suite d'une annonce de la ministre de la Santé, Agnès Buzyn et relancé selon la loi 2019-774 du 24 juillet relative à l'organisation et à la transformation du système de santé prévoyant l'ouverture automatique du dossier médical partagé pour les personnes nées après juin 2021 et sa consultation par les professionnels de la santé du travail..

---

[1] DMP avant 2015 : dossier médical personnel et demain, MES, mon espace santé.

Mon espace santé, son nouveau nom est proposé à tous début d'année 2022. C'est le nouveau service sécurisé qui permettra à chacun d'être acteur de sa santé au quotidien. Il donne accès au DMP ainsi qu'à une messagerie sécurisée, à un agenda de santé et à un catalogue de services numériques de santé référencés par l'État. Tous les usagers qui disposaient déjà d'un DMP avant le 1er juillet 2021 retrouveront automatiquement leurs données à l'activation de *Mon Espace Santé.* **L'accès en est hautement sécurisé**. Toutes les données de santé sont stockées sur un serveur hautement sécurisé, agréé par le ministère de la Santé. Les informations contenues dans le DMP peuvent être utilisées uniquement pour l'amélioration du suivi médical. Toute autre utilisation est interdite. À chaque instant, le patient contrôle l'accès à ses données. Il peut ajouter ou masquer lui-même un document, supprimer une autorisation, bloquer un professionnel de santé et même décider à tout moment de supprimer son DMP.

Il relève du secret médical. Hormis le patient, seuls les professionnels de santé autorisés (médecin traitant, infirmier, pharmacien...) peuvent le consulter et chacun en fonction de leur profession et de leur spécialité.

Le médecin traitant dispose cependant de droits particuliers : il peut accéder à l'ensemble des informations qui y sont regroupées, même celles qui ont été masquées par le patient.

Le DMP n'était pas obligatoire et sans aucun impact sur les remboursements mais MES sera automatiquement créé pour tous les Français sauf opposition explicite.

Les avantages du DMP demeurent

L'accès d'urgence au DMP peut s'avérer particulièrement utile : un professionnel de santé peut devoir agir vite. Lors d'un appel au SAMU Centre 15, le médecin régulateur pourra alors accéder au DMP du patient. Si l'état de santé présente un risque immédiat : un professionnel de santé pourra accéder à votre DMP. Cette situation est appelée « accès en mode bris de glace ». Une trace de tous ces accès en urgence figure dans votre DMP. Le patient peut modifier cet accès à tout moment depuis les paramètres de son compte.

Autres garanties : À tout moment, le patient peut mettre fin à l'autorisation d'accès d'un professionnel de santé (sauf le médecin traitant qui a toujours accès à toutes les données) ; fermer son DMP (les données seront alors conservées pendant 10 ans) ; demander une copie de son dossier médical partagé sur support papier ou en version dématérialisée sur CD.

Ni les mutuelles et assurances, ni les banques, ni l'employeur ne peuvent accéder au Dossier médical partagé. Enfin, tout accès à votre DMP par un professionnel de santé non autorisé constituerait un délit passible d'une peine d'emprisonnement et d'une amende.

Responsabilité de la CNAM. En sa qualité de responsable de traitement, la Cnam a pris toutes les mesures utiles pour assurer la sécurité du DMP. Tout dysfonctionnement remarqué tenant au contenu du DMP devant être signalé à la Cnam [à l'aide du formulaire de demande d'assistance disponible sur le site en ligne]

La Cnam dégage toute responsabilité en cas de :

De survenance d'un événement de force majeure ayant un impact sur le service DMP ;

De problèmes liés au réseau internet ou au réseau de l'opérateur téléphonique de l'utilisateur ;

De pannes ou dommages résultant des équipements des utilisateurs du service ou encore de la contamination de leur système informatique par des virus, attaques et malveillances de tiers ;

D'une utilisation du service DMP non conforme aux présentes conditions générales d'utilisation.

La Cnam ne saurait être tenue responsable des conséquences liées à une absence de disponibilité du service pour l'un des motifs mentionnés ci-dessus.

Les données à caractère personnel sont protégées. Le DMP contient des données de santé à caractère personnel, couvertes à ce titre par le secret professionnel dans les conditions prévues aux articles L. 1110-4 du code de la santé publique dont la violation est réprimée par l'article 226-13 du Code pénal.

La Cnam est le responsable du traitement des données au sens de la loi n° 78-17 du 6 janvier 1978 (relative *à l'informatique, aux fichiers et aux libertés modifiées*). À ce titre, elle s'engage à prendre toutes précautions utiles au regard de la nature des données et des risques présentés par le traitement pour préserver la sécurité des données et, notamment, empêcher qu'elles soient déformées, endommagées ou que des tiers non autorisés y aient accès.

Les utilisateurs du service sont informés qu'ils ne peuvent, conformément à l'article 38 de la même loi, sauf motif légitime, s'opposer après la création du DMP à ce que les professionnels de santé y versent les informations utiles à la prévention, la continuité et la coordination des soins qui lui sont ou seront délivrés.

Les mêmes utilisateurs du service accèdent directement aux données contenues dans le DMP en utilisant leurs propres moyens d'identification et d'authentification. Ils peuvent également y accéder : par l'intermédiaire d'un professionnel de santé autorisé à accéder au DMP ; par l'intermédiaire de l'hébergeur visé à l'article L. 1111-14 du code de la santé publique en remplissant le formulaire prévu à cet effet.

De même, ils peuvent rectifier les informations qu'ils ont consignées dans le DMP en utilisant leurs propres moyens d'identification et d'authentification.

Pour les autres informations, le droit de rectification s'exerce auprès du professionnel de santé autorisé à accéder au DMP et identifié dans le DMP comme l'auteur de l'information à rectifier.

Les utilisateurs du service sont également informés qu'ils ne peuvent directement supprimer les données reportées par un professionnel de santé dans le DMP. Ils peuvent, néanmoins, en demander la suppression, s'il existe un motif légitime, auprès du professionnel de santé ou de l'établissement de santé qui en était l'auteur.

Enfin, conformément aux articles 39 et 40 de la Loi n° 78-17 du 6 janvier 1978, les droits d'accès et de rectification peuvent s'exercer auprès du responsable de traitement en s'adressant au directeur de l'organisme de rattachement du titulaire du DMP.

Réflexions sur le secret

Le DMP première manière était *personnel,* il était le dossier médical du patient et le médecin traitant en était le dépositaire et le nourrissait, les données de santé étaient garanties par l'ASIP. En devenant *partagé,* il est confié à la CNAM dont le budget est considérablement supérieur et qui va y adjoindre les données de remboursement, une messagerie sécurisée. Devenant MES il s'alourdit d'un agenda de santé et d'un catalogue de services numériques de santé référencés par l'État. *La caisse nationale de l'assurance maladie assure la conception, la mise en œuvre et l'administration du dossier médical partagé* art L1111-14 comme du MES

Il va sans dire que ces données constituent une source de renseignements susceptibles d'intéresser les moteurs de recherches types Google, les entreprises du médicament et de dispositifs médicaux, mais également la recherche médicale et l'assurance maladie elle-même.

Il semble néanmoins que dans l'exercice envers les patients les garanties soient apportées pour que le secret médical et/ ou professionnel soit préservé. Sous réserve que les professionnels respectent leurs obligations en ce domaine qu'il s'agisse des soignants, pharmaciens, et autres professionnels de santé.

On ne peut s'empêcher pourtant de penser que plus les dépositaires de la confidence seront nombreux, et les moyens utilisés de son transport plus sophistiqués, il puisse y avoir une banalisation d'un secret très partagé. Les réseaux sociaux nous permettent tous les jours de constater la précarité croissante de la vie privée et l'intrusion de tiers, dans l'intimité des familles et des individus sans oublier les hackers les plus rusés.

D'autant que les droits d'accès sont répartis, mais inégaux en fonction des professions et des habilitations à consulter, examiner ou prescrire.et que le patient garde le droit ultime d'autoriser ou non l'accès à tel ou tel.

Les droits d'accès des différents professionnels de santé sont établis selon une matrice d'habilitation liée à leur profession ou à leur spécialité. La matrice ci-jointe établie témoigne de la variété des situations.

DMP

DOSSIER MÉDICAL PARTAGÉ

Version du 06/05/2019
(V2.2.0)

Matrice d'habilitations des professionnels de santé

(conditions d'accès en lecture aux types de documents selon la profession ou la discipline)

L'accès au DMP d'un patient est réservé aux professionnels de santé expressément autorisés ou réputés autorisés du fait de leur appartenance à son équipe de soins. Lesdits professionnels ne peuvent accéder qu'aux catégories de données prévues au titre de la présente matrice des habilitations et ne doivent accéder, au sein de ces catégories, qu'aux seules données strictement nécessaires à la prise en charge du patient.
L'attention des professionnels de santé est attirée sur le fait que l'ensemble des accès et actions sur un DMP est tracé dans le système DMP. Ces traces sont consultables et utilisables à tout moment par le titulaire du DMP. Ce dernier est également notifié, par tout moyen, de tout premier accès d'un professionnel de santé à son dossier médical partagé.
Tout accès en dehors des règles précitées est passible d'une peine d'emprisonnement et d'une amende, conformément au droit pénal, sans préjudice des poursuites qui pourraient être engagées devant les juridictions disciplinaires de l'ordre.

Classe de document (classCode)		Type de document		Médecins généralistes et spécialistes (dont radiologues, biologistes) libéraux, salariés (hors méd. du travail) Samu-Urgences-C15, internes	Pharmaciens biologistes et internes	Pharmaciens d'officines et de pharmacies hospitalières, internes et préparateurs	Chirurgiens-dentistes internes	Sages-femmes	Infirmiers	Kinési-thérapeutes	Pédicures-podologues	Ortho-phonistes	Ergo-thérapeutes, Psycho-motriciens, Orthoptistes, Diététiciens	Audio-prothésistes, Métiers de l'appareillage	Opticiens-lunetiers	Manipulateurs d'électro-radiologie médicale
			Code profession CPS (a) ⇒	10	21 (b)	21 (b)	40	50	60, 69	70	80	91	92, 94, 95, 96	26, 81, 82, 83, 84, 85	28	98
Code	Intitulé (classCodeDisplayName)	Code LOINC (typeCode)	Intitulé (typeCodeDisplayName)													
10	**Comptes rendus**															
		15508-5	CR d'accouchement	x	x	x		x	x	x						
		70004-7	CR d'acte diagnostique (autre)	x	x	x	x	x	x	x	x	x	x			x
		75492-9	CR d'acte diagnostique à visée préventive ou de dépistage	x	x	x	x	x	x	x	x	x	x			x
		11505-5	CR d'acte thérapeutique (autre)	x	x	x	x	x	x	x	x	x	x			
		75482-0	CR d'acte thérapeutique à visée préventive	x	x	x	x	x	x	x	x	x	x			
		67851-6	CR d'admission	x	x	x	x	x	x	x		x	x			x
		11526-1	CR d'anatomie et de cytologie pathologiques	x	x	x	x	x	x	x	x	x	x			x
		77436-4	CR d'anesthésie	x	x	x	x	x	x	x		x	x			
		BIL_AUTO (d)	CR de bilan d'évaluation de la perte d'autonomie	x	x	x	x	x	x	x	x	x	x	x		
		47420-5	CR de bilan fonctionnel (par auxiliaire médical)	x	x	x	x	x	x	x	x	x	x	x	x	
		34749-2	CR de consultation pré-anesthésique	x	x	x	x	x	x	x		x	x			x
		51969-4	CR de génétique moléculaire	x	x	x			x	x						
		15507-7	CR de passage aux urgences	x	x	x	x	x	x	x	x	x	x			x
		34794-8	CR de réunion de concertation pluridisciplinaire	x	x	x	x	x	x	x	x	x	x	x		x
		75497-8	CR de télé-médecine	x	x	x	x	x	x	x	x	x	x	x		x
		11502-2	CR d'examens biologiques	x	x	x	x	x	x	x	x					
		34112-3	CR hospitalier (séjour)	x	x	x	x	x	x	x	x	x	x			
		34874-8	CR opératoire	x	x	x	x	x	x	x	x	x	x	x		
		11488-4	CR ou fiche de consultation ou de visite	x	x	x	x	x	x	x	x	x	x			x
		11506-3	CR ou fiche de suivi de soins par auxiliaire médical	x	x	x	x	x	x	x	x	x	x			x
		11490-0	Lettre de liaison à la sortie d'un établissement de soins	x	x	x	x	x	x	x		x	x			
11	**Synthèses**															
		18761-7	Note de transfert (dont lettre de liaison à l'entrée en établissement de soins)	x	x	x			x	x						
		34133-9	Synthèse d'épisode de soins	x	x	x	x	x	x	x	x	x	x			x
		60591-5	Synthèse du dossier médical	x	x	x	x	x	x	x	x	x	x			x

(a) La CPS est requise pour l'authentification du professionnel de santé et le contrôle de ses habilitations.

(b) Les pharmaciens (code profession 21) figurent sur deux colonnes assorties d'habilitations propres, selon leur section d'appartenance (table G05 de la CPS) : les pharmaciens biologistes d'une part et les pharmaciens d'officines et d'établissements d'autre part. Les autres pharmaciens ne sont pas habilités à accéder au DMP.

(c) Les listes de références d'objets d'imagerie DICOM produits dans le cadre d'une procédure d'imagerie médicale sont typées d'après la procédure qui a produit ces objets d'imagerie. Ce typage constituera une nomenclature complémentaire, propre à ces documents, à paraître.

(d) Les codes temporaires ou spécifiques attribués à l'élément typeCode par l'ASIP s'appuient sur l'OID 1.2.250.1.213.1.1.4.12

DMP
DOSSIER MÉDICAL PARTAGÉ

Version du 06/05/2019
(V2.2.0)

Matrice d'habilitations des professionnels de santé

(conditions d'accès en lecture aux types de documents selon la profession ou la discipline)

L'accès au DMP d'un patient est réservé aux professionnels de santé expressément autorisés ou réputés autorisés du fait de leur appartenance à son équipe de soins. Lesdits professionnels ne peuvent accéder qu'aux catégories de données prévues au titre de la présente matrice des habilitations et ne doivent accéder, au sein de ces catégories, qu'aux seules données strictement nécessaires à la prise en charge du patient.
L'attention des professionnels de santé est attirée sur le fait que l'ensemble des accès et actions sur un DMP est tracé dans le système DMP. Ces traces sont consultables et utilisables à tout moment par le titulaire du DMP. Ce dernier est également notifié, par tout moyen, du tout premier accès d'un professionnel de santé à son dossier médical partagé.
Tout accès en dehors des règles précitées est passible d'une peine d'emprisonnement et d'une amende, conformément au droit pénal, sans préjudice des poursuites qui pourraient être engagées devant les juridictions disciplinaires de l'ordre.

Classe de document (classCode) – Code	Intitulé (classCodeDisplayName)	Type de document – Code LOINC (typeCode)	Intitulé (typeCodeDisplayName)	Médecins généralistes et spécialistes (dont radiologues, biologistes) libéraux, salariés (hors méd du travail) Samu-Urgences-C 15, internes	Pharmaciens biologistes et internes	Pharmaciens d'officines et de pharmacies hospitalières, internes et préparateurs	Chirurgiens-dentistes internes	Sages-femmes	Infirmiers	Kinési-thérapeutes	Pédicures-podologues	Ortho-phonistes	Ergo-thérapeutes, Psycho-motriciens, Orthoptistes, Diététiciens	Audio-prothésistes, Métiers de l'appareillage	Opticiens-lunetiers	Manipulateurs d'électro-radiologie médicale
			Code profession CPS (a) ⇒	10	21 (b)	21 (b)	40	50	60, 69	70	80	91	92, 94, 95, 96	26, 81, 82, 83, 84, 85	28	98
31	Imagerie médicale															
		18748-4	CR d'imagerie médicale	x	x	x	x	x	x	x	x	x	x	x		x
		52040-3	Document encapsulant une image d'illustration non DICOM	x	x	x	x	x	x	x	x	x				x
		Code procédure variable (c)	Nom de la procédure à l'origine d'objets d'imagerie accessibles en format DICOM	x	x	x	x	x	x	x	x	x				x
42	Prescription															
		57828-6	Prescription (autre)	x	x	x	x	x	x	x	x	x	x	x	x	x
		57833-6	Prescription de médicaments	x	x	x	x	x	x	x	x	x				x
		57832-8	Prescription de soins	x	x	x	x	x	x	x	x	x	x	x	x	x
43	Dispensations															
		DISP_AUT (d)	Dispensation (autre)	x	x	x	x	x	x	x	x	x				x
		60593-1	Dispensation médicamenteuse	x	x	x	x	x	x	x	x	x				x
44	Plans de soins, protocoles de soins															
		18776-5	Plan personnalisé de soins	x	x	x	x	x	x	x	x	x				x
		PROT_ALD (d)	Protocole de soins ALD	x	x	x	x	x	x	x	x	x				x
45	Traitement administré															
		80565-5	CR d'administration de médicaments	x	x	x			x	x						
52	Certificats et déclarations															
		CERT_DECL (d)	Certificat, déclaration	x	x	x	x	x	x	x	x	x				
60	Données de remboursement															
		REMB (d)	Données de remboursement	x	x	x	x	x	x	x	x	x	x	x		x
90	Expression du titulaire															
		EXPPAT_3 (d)	Directives anticipées	x												
		EXPPAT_2 (d)	Document du patient	x	x	x	x	x	x	x	x	x	x	x	x	x
		EXPPAT_1 (d)	Volontés et droits du patient	x	x	x	x	x	x	x	x	x	x	x	x	x

(a) La CPS est requise pour l'authentification du professionnel de santé et le contrôle de ses habilitations.
(b) Les pharmaciens (code profession 21) figurent sur deux colonnes assorties d'habilitations propres, selon leur section d'appartenance (table G05 de la CPS) : les pharmaciens biologistes d'une part et les pharmaciens d'officines et d'établissements d'autre part. Les autres pharmaciens ne sont pas habilités à accéder au DMP.
(c) Les listes de références d'objets d'imagerie DICOM produits dans le cadre d'une procédure d'imagerie médicale sont typées d'après la procédure qui a produit ces objets d'imagerie. Ce typage constituera une nomenclature complémentaire, propre à ces documents, à paraître.
(d) Les codes temporaires ou spécifiques attribués à l'élément typeCode par l'ASIP s'appuient sur l'OID 1.2.250.1.213.1.1.4.12

La qualité de l'identification des usagers est fondamentale pour le développement des services numériques en santé. Elle repose sur deux facteurs :

La bonne identification des usagers, par le biais de procédures d'identito-vigilance rigoureuses ;

Le bon référencement des données de santé, par le recours à un identifiant unique et pérenne.

L'utilisation de l'identifiant national de santé (INS) L'INS est une donnée personnelle, protégée par la CNIL (Commission nationale des informations et Libertés). Il est donc unique, univoque, pérenne et reconnu par tous les acteurs de santé.

L'identifiant national de santé : à compter du 1er janvier 2021, toute donnée de santé devra être référencée avec – **le NIR** ou le NIA – et **les traits d'identité de l'usager**, tels que connus dans l'état civil. La loi consacre le **NIR** (numéro d'inscription au répertoire national d'identification des personnes physiques, plus communément appelé **numéro de sécurité sociale)** – à défaut le NIA (numéro identifiant attente) - **comme INS** (en remplacement de l'INS-C (INS calculé) précédemment utilisé comme identifiant national. La mise en œuvre démarre en 2019. [*Loi N° 2016-41 du 26 janvier 2016 et décret d'application N° 2017-412 du 27 mars 2017, L 1111-8 et article R 1111-8-1 à 7 du CSP]*

Le terme d'identifiant national de santé (INS) est à distinguer du NIR se référant au numéro d'inscription au répertoire national d'identification des personnes physiques.

Il convient de ne pas confondre :

- L'INS, qui a pour valeur le NIR ou le NIA, et dont l'usage est réservé à la prise en charge sanitaire, le suivi médico-social (au sens de l'article L.1111-8-1 I du CSP)

- Le NIR pour les autres usages. Le NIR n'est qualifié d'INS que lorsqu'il est utilisé à des fins de prise en charge sanitaire ou de suivi médico-social. Dans ce cas, il convient de respecter les exigences légales, précisées par le référentiel.

Le numéro d'inscription au répertoire national d'identification des personnes physiques (NIR) est utilisé comme identifiant de santé des personnes pour leur prise en charge à des fins sanitaires et médico-sociales (dans les conditions prévues à l'article L. 1110-4.et article L. 1111-8-1. — I. du CSP).

Tout autre identifiant ne peut être utilisé qu'en cas d'impossibilité de pouvoir accéder à l'identifiant national de santé, afin de ne pas empêcher la prise en charge sanitaire et médico-sociale des personnes. (Article R. 1111-8-1 du CSP)

Les moyens d'accès (art. CSP R1111-8-6).

Des téléservices permettent d'accéder au numéro d'inscription au répertoire national des personnes physiques et de vérifier son exactitude dans le respect du référentiel. Ils sont mis en œuvre par la Caisse nationale de l'assurance maladie.

Le référencement des données de santé nécessite l'association de l'identifiant national de santé et d'éléments d'identité provenant du répertoire national d'identification des personnes physiques.

La bonne association entre l'identifiant national de santé et les éléments d'identité est effectuée par les personnes chargées du référencement... à l'aide des téléservices d'accès ou de vérification.

Les téléservices comprennent plusieurs modalités d'accès, dont l'accès par lecture électronique de la carte d'assurance maladie dite " carte vitale ", ou d'autres modalités présentant des garanties équivalentes,

Le recours aux téléservices n'exonère pas les personnes susmentionnées de mettre en place toute procédure de surveillance, de correction et de prévention des erreurs relevant de l'organisation de la prise en charge des personnes et concourant à la maitrise du risque d'erreur dans l'identification des personnes.

Espace numérique et DMP

Au plus tard le 1er janvier 2022, tous les patients ont eu accès à un espace numérique de santé accessible en ligne afin d'accéder notamment à :

Leurs données administratives ;

Leur dossier médical partagé ;

Leurs constantes de santé éventuellement produites par des applications ou des objets connectés ;

L'ensemble des données relatives au remboursement de leurs dépenses de santé ;

Des outils permettent des échanges sécurisés avec les acteurs du système de santé, dont une messagerie de santé sécurisée permettant d'échanger avec les professionnels et établissements de santé et des outils permettant d'accéder à des services de télésanté ;

Des services développés pour favoriser la prévention et fluidifier les parcours, les services de retour à domicile, les services procurant une aide à l'orientation et à l'évaluation de la qualité des soins, les services visant à informer les usagers sur l'offre de soins et sur les droits auxquels ils pourront prétendre ainsi que toute application numérique de santé référencée.

...

LES DONNÉES DE SANTÉ

DÉFINITION[1] : *Les données à caractère personnel concernant la santé sont les données relatives à la santé physique ou mentale, passée, présente ou future, d'une personne physique (y compris la prestation de services de soins de santé) qui révèlent des informations sur l'état de santé de cette personne.*

Cette définition comprend donc par exemple :

Les informations relatives à une personne physique collectées lors de son inscription en vue de bénéficier de services de soins de santé ou lors de la prestation de ces services : un numéro, un symbole ou un élément spécifique attribué à une personne physique pour l'identifier de manière unique à des fins de santé ;

Les informations obtenues lors du test ou de l'examen d'une partie du corps ou d'une substance corporelle, y compris à partir des données génétiques et d'échantillons biologiques ;

Les informations concernant une maladie, un handicap, un risque de maladie, les antécédents médicaux, un traitement clinique ou l'état physiologique ou biomédical de la personne concernée (indépendamment de sa source, qu'elle provienne par exemple d'un médecin ou d'un autre professionnel de santé, d'un hôpital, d'un dispositif médical ou d'un test de diagnostic in vitro).

Cette définition permet d'englober certaines données de mesure à partir desquelles il est possible de *déduire une information sur l'état de santé de la personne.*

Ces données recueillies par du personnel de santé ou lors d'une action administrative (industrielle, médicale, judiciaire…) sont confidentielles et ne peuvent être utilisées pour autre chose que ce pour quoi elles ont été collectées (la santé du patient, l'action judiciaire… et conformément au droit).

On comprend facilement qu'il existe deux sortes de données de santé, celles **qui concernent un patient et son entourage** professionnel recueillies dans le DMP, c'est un usage au singulier versus **un usage pluriel des données de santé** dans un cadre élargi tel que la santé publique, la recherche médicale, pharmaceutique, démographique, etc. qui ont régulièrement besoin d'avoir accès à certaines données.

Des dérogations sont donc prévues par la loi, en France pour l'accès à ces données, leur stockage et les conditions de leur utilisation qui passent sauf cas particulier encore plus encadrés, par des données rendues anonymes.

---

[1]Selon la Commission de l'Informatique et des Libertés (**CNIL** oct. 2019) qui transcrit le Règlement européen du 4 mai 2016.

Héberger des données de santé (ASIP).

Les données personnelles de santé sont des données sensibles. Leur accès est encadré par la loi pour protéger les inconséquences et être réalisé dans des conditions de sécurité adaptées à leur criticité. La réglementation définit les modalités et les conditions attendues.

Toute personne physique ou morale qui héberge des données de santé à caractère personnel recueillies à l'occasion d'activités de prévention, de diagnostic, de soins ou de suivi médico-social pour le compte de personnes physiques ou morales à l'origine de la production ou du recueil de ces données ou pour le compte du patient lui-même doit être agréée ou certifiée à cet effet. (L.1111-8 du code de la santé publique, modifié par la loi n° 2016-41 du 26 janvier 2016)

Les hébergeurs de données de santé sur support numérique (en dehors des services d'archivage électronique) doivent être certifiés. La procédure de certification repose sur une évaluation de conformité au référentiel de certification. L'hébergeur choisit un organisme certificateur qui devra être accrédité par le COFRAC (ou équivalent au niveau européen). L'organisme procède à un audit en deux étapes pour évaluer la conformité de l'hébergeur aux exigences du référentiel de certification. Il vérifie notamment l'équivalence des éventuelles certifications ISO 27001 ou ISO 20000 déjà obtenues par l'hébergeur.

Étape 1 : audit documentaire. L'organisme certificateur réalise une revue documentaire du système d'information du candidat afin de déterminer la conformité documentaire du système par rapport aux exigences du référentiel de certification.

Étape 2 : audit sur site. Les preuves d'audit sont recueillies dans les conditions définies dans le référentiel d'accréditation.

Le certificat est délivré pour une durée de trois ans, par l'organisme certificateur et chaque année, un audit de surveillance est effectué.

Communiquer des données de santé[1]**.** Les données de santé ne peuvent être communiquées et utilisées dans les conditions déterminées par la loi, que dans l'intérêt direct du patient (assurer son suivi médical, faciliter sa prise en charge par l'assurance maladie obligatoire…) ou pour les besoins de la santé publique.

Hypothèses dans lesquelles on peut être autorisé à communiquer des données personnelles de santé :

[1] CNIL 11 juin 2009.

L'équipe soignante

La loi du 4 mars 2002 relative aux droits des malades et à la qualité du système de santé autorise expressément les professionnels de santé à échanger des informations relatives à un même patient, sauf opposition de sa part, afin d'assurer la continuité des soins ou de déterminer la meilleure prise en charge possible. Lorsque le malade est pris en charge par une équipe de soins dans un établissement de santé, les informations sont réputées confiées à l'ensemble de l'équipe.

La sécurité sociale

L'article L161-29 du code de la sécurité sociale prévoit que les professionnels de santé communiquent, sous forme nominative, aux organismes d'assurance maladie obligatoire, le code détaillé des actes, prestations et pathologies diagnostiquées.

Les déclarations obligatoires de certaines maladies

En application de l'article L 3113-1 du code de la santé publique, les professionnels de santé sont tenus de déclarer aux autorités sanitaires certaines maladies infectieuses qui nécessitent une intervention urgente (ex. : légionellose) ou dont la surveillance est nécessaire à la conduite et à l'évaluation de la politique de santé publique

La recherche médicale

La loi du 1er juillet 1994 relative au traitement de données nominatives ayant pour fin la recherche dans le domaine de la santé permet aux professionnels de santé de transmettre les données personnelles de santé qu'ils détiennent dans le cadre de recherches dans le domaine de la santé (études épidémiologiques, observationnelles, essais cliniques, pharmacovigilance). La mise en œuvre de ces traitements doit répondre à des règles spécifiques. À ce titre, les patients inclus dans l'étude doivent être informés au préalable, individuellement, de leurs droits pour être en mesure de s'opposer, s'ils le souhaitent, à la transmission de données les concernant (pour plus d'informations, se reporter au reste du dossier).

Transmission et exploitation des données de santé : L'article 41 de la loi du 27 juillet 1999 précise les conditions dans lesquelles peuvent être transmises et exploitées à des fins d'évaluation des pratiques de soins et de prévention les données de santé indirectement nominatives (à l'exclusion de celles comportant le nom, le prénom du patient ou son numéro de sécurité sociale), qu'elles soient issues des fichiers des professionnels de santé, des systèmes d'information hospitaliers, ou des fichiers des caisses de sécurité sociale.

Pour quiconque sollicité par un laboratoire, une société de service ou encore par un organisme de participer à une recherche médicale ou une étude relative à l'évaluation des pratiques de soins, une autorisation spécifique doit être demandée par cette structure et obtenue auprès de la CNIL.

Les utilisations interdites. Les informations médicales concernant les patients ne peuvent en aucun cas faire l'objet d'une cession ou d'une exploitation commerciale.

En outre, en application de l'article L. 4113-7 du code de la santé publique, la constitution et l'utilisation à des fins de prospection ou de promotion commerciales de fichiers composés à partir de données issues directement ou indirectement des prescriptions médicales ou des données personnelles de santé, sont interdites (même rendues anonymes à l'égard des patients) dès lors que ces fichiers permettent d'identifier directement ou indirectement le professionnel prescripteur.

La vigilance s'impose à tout professionnel de santé. Lorsqu'est proposé de fournir des informations sur les prescriptions ou les pratiques médicales ou professionnelles ou les délivrances pharmaceutiques en contrepartie d'équipement informatique permettant notamment de gérer les dossiers de patients ou de télétransmettre les données,

Il convient au préalable d'être clairement informé en obtenant des réponses précises aux questions suivantes :

-Identité du ou des organismes responsables de ce dispositif de recueil ?

-Finalité et conditions d'utilisation des données par l'organisme qui les réceptionnera ?

-Nature exacte des informations susceptibles d'être communiquées et des modalités techniques selon lesquelles elles sont susceptibles d'être transmises ?

-Organismes susceptibles d'être destinataires des informations transmises ?

-Modalités selon lesquelles pourra s'exercer le droit d'accès, de rectification et de suppression pour les données auprès du responsable du dispositif ?

-Modalités exactes de mise à disposition de moyens informatiques ?

-Conséquences à l'égard du professionnel de la participation à un dispositif de télétransmission (ex. : obligation de transmettre à périodicité régulière, de participer à des études...) et dispositions prévues en cas d'abandon de collaboration ? En effet, l'organisme doit s'engager à fournir les moyens nécessaires pour vous permettre de continuer à gérer votre fichier ou d'effacer, avant restitution du matériel informatique, les informations nominatives enregistrées.

Communication à des « *tiers autorisés* ». De façon générale, les demandes de renseignements sur des patients ne peuvent être satisfaites que pour des autorités publiques qui disposent, dans le cadre de l'exercice de leur mission, de prérogatives particulières pour se voir communiquer des informations : ces autorités sont alors appelées Tiers Autorisés.

Ces demandes de communication doivent être ponctuelles et viser des personnes identifiées directement ou indirectement ;

Le fondement juridique ainsi que les catégories d'informations sollicitées doivent être précisés.

En cas de doute sur les textes juridiques invoqués, interroger la CNIL.

LE HEALTH DATA HUB[1]

Créé par la loi de modernisation du système de santé de 2016, le SNDS était jusque-là composé des données de l'assurance maladie, des données de facturation hospitalière, des causes médicales de décès, des données médico-sociales des personnes handicapées et d'un échantillon de données de remboursement des organismes complémentaires. Ces données ont un **caractère essentiellement médico-administratif.**

Pour de nombreux usages (recherche clinique, pharmacovigilance, etc.), elles ne contiennent pas une information suffisamment fine et sont jugées trop peu médicalisées. L'article 41 de la loi susmentionnée prévoit l'élargissement du SNDS à **un grand nombre de sources de données notamment cliniques et collectées lors des actes pris en charge par l'assurance maladie** (résultats d'analyse de biologie, imagerie, compte rendu médicaux, etc.).

Il ne s'agit toutefois pas de mettre en place une grande base nationale unique, mais de prévoir que pour toutes ces sources de données, les règles d'accès et de traitement sécurisé soient les mêmes. Ces règles harmonisées garantiront des délais d'accès plus courts et une meilleure lisibilité de l'éco-système pour l'ensemble des parties prenantes : du promoteur des données à l'utilisateur, en passant par le citoyen.

---

[1] Piloté par Jean - Marc Aubert. Directeur de la recherche, des études, de l'évaluation et des statistiques (DREES).

De manière très pragmatique, la plateforme technologique du Health Data Hub permettra aux **utilisateurs habilités et conduisant des projets visant un intérêt public,** de traiter les données utiles pour leurs études dans un espace informatique sécurisé avec des outils d'analyse à l'état de l'art permettant des usages innovants dont le développement du numérique en santé. Les services de la plateforme se sont ouverts à la communauté dans le courant de l'année 2020.

L'entité opérant cette plateforme, le HDH, est une structure étatique compte tenu du caractère sensible des données stockées. Issu de la transformation de l'INDS, il prend la forme d'un groupement d'intérêt public constitué entre l'État, des organismes assurant une représentation des malades et des usagers du système de santé, des producteurs de données de santé et des utilisateurs publics et privés de données de santé y compris des organismes de recherche en santé.

Le HDH reprend les missions précédemment assurées par l'Institut :

- Ceci concerne tout d'abord son rôle de guichet unique par lequel transitent toutes les demandes d'autorisation de traitement de données visant un intérêt public dans le cadre d'une recherche n'impliquant pas la personne humaine.
- Il reprend également le secrétariat du Comité d'Expertise pour les Recherches, les Études, les Évaluations dans le domaine de la santé (CEREES) en observant la complétude des dossiers de demande d'autorisation.
- De même, il assurera l'accompagnement des demandeurs tout au long des procédures.
- Enfin, le HDH, à l'instar de l'INDS avant lui, va contribuer à mettre en place des procédures simplifiées avec la CNIL.

Les entreprises du médicament[1] avaient leur idée sur les données de santé qu'on va exposer ci-dessous.

Les données de santé proviennent de multiples sources : les bases de données médico-administratives comme par exemple le Sniiram et ses 8,9 milliards de feuilles de soins, les images des 80 millions d'actes d'imagerie effectués chaque année, les cohortes et registres, les dossiers médicaux, les essais cliniques, les données patients collectées via les Smartphones, les réseaux sociaux et les sites internet.

Elles sont donc disparates et d'une grande diversité de formats, car toutes ces données ont été recueillies pour un usage bien spécifique : diagnostiquer

[1] LEEM. Données de santé.26/04/2019 avec l'appui de Alain Livartowski oncologue à l'institut Curie.

une maladie, détecter une mutation particulière dans le génome, rembourser des soins, mesurer son activité physique...

L'intelligence artificielle (IA) vient bouleverser la donne en cherchant à utiliser toutes ces data dans l'objectif de faire progresser la recherche, les soins et l'innovation en santé. À une condition : recueillir un nombre suffisant de données exploitables pour faire tourner les algorithmes de l'IA. Il faut aussi s'assurer de pouvoir disposer de données "propres", rangées et bien étiquetées.

Les systèmes dotés d'intelligence artificielle, de techniques de machine Learning et de puissances de calcul importantes permettront de synthétiser et de modéliser des données complexes pour affiner un diagnostic, identifier les mutations génétiques en cause, surveiller la croissance tumorale, aider à la prise de décision des médecins.

L'IA autorisera une nouvelle modélisation, une modélisation multiéchelle dans le domaine de la santé qui *"va consister à intégrer des données très hétérogènes ouvrant la voie à des approches révolutionnaires".*

L'IA va accélérer considérablement le développement clinique en permettant de tester de nouveaux médicaments sur des populations sélectionnées. À terme, il est possible de penser que la phase III laissera la place à des études en vie réelle sur des patients sélectionnés en fonction de leur génétique, de leur phénotype, de leur profil génomique... Les coûts de la recherche clinique devraient donc baisser. Le modèle économique de la R&D va donc évoluer en retour.

Ce qu'il faut dépasser : Résoudre les problèmes de partage de valeur. Si la donnée appartient juridiquement au malade, de fait, elle ne lui "appartient pas". Anonymisée, sécurisée, non divulguée, elle sert la communauté des patients et les avancées de la recherche. Ne pas pouvoir les utiliser serait synonyme d'une perte de chance pour les autres patients.

Ne pas interpréter de façon trop rigide le Règlement général sur la protection des données (RGPD), qui multiplie les courriers, déclarations aux patients, et ralentit le processus de collecte de données intelligentes.

Relever les défis organisationnels afin de penser en amont la collecte et la capitalisation des données.

Le Système national des données de santé (SNDS) : **Ouvrir l'accès aux données de santé** collectées par des organismes publics afin de tirer profit des potentialités qu'elles offrent est un enjeu sanitaire majeur. Cette ouverture vise à accroitre les connaissances relatives à l'offre de soins et la prise en charge médico-sociale à destination aussi bien des professionnels de santé que des usagers et des citoyens, à contribuer à la recherche et à l'innovation en santé et enfin à favoriser la veille et la sécurité sanitaires.

Instauré par la loi du 26 janvier 2016 de modernisation de notre système de santé, le **SNDS** a été élargi par la loi du 24 juillet 2019 relative à l'organisation et la transformation du système de santé pour tenir compte des besoins des acteurs concernés en termes de données mais aussi d'un contexte favorable au développement du numérique en santé.

Qu'est-ce que le SNDS ? L'objectif du SNDS est de faire de la France l'un des pays pionniers dans le domaine de la promotion et de la valorisation des données de santé. Géré par la Plateforme des données de santé (PDS ou « Health data hub ») et la Caisse nationale de l'assurance maladie (CNAM), le SNDS est alimenté, depuis 2016, par :

la base de données « SNIIRAM » (Système national d'information interrégime de l'assurance maladie) contenant les données relatives à toutes les dépenses de l'assurance maladie,

la base de données « PMSI » (Programme de médicalisation des systèmes d'information) contenant les données d'analyse de l'activité des établissements de santé,

la base de données du CépiDc (Centre d'épidémiologie sur les causes médicales de décès) contenant les données relatives aux causes de décès.

Progressivement et sur le fondement de la loi du 24 juillet 2019, le SNDS sera alimenté par :

des données médico-sociales liées au handicap, fournies par les maisons départementales des personnes handicapées,

l'ensemble des données de santé dont le recueil est directement ou indirectement financé par des fonds publics, en particulier les données cliniques recueillies dans le cadre du parcours de soins ce qui inclut les activités de prévention, de diagnostic, des soins et de suivi social et médico-social.

De nouvelles sources de données sont ainsi ajoutées aux trois bases historiques (SNIIRAM, PMSI, CépiDc), l'appariement de ces données entre elles devant faciliter leur structuration et démultiplier leurs usages. Ces nouvelles données permettent essentiellement d'apporter de l'information sur l'état de santé précis du patient (résultats d'examen, diagnostic des médecins) et ses déterminants de santé (indice de masse corporelle, consommation de tabac…) dont l'absence limitait les usages du SNDS.

Qui peut utiliser les données du SNDS et comment y accéder ?

Par principe, toute personne ou structure, publique ou privée, à but lucratif ou non lucratif, peut accéder aux données du SNDS sur autorisation de la CNIL, en vue de réaliser un traitement de données présentant un intérêt public.

Pour des projets de recherche, les demandes sont à déposer auprès de la Plateforme des données de santé. Elle est le point d'entrée unique des demandes d'autorisation d'accès au SNDS à des fins de recherche, étude ou évaluation, avec pour mission d'assurer un traitement des demandes conformément au cadre réglementaire et dans les délais définis par la loi.

La PDS assure également le secrétariat du **comité éthique et scientifique pour les recherches, les études et les évaluations** (CESREES), un comité indépendant chargé d'examiner les demandes du point de vue méthodologique, afin de fournir un avis à la CNIL sur la cohérence entre la finalité de l'étude proposée, la méthodologie présentée et le périmètre des données auxquelles l'accès est demandé.

L'avis rendu par le CESREES vise à faciliter l'examen par la CNIL des demandes d'autorisation d'accès au SNDS et à réduire les délais globaux d'instruction.

Pour accéder à certaines données du SNDS uniquement, telles que les données hospitalières, la même procédure est applicable. En effet, tout l'intérêt du SNDS réside dans le fait de définir des règles uniformes et des procédures standardisées permettant d'accéder aux données de santé.

Pour la constitution d'entrepôts comportant des données du SNDS, les demandes sont à déposer directement auprès de la CNIL. L'accès aux données du SNDS et la procédure d'accès sur autorisation de la CNIL connaissent toutefois des exceptions.

- L'accès des entreprises productrices de produits de santé et des assureurs en santé est plus fortement encadré : ils doivent, soit passer par un bureau d'études ou un organisme de recherche indépendant pour accéder aux données, soit démontrer que les modalités techniques d'accès ne permettent en aucun cas d'utiliser le SNDS pour des finalités interdites identifiées dans la loi.

- Pour certaines organisations chargées d'une mission de service public, une procédure spécifique d'accès au SNDS est prévue : ces organisations, listées par décret en conseil d'État pris après avis de la CNIL, peuvent pour accomplir leurs missions accéder à certaines données de manière permanente. C'est par exemple le cas pour l'agence Santé publique France, l'Agence nationale de sécurité du médicament et des produits de santé, la Haute Autorité de santé, les chercheurs des CHU, des centres de lutte contre le cancer et de l'INSERM, l'agence de biomédecine ou encore les Agences régionales de santé.

L'OPEN DATA

Il s'agit là de la définition donnée par *l'Open Knowledge Foundation* en 2005. Le terme open Data désigne des données auxquelles n'importe qui peut accéder, que tout le monde peut utiliser ou partager. Les critères essentiels de l'Open Data sont **la disponibilité, la réutilisation, la distribution, et la participation universelle**.

La donnée constitue le cœur de l'exercice de la médecine dans son rapport avec le patient. Il n'est donc pas surprenant, dans le cadre d'une numérisation globale de l'ensemble de la pratique médicale et de l'utilisation de capteurs de plus en plus nombreux et variés, d'assister à une augmentation exponentielle de la quantité et de la diversité des données disponibles.

On imagine bien qu'une donnée de santé à caractère personnel ne saurait être utilisée en dehors de son utilisation première à savoir renseigner l'équipe médicale en vue de la prise en charge du patient qu'après une anonymisation sécurisée.

L'anonymisation des données[1]. Traitement clé pour l'open data, l'anonymisation des données, consiste à utiliser un ensemble de techniques de manière à rendre impossible, en pratique, toute identification de la personne (physique, morale ou entité WIKI) par quelque moyen que ce soit, et ce de manière irréversible. Lorsque l'anonymisation est effective, le RGPD ne s'applique plus aux données ainsi anonymisées, celles-ci n'étant dès lors plus à caractère personnel.

Le choix d'anonymiser des données résulte souvent d'un compromis déontologique, juridique et éthique, entre une volonté ou une obligation de protéger les individus et leurs données personnelles. L'anonymisation est en particulier employée pour la diffusion et le partage de données jugées d'intérêt public, comme les données ouvertes (Open data)[2].

L'utilisation de données anonymisées soulève encore des questions juridiques et éthiques, car elle peut aussi être une « barrière » ou un frein à la recherche médicale, « observationnelle ». De même, de nombreuses exceptions à cette règle (par exemple pour certaines données médicales, concernant la défense ou la sécurité intérieure) sont intégrées dans le droit des pays démocratiques. Cette utilisation s'accompagne parfois d'une limite à la durée de conservation.

Pseudonymisation. La pseudonymisation est un traitement de données personnelles réalisé de manière qu'on ne puisse plus attribuer les données

---

[1] CNIL 17 octobre 2019.

[2] Wikipédia.

relatives à une personne physique sans avoir recours à des informations supplémentaires. En pratique la pseudonymisation consiste à remplacer les données directement identifiantes (nom, prénom, etc.) d'un jeu de données par des données indirectement identifiantes (alias, numéro dans un classement, etc.).

La pseudonymisation permet ainsi de traiter les données d'individus sans pouvoir identifier ceux-ci de façon directe. En pratique, il est toutefois bien souvent possible de retrouver l'identité de ceux-ci grâce à des données tierces. C'est pourquoi des données pseudonymisées demeurent des données personnelles. L'opération de pseudonymisation est réversible, contrairement à l'anonymisation.

Obligation ou non d'anonymiser des données personnelles : Dans le cadre de l'open data le règlement général sur la protection des données (RGPD) n'impose pas aux administrations d'anonymiser les documents qu'elles détiennent.

L'anonymisation n'est qu'une solution parmi d'autres pour pouvoir exploiter des données personnelles dans le respect des droits et libertés des personnes.

En revanche, lorsque les administrations souhaitent diffuser ces documents (ou des données qu'ils contiennent), par exemple en les publiant en ligne, leur anonymisation préalable est une obligation légale qui s'impose à elles par principe en application de du Code des relations entre le public et l'administration, CRPA (article L. 312-1-2). Ainsi lorsque les documents administratifs comportent des données personnelles, ils ne peuvent être rendus publics qu'après avoir fait l'objet d'un traitement permettant de rendre impossible l'identification de ces personnes.

Une fois anonymisées, les données ne peuvent plus être reliées à une personne. Les impacts potentiels de leur diffusion ou de leur réutilisation sur la vie privée des personnes concernées sont ainsi grandement limités.

Par exception, l'anonymisation n'est pas obligatoire dans trois cas de figure :

- Lorsque l'administration est dispensée de cette obligation par une disposition législative contraire, c'est-à-dire par un texte de loi autorisant la publication intégrale du document en question (voir guide pratique, 2.2.2) ;

- Lorsque le document dont la diffusion est envisagée figure dans la liste du CRPA (art. D. 312-1-3) : cet article énumère un certain nombre de catégories de documents susceptibles d'être rendus publics sans anonymisation préalable ;

- Lorsque les personnes dont les données personnelles figurent dans le document ont donné leur accord.

Évaluer une solution d'anonymisation. Une solution d'anonymisation doit être construite au cas par cas et adaptée aux usages prévus. Pour aider à évaluer une bonne solution d'anonymisation, le **G29**[1] propose trois critères :

- L'individualisation : est-il toujours possible d'isoler un individu ?

- La corrélation : est-il possible de relier entre eux des ensembles de données distincts concernant un même individu ?

- L'inférence : peut-on déduire de l'information sur un individu ?

Ainsi :

Un ensemble de données pour lequel il n'est possible ni d'individualiser ni de corréler ni d'inférer est a priori anonyme ;

Un ensemble de données pour lequel au moins un des trois critères n'est pas respecté ne pourra être considéré comme anonyme qu'à la suite d'une analyse détaillée des risques de réidentification.

Les principales techniques d'anonymisation utilisées aujourd'hui

Ces techniques se regroupent autour de deux grands principes : transformer les données pour qu'elles ne se réfèrent plus à une personne réelle et généraliser les données de façon à ce qu'elles ne soient plus spécifiques à une personne, mais communes à un ensemble de personnes. Pour chaque technique, une analyse de ses forces et faiblesses au regard des trois critères d'évaluation est fournie ainsi que des recommandations pratiques pour son utilisation.

L'anonymisation et la réidentification de données sont des thématiques de recherche particulièrement actives et par conséquent il est indispensable, pour tout responsable de traitement mettant en œuvre des solutions d'anonymisation, d'effectuer une veille régulière pour préserver, dans le temps, le caractère anonyme des données produites.

Anonymiser en préservant au maximum l'utilité des données

Le processus d'anonymisation vise à éliminer toute possibilité de réidentification : il implique donc une nécessaire perte de qualité des données. Leur exploitation future est ainsi limitée à certains types d'utilisation. Ces contraintes sont à prendre en compte dès le début du projet.

Pour construire un processus d'anonymisation pertinent, il est ainsi conseillé de :

---

[1] Le G 29 : L'article 29 de la directive du 24 octobre 1995 sur la protection des données et la libre circulation de celles-ci a institué un groupe de travail rassemblant les représentants de chaque autorité indépendante de protection des données nationales. (pour la France, la CNIL).

- Supprimer les éléments d'identification directe ainsi que les valeurs rares qui pourraient permettre une réidentification aisée des personnes (par exemple, la connaissance précise de l'âge des individus présents dans un jeu de données peut permettre dans certains cas de réidentifier très facilement les personnes centenaires) ;

- Distinguer les informations importantes des informations secondaires ou inutiles (c'est-à-dire supprimables) ;

- Définir la finesse idéale et acceptable pour chaque information conservée ;

- Définir les priorités (par exemple, est-il plus important de conserver une grande finesse sur telle information ou de conserver telle autre information ?).

Ce questionnement aide à déterminer le procédé d'anonymisation le plus pertinent, c'est-à-dire l'enchaînement des techniques d'anonymisation à mettre en place qui peuvent être regroupées en deux familles : la randomisation et la généralisation.

La randomisation consiste à modifier les attributs dans un jeu de données de telle sorte qu'elles soient moins précises, tout en conservant la répartition globale. Cette technique permet de protéger le jeu de données du risque *d'inférence.*

Exemple : permuter les données relatives à la date de naissance des individus de manière à altérer la véracité des informations contenues dans une base de données.

La généralisation permet de généraliser les attributs du jeu de données en modifiant leur échelle ou leur ordre de grandeur afin de s'assurer qu'ils soient communs à un ensemble de personnes.

Cette technique permet d'éviter *l'individualisation* d'un jeu de données. Elle limite également les possibles *corrélations* du jeu de données avec d'autres.

Exemple : dans un fichier contenant la date de naissance des personnes, il est possible de remplacer cette information par la seule année de naissance, ou une fourchette (par exemple : individus entre 20 et 30 ans).

Chaque technique d'anonymisation présente ses propres avantages et sera à décider en fonction du traitement de données et de l'objectif poursuivi.

Vérifier l'efficacité de l'anonymisation. Dans leur avis de 2014, les autorités de protection des données européennes définissent trois critères qui permettent de s'assurer qu'un jeu de données est véritablement anonyme :

La non-individualisation : il ne doit pas être possible d'isoler un individu dans le jeu de données ;

Exemple *: une base de données de CV ou seuls les noms et prénoms d'une personne auront été remplacés par un numéro qui ne correspond qu'à elle permet d'individualiser cette personne. Cette base serait considérée comme pseudonymisée et non comme anonymisée.*

La non-corrélation : il ne doit pas être possible de relier entre eux des ensembles de données distincts concernant un même individu ;

Exemple : *une base de données cartographique renseignant les adresses de domiciles de particuliers ne peut être considérée comme anonyme dès lors que d'autres bases de données existantes par ailleurs qui contiennent ces mêmes adresses contiennent également d'autres données permettant d'identifier les individus.*

La non-inférence : il ne doit pas être possible de déduire de façon quasi certaine de nouvelles informations sur un individu.

Exemple : si un jeu de données supposément anonyme contient des informations sur le montant des impôts de personnes ayant répondu à un questionnaire, que tous les hommes ayant entre 20 et 25 ans ayant répondu sont non imposables, il sera possible de déduire, si on sait que M. X, homme âgé de 24 ans, a répondu au questionnaire, qu'il est non imposable.

Les techniques d'anonymisation et de réidentification étant amenées à évoluer régulièrement, il est indispensable, pour tout responsable de traitement mettant en œuvre des solutions d'anonymisation, d'effectuer une veille régulière afin de préserver, dans le temps, le caractère anonyme des données produites.

Si un jeu de données publié en ligne comme anonyme contient en réalité des données personnelles et qu'aucune des exceptions mentionnées précédemment n'est applicable, une violation de données est susceptible d'être caractérisée. Il convient dès lors de procéder au retrait du jeu de données en question dans les plus brefs délais.

Que faire en cas de doute ? Compte tenu de la complexité s'attachant aux questions de choix et d'évaluation régulière des techniques d'anonymisation, il est recommandé aux collectivités publiques de travailler sur celles-ci de façon concertée, en association avec leurs délégués à la protection des données et les réseaux de professionnels spécialement concernés. La CNIL pourra également apporter son expertise sur les problématiques les plus fréquemment rencontrées sur ce sujet en particulier dans le cadre des saisines des têtes de réseaux telles que les associations de collectivités.

LA TÉLÉSANTÉ

LA TÉLÉMÉDECINE

Selon le code de santé publique (art. L.6316-1), elle est une *forme de pratique médicale à distance utilisant les technologies de l'information et de la communication.* Loi n° 2009-879 du 21 juillet 2009.

Elle met en rapport, nécessairement un professionnel médical (médecin, sage-femme, chirurgien-dentiste) avec un autre professionnel médical, ou avec un patient, ou avec un ou plusieurs professionnels de santé, parmi lesquels figurent, le cas échéant, d'autres professionnels apportant leurs soins au patient.

Cinq actes de télémédecine sont ensuite définis dans le décret n° 2010-1229 du 19 octobre 2010 ainsi que leurs conditions de mise en œuvre.

La téléconsultation permet à un professionnel médical de donner une consultation à distance par l'intermédiaire des technologies de l'information et de la communication. C'est un acte médical et une action synchrone (patient et médecin se parlent). Elle permet au professionnel de santé médical requis de réaliser une évaluation globale du patient, en vue de définir la conduite à tenir à la suite de cette téléconsultation.

La téléexpertise permet à un professionnel médical de solliciter à distance l'avis d'un ou de plusieurs professionnels médicaux par l'intermédiaire des technologies de l'information et de la communication. C'est d'abord un acte médical et une action asynchrone (patient et médecin ne se parlent pas). Cela concerne deux médecins pendant ou à distance de la consultation initiale. Cette action ne faisait pas l'objet d'une rémunération jusqu'à présent. À rapprocher du recours traditionnel au médecin consultant.

La télésurveillance permet à un professionnel médical d'interpréter à distance des données recueillies sur le lieu de vie du patient.

Dans le cadre des expérimentations tarifaires ÉTAPES (Expérimentations de Télémédecine pour l'Amélioration des Parcours en Santé, en 2018 à la suite de l'entrée dans le droit commun des tarifs de prise en charge par l'assurance maladie obligatoire des téléconsultations et Téléexpertises et leur sortie du cadre expérimental, le programme ÉTAPES Télésurveillance a été prorogé jusqu'en 2022, par la loi n° 2017-1836 de financement de la sécurité sociale pour 2018. Ce choix s'explique par la prise en compte des particularités de la télésurveillance. En effet, cette activité suppose que plusieurs types d'acteurs se coordonnent autour du patient pour : effectuer la télésurveillance médicale, fournir la solution technique, ou assurer l'accompagnement thérapeutique du patient. Plus complexe à définir, la télésurveillance nécessite ainsi un temps d'appropriation et de développement plus conséquent ; elle avait concerné de 2018 à 2021 les patients en ALD, se situant en établissement de santé, en structure médico-sociale ou à leur domicile

La téléassistance médicale a pour objet de permettre à un professionnel médical d'assister à distance un autre professionnel de santé au cours de la réalisation d'un acte.

La régulation médicale est la réponse médicale apportée dans le cadre de l'activité des centres 15.

La télémédecine est une autre manière de soigner, avec les mêmes exigences de qualité et de sécurité que des actes classiques. La télémédecine peut effectuer la plupart des actes médicaux. Elle permet en effet :

D'établir un diagnostic

D'assurer, pour un patient à risque, un suivi dans le cadre de la prévention ou un suivi postthérapeutique

De requérir un avis spécialisé

De préparer une décision thérapeutique

De prescrire des produits, de prescrire ou de réaliser des prestations ou des actes

D'effectuer une surveillance de l'état des patients.

Elle reste pour l'heure **tributaire du réseau de couverture informatique du territoire** pour encore un certain temps. Il n'est pas évident non plus que l'écoute et l'empathie du professionnel à distance soient toujours idoines. Diagnostiquer Alzheimer, cancer, tare familiale, séroconversion au VIH, etc. est possible au télémédecin mais l'apprendre au patient est d'un autre registre. C'est pourquoi si elle n'a pas pour objectif de remplacer des actes médicaux en présentiel elle ne leur est que complémentaire. La télémédecine doit reposer sur un projet médical répondant à des priorités et aux besoins de la population d'un territoire et des professionnels de santé en s'intégrant au sein d'un parcours de soins.

Il n'en reste pas moins que la télémédecine est **appelée à jouer un rôle grandissant** dans les activités médicales :

- Pour les raisons conjoncturelles évidentes que constituent les difficultés d'accès aux soins des zones en déficits médicaux, des personnes isolées ou en établissements : EHPAD, maisons de retraite, centres spécialisés divers.

- Surtout pour des raisons structurelles : En effet, elle permet une meilleure prise en charge au plus près du lieu de vie des patients et contribue aux prises en charge coordonnées par les professionnels de santé et les professionnels du secteur médico-social. Elle constitue aussi un facteur d'amélioration de l'efficience et de l'organisation des soins notamment dans les maladies chroniques, le vieillissement et les contraintes budgétaires.

La télémédecine est entrée en 2018 dans le droit commun des pratiques médicales. Après une période d'expérimentation

Concrètement, la téléconsultation (consultation à distance par vidéotransmission entre un patient et un médecin, quelle que soit sa spécialité) est remboursée par l'assurance maladie, à l'instar des consultations « classiques ».

Peuvent en bénéficier tous les patients s'inscrivant dans un parcours de soins coordonné (c'est-à-dire en lien avec leur médecin traitant), que ce soit en ville ou en établissement de santé dès lors qu'ils n'y sont pas hospitalisés. Les tarifs ont été définis dans le cadre de négociations conventionnelles entre l'assurance maladie et les représentants des médecins.

Cet accès élargi à la téléconsultation s'accompagne de mesures de simplification pour les professionnels. Ainsi, un praticien peut désormais facturer les actes de télémédecine même si le patient n'est pas en mesure de lui présenter sa carte vitale. Par ailleurs, les démarches administratives sont allégées pour les médecins, qui continuent en outre à être accompagnés par les pouvoirs publics (en particulier les agences régionales de santé) dans leurs projets de télémédecine.

Voir en **ANNEXE VI** le mode d'emploi de la TLC élaboré par la HAS

Autre étape : le remboursement depuis février 2019 de **la** TELEEXPERTISE, qui permet à un médecin de solliciter à distance l'avis d'un confrère face à une situation médicale donnée et d'assurer ainsi une prise en charge plus rapide des patients. Ouverte dans un premier temps à certaines catégories de personnes, elle s'est élargie courant 2020 à tous les patients.

Modus operandi : Quelle que soit la situation clinique, le médecin doit demander et recueillir le consentement préalable du patient.

La téléexpertise permet au médecin, dit « *requérant* », de solliciter un confrère, dit « *requis* », en raison de sa formation ou de sa compétence particulière, sur la base d'informations ou d'éléments médicaux liés à la prise en charge d'un patient, et ce, hors de la présence de ce dernier.

Tout médecin peut recourir à la téléexpertise, quels que soient : sa spécialité, son secteur d'exercice et son lieu d'exercice, en ville ou en établissement de santé (cabinet de ville, maison de santé, centre de santé, EHPAD, hôpital, clinique…)

Toutes les situations médicales sont potentiellement concernées par la téléexpertise. Le recours à la téléexpertise relève de la décision du médecin requérant et l'opportunité de sa réalisation relève de la responsabilité du médecin requis.

À l'issue d'une téléexpertise, le médecin requis rédige un compte rendu, l'archive dans son dossier patient, dans le DMP du patient, le cas échéant, et le transmet au médecin requérant.

La téléexpertise n'exige pas la connaissance préalable du patient par le « médecin requis » (condition supprimée par l'avenant 7 à la convention médicale pour les téléexpertises de niveau 2).

La téléexpertise n'exige pas non plus d'échange par vidéotransmission (à la différence des actes de téléconsultation). Elle doit en revanche faire l'objet d'un échange en synchrone (direct) ou asynchrone (en différé) entre deux médecins, via une messagerie sécurisée de santé.

L'équipement doit en outre être adapté à l'usage de la téléexpertise avec une couverture des services nécessaires (envoi d'images, photographies, tracés…).

Dans un premier temps, et ce jusqu'à la fin de l'année 2020, la téléexpertise était réservée aux patients pour lesquels l'accès aux soins doit être facilité au regard de leur état de santé ou de leur situation géographique :

Les patients en affection longue durée (ALD) ;

Les patients résidant en zones dites « sous-denses », telles que définies à l'article 1434-4 du Code de la santé publique et dans lesquelles s'appliquent les aides démographiques conventionnelles ;

Les patients atteints de maladies rares telles que définies par la réglementation ;

Les patients résidant en établissements d'hébergement pour personnes âgées dépendantes (EHPAD) ou en structure médico-sociale ;

Les personnes détenues.

Le 12 novembre 2020, la fiche annexe No. 7 pour encourager le développement de la téléexpertise pour les patients Covid-19 :

Les professionnels médicaux de ville, hospitaliers publics comme privés et en établissement sanitaire et médico-social prennent en charge les patients atteints de Covid-19 et doivent dès lors pouvoir accéder rapidement à l'avis d'un médecin expert.

L'objectif est de proposer une offre de téléexpertise dans tous les territoires que ce soit en amont de la prise en charge Covid (éviter une hospitalisation non nécessaire) ou que ce soit en aval de la prise en charge (fluidification des filières d'aval).

Le Ségur de la Santé : Dans le cadre des accords du Ségur de la santé, le développement de la téléexpertise constitue un enjeu clé de la transformation du système de santé. Pour y parvenir, des mesures fortes prendront effet prochainement :

- l'élargissement de la téléexpertise à tous les patients
- la possibilité pour tous les professionnels de santé non médicaux de solliciter une téléexpertise.

Décret n° 2021-707 du 3 juin 2021 relatif à la télésanté

Art. R. 6316-2.-*La pertinence du recours à la télémédecine ou au télésoin est appréciée par le professionnel médical, le pharmacien ou l'auxiliaire médical. » ;*

« Art. R. 162-21.-*Les tarifs des activités de télésoin réalisées* ***par les pharmaciens*** *ne peuvent être supérieurs à ceux fixés pour les mêmes activités mettant physiquement en présence le professionnel de santé et le patient. »*

L'article R. 162-5 est complété par un alinéa ainsi rédigé : *« Les tarifs des activités de télésoin réalisées* ***par les auxiliaires médicaux*** *et les majorations qui y sont associées ne peuvent être supérieurs à ceux fixés pour les mêmes activités mettant physiquement en présence le professionnel de santé et le patient. »*

Les 2 niveaux de téléexpertise. Il existe deux types de téléexpertise, dont le niveau varie selon la complexité du dossier du patient (et donc le niveau de l'expertise réalisée) et leur fréquence.

Les téléexpertises de niveau 1 qui ne nécessitent pas la connaissance préalable du patient par le médecin téléexpert : il s'agit d'une question circonscrite qui ne nécessite pas de réaliser une étude approfondie de la situation médicale du patient. Par exemple : l'interprétation d'une photographie de tympan, ou de pathologie amygdalienne, la lecture d'une rétinographie, l'étude d'une spirométrie, la lecture de photos pour une lésion cutanée, pour le suivi d'une plaie chronique d'évolution favorable, etc.

Les téléexpertises de niveau 2 qui nécessitent a priori la connaissance préalable du patient par le médecin téléexpert : il s'agit d'un avis en réponse à une situation médicale complexe après étude approfondie. Par exemple : de la surveillance en cancérologie dans le cadre de la suspicion d'une évolution, du suivi d'une plaie chronique en état d'aggravation, du suivi d'évolution complexe de maladie inflammatoire chronique, de l'adaptation d'un traitement antiépileptique, d'un bilan pré chimiothérapie, lors de son initiation, etc.

Tarification et facturation. Le tarif de la téléexpertise tient compte de la complexité du dossier du patient qui conditionne le niveau de l'expertise réalisée (1 ou 2) et de sa fréquence. Elle n'est cumulable avec aucun autre acte ou majoration. Elle ne peut donner lieu à aucun dépassement d'honoraires.

Pour le médecin requis : rémunération à l'acte.

Pour les téléexpertises de niveau 1, cette rémunération est de 12 € par téléexpertise, dans la limite de 4 actes par an, par médecin, pour un même patient, comme par exemple pour la lecture d'un fond d'œil ou d'un tympan ;

Pour les téléexpertises de niveau 2, cette rémunération est de 20 € par téléexpertise, dans la limite de 2 actes par an, par médecin, pour un même patient, comme dans le cas de la surveillance d'une plaie chronique en voie d'aggravation et le suivi d'évolution d'une maladie inflammatoire chronique intestinale ou rhumatologique par exemple.

Pour le médecin requérant : forfait annuel, la rémunération est de 5 € par téléexpertise de niveau 1 et de 10 € par téléexpertise de niveau 2, dans la limite de 500 € par an. Le calcul sera réalisé automatiquement par l'Assurance Maladie : aucun acte n'aura besoin d'être facturé par le médecin requérant.

Le premier paiement du forfait annuel du médecin requérant sera réalisé en 2020 au titre de l'année 2019.

De manière dérogatoire et transitoire, l'acte de téléexpertise est facturé en tiers payant ; il est pris en charge à 100 % par l'Assurance Maladie obligatoire.

Comment facturer des téléexpertises : les actes de téléexpertise sont facturables à l'Assurance Maladie depuis le 10 février 2019.

Deux actes de téléexpertise ont été créés à la nomenclature générale des actes professionnels (NGAP)

L'acte codé « TE1 » pour les téléexpertises de niveau 1,

L'acte codé « TE2 » pour les téléexpertises de niveau 2.

La téléexpertise fait l'objet d'une facturation directe entre l'Assurance Maladie et les médecins libéraux. Le patient retrouve quant à lui trace de la facturation de cet acte le concernant sous le libellé « Téléexpertise » dans son décompte de remboursements.

Une aide à l'équipement des médecins libéraux est instaurée par la CNAM. **Voir en ANNEXE VII.**

L'offre de télémédecine élargie au domaine paramédical : La télémédecine, qui consiste à consulter un médecin en visioconférence depuis un ordinateur ou un smartphone, va avoir son équivalent chez les pharmaciens et les auxiliaires médicaux.

TÉLÉSOINS

Alors que la télémédecine est déjà une réalité, la loi prévoit aussi le déploiement des télésoins. **Pratiques de soins à distance utilisant les technologies de l'information et de la communication**, les télésoins mettront en rapport un patient avec un ou plusieurs pharmaciens ou auxiliaires médicaux (comme des infirmiers par exemple). Seront éventuellement concernés ainsi dix-huit corps de métiers qui sont[1] les audioprothésistes, épithésistes, ergothérpeutes, infirmiers, manipulateurs d'électroradiologie médicale, masseurs-kinésithérapeutes, ocularistes, opticiens-lunetiers, orthopédistes-orthésistes, orthophonistes, orthoprothésistes, orthoptistes, pédicures -podologues, pharmaciens, podo-orthésistes, psychomotriciens et techniciens de laboratoire médical.

Art. *CSP* L. 6316-2. — . *Il met en rapport un patient avec un ou plusieurs pharmaciens ou auxiliaires médicaux dans l'exercice de leurs compétences prévues au présent code.*

Les activités de télésoin sont définies par arrêté du ministre chargé de la santé, pris après avis de la Haute Autorité de santé (HAS). Cet avis porte notamment sur les conditions de réalisation du télésoin permettant de garantir leur qualité et leur sécurité ainsi que sur les catégories de professionnels y participant.

Pour ce qui concerne les pharmaciens (l'article CSS L162-16-1) : *Les activités de télésoins prises en charge par l'assurance maladie mettent en relation un pharmacien et un patient et sont effectuées par vidéotransmission. Leur prise en charge est subordonnée à la réalisation préalable par un pharmacien, en présence du patient, d'un premier soin, bilan de médication ou entretien d'accompagnement d'un patient atteint d'une pathologie*

[1] Has 18/03/2021.

chronique ; l'activité du professionnel de santé présent, le cas échéant, auprès du patient n'est pas prise en charge dans le cadre du télésoin.

Pour ce qui concerne les auxiliaires médicaux (article CSS L162-14-1) *: Les activités de télésoin prises en charge par l'assurance maladie mettent en relation un auxiliaire médical et un patient et sont effectuées par vidéotransmission. Leur prise en charge est subordonnée à la réalisation préalable, en présence du patient, d'un premier soin par un auxiliaire médical de la même profession que celle du professionnel assurant le télésoin ; l'activité du professionnel de santé présent, le cas échéant, auprès du patient n'est pas prise en charge dans le cadre du télésoin.*

L'arrêté du 3 juin 2021 rappelle que le recours à un acte de soin à distance relève **d'une décision partagée entre le professionnel de santé et le patient et le recueil du consentement** de ce dernier est une condition indispensable à sa réalisation. Il implique que le bénéficiaire soit bien informé sur le choix, les avantages et les alternatives de cette modalité, sur les équipements techniques à utiliser, la possibilité de se faire accompagner, le déroulement d'une séance type, les coûts, les modalités de paiement et de remboursement, la protection et la sécurisation des données.

Le décret du 3 juin 2021 n'énumère que deux situations dans lesquelles le **télésoin est exclu par principe** pour l'ensemble des professions :

les soins nécessitant un contact direct en présentiel entre le professionnel et le patient ;

les soins requérant un équipement spécifique non disponible auprès du patient.

Les conditions d'éligibilité du patient au télésoin ?[1, 2] La possibilité de pratiquer le télésoin va dépendre de critères tenant au patient lui-même, avec quelques particularités selon l'activité concernée :

- situation clinique ;
- capacité à communiquer à distance en utilisant les outils numériques nécessaires et possibilité de respecter la confidentialité ;
- facteurs physiques, psychologiques, socioprofessionnels, familiaux ;
- le télésoin n'est pas réservé aux patients majeurs, mais si le patient est un mineur, il doit être accompagné d'un de ses parents ou d'un majeur autorisé ;
- il est toujours possible d'alterner télésoin et soin en présentiel ;

[1] MACSF, 20/07/2021.

[2] HAS dans « Qualité et sécurité des soins : critères d'éligibilité », publiée le 3 septembre 2020 et sa fiche publiée le 18 février 2021 "Qualité et sécurité du télésoin : bonnes pratiques de mise en œuvre".

- il est préférable de recourir au télésoin pour les patients déjà connus, avec lesquels une consultation en présentiel a déjà eu lieu.

Conditions matérielles nécessaires à la pratique du télésoin. Chaque profession autorisée a bien sûr ses propres spécifiités et doit donc répondre à des conditions différentes. Mais certains prérequis, rappelés par la HAS, sont indispensables et communs à l'ensemble des professions :

- des locaux adaptés au télésoin, c'est-à-dire calmes, sans risque d'être dérangé inopinément, et garantissant la confidentialité des échanges ;
- une information du patient sur les modalités pratiques de l'acte, la possibilité d'être accompagné et la confidentialité ;
- des outils numériques permettant la vidéotransmission, qui est la condition pour pratiquer le télésoin.

La traçabilité du télésoin : L'article R. 6316-4 du code de la santé publique prévoit désormais que le pharmacien ou l'auxiliaire médical réalisant un acte de télésoin doit inscrire dans le dossier du patient, et le cas échéant dans le dossier médical partagé :

- le compte rendu de la réalisation de l'activité ou de la série d'activités de télésoin ;
- les actes et les prescriptions effectués dans ce cadre ;
- la date et l'heure de l'activité de télésoin ;
- le cas échéant, les incidents techniques survenus au cours de l'activité.

Tarification pour le télésoin : Le décret du 3 juin 2021 complète l'article R. 162-5 du Code de la Sécurité sociale (pour les auxiliaires médicaux) et crée un article R. 162-21 (pour les pharmaciens) selon lequel le tarif des activités de télésoin ne peut être supérieur à ceux fixés pour les mêmes activités mettant physiquement en présence le professionnel de santé et le patient.

Responsabilité encourue dans le cadre du télésoin : Le télésoin s'exerce dans le cadre légal et réglementaire habituel et doit respecter les principes déontologiques propres à chaque profession. Les conditions d'engagement de la responsabilité du professionnel de santé ne diffèrent pas fondamentalement de celles applicables à un exercice classique en cabinet. Tout au plus peut-il être également mis en cause pour avoir mal apprécié les conditions du recours au télésoin ou l'éligibilité de son patient ou encore pour ne pas avoir recueilli son consentement au principe du télésoin. (MACSF)

Concrètement, parmi les exemples possibles, les personnes souffrant d'effets secondaires à la suite de traitements lourds, comme les chimiothérapies, pourront être mieux accompagnées par un infirmier sans avoir à se déplacer.

Une pratique qui pourrait également s'étendre aux personnes nécessitant des consultations d'orthophonie et d'orthoptie.

LES RESTES À CHARGE

En matière de santé il y a lieu de distinguer le **reste à charge médical** dont il sera question ci-dessous et le reste à charge non médical qui a déjà été abordé dans le chapitre **ACTE DE SOIN** à savoir l'**automédication** et le recours **aux médecines différentes,** on abordera plus loin **les professions particulières à titre réglementé.**

LE RESTE À CHARGE « MÉDICAL »[1]

L'idée de quantifier les restes à charge pour les patients en matière de soins de santé est claire : le financement des soins est en général partagé entre la collectivité et le patient qui y a recours ; les restes à charge visent à identifier la part des soins financée par ce dernier. Toutefois, il n'y a pas de consensus sur la définition des restes à charge.

-**Selon la Drees** [5], les restes à charge (dits parfois « individuels ») sont la seule part de la dépense de santé que les ménages ont à payer directement lors des soins, après intervention de l'assurance maladie obligatoire (la Sécurité sociale), de l'État et des organismes d'assurance maladie complémentaire (mutuelles, sociétés d'assurance et institutions de prévoyance) ; cette part est évaluée à **16,5 milliards** d'euros pour 2016, soit **8,3 %** de la consommation de soins et de biens médicaux (CSBM).

- **Pour la Cour des comptes** [17], **l'Irdes** [39] ou **l'Assurance maladie** elle-même [46], les restes à charge dits « publics » correspondent à la part des dépenses de soins non financée par l'assurance maladie obligatoire dans la limite des tarifs de responsabilité qu'elle a fixés : ils regroupent donc le paiement direct du patient pour ses soins (définition de la Drees) mais aussi la part payée par le ou les organismes complémentaires auxquels il a souscrit le cas échéant, en fonction du niveau de protection souhaité (et accessible).

Ainsi définis, les restes à charge représentent alors **42,9 milliards** d'euros pour 2016, soit **21,6 %** de la CSBM.

Cette diversité de définitions soulève plusieurs questions.

La définition utilisée par la Cour des comptes privilégie le point de vue de l'assurance maladie obligatoire (la Cour est bien dans son rôle) ; elle correspond au ticket modérateur (TM), aux autres franchises et forfaits dans la limite des tarifs de responsabilité, et aux dépassements d'honoraires. Cette définition plus extensive montre que le financement direct par le patient, à

[1] Selon Pierre Czernichow. Adsp n° 102 mars 2018. Page 4. 14 *Reste à charge.*

l'occasion des soins, n'est qu'une partie de sa charge, puisqu'il a généralement anticipé ce besoin de soins par une contribution antérieure à un ou plusieurs organismes d'assurance maladie complémentaire. Cependant, cette contribution est évidemment indépendante de ses soins futurs, qui sont imprévisibles : elle s'inscrit dans le cadre d'une démarche de prévoyance.

Les restes à charge tels que définis par la Drees, plus restrictifs, mettent en avant le financement supporté par le seul patient à l'occasion de sa consommation.

La part des ménages dans le financement de **la consommation de soins et biens médicaux (CSBM)** fluctue en fonction de plusieurs facteurs[1] :

Si le Gouvernement adopte des mesures de non-remboursement ou de moindre remboursement de certaines dépenses par la Sécurité sociale, cela entraîne automatiquement une augmentation de la part payée par les personnes : déremboursement de médicaments à faible service médical rendu, prise en charge réduite des frais optiques ou dentaires, etc.

Il en est de même lorsque sont prises des mesures d'économies et de "responsabilisation" en matière d'assurance maladie. Par exemple :

Parcours de soins avec modulation des taux de remboursement,

Franchises médicales sur les boîtes de médicaments, les actes paramédicaux ou les transports,

Participation forfaitaire de 1 € sur les consultations de médecins, franchises hospitalières

Enfin, les dépassements d'honoraires demandés par certains professionnels de santé ne sont pas, de fait, pris en charge par la Sécurité sociale.

Certaines de ces mesures sont compensées par les organismes complémentaires (dépassements d'honoraires, frais d'optique ou dentaires, etc.). D'autres, par contre, ne le sont pas, même si elles sont plafonnées. C'est le cas de la participation forfaitaire de 1 € pour chaque consultation de médecin (plafonnée à 50 € par an).

Au final, la participation financière des ménages équivaut à leur reste à charge, c'est-à-dire à ce qu'ils doivent réellement payer une fois déduits les remboursements effectués par les organismes de Sécurité sociale de base et les organismes complémentaires.

En 2013, le reste à charge était estimé à 16,5 milliards d'euros, soit 8,8 % de la CSBM.

Il a fluctué en fonction des mesures prises pour limiter les dépenses d'assurance maladie. Cela a été notable entre 2006 et 2011, période pendant

---

[1] Selon la direction de l'information légale et administrative (DILA).

laquelle ces mesures ont été particulièrement appliquées, passant le reste à charge des ménages de 8,8 % en 2006 à 9,2 % en 2011.[1]

Depuis cette date, et en l'absence de mise en œuvre de nouvelles mesures d'économies en direction des ménages et du fait de la progression des personnes placées en ALD, le reste à charge a diminué. Il est aujourd'hui le plus faible des pays de l'OCDE.,

En 2020, le reste à charge est évalué à 13,6 Md€, soit 6,5 % de la CSBM ou encore 202 € par habitant.

Ce reste à charge génère de plus en plus fréquemment des renoncements aux soins et parmi eux les dépassements d'honoraires en constituent un élément important.

LES RENONCEMENTS AUX SOINS

Une personne renonce aux soins si elle abandonne la poursuite d'un objectif visant à soigner et recouvrer sa santé. Elle renonce à un soin spécifique, si elle abandonne la démarche d'obtention ou l'usage de ce soin (bien ou service/curatif ou préventif). Définition selon Caroline Despres[2]. Le renoncement aux soins constitue une décision d'abandon du but poursuivi, maintenir sa santé ou la recouvrer. Il est aussi souvent entendu comme l'abandon d'un soin conforme à la norme médicale.

Le reste à charge des dépenses ci-dessus définies fait qu'une croissante partie de la population, la plus pauvre ; doive renoncer à recourir à des soins médicaux ou dentaires nécessaires ou à des appareillages auditifs ou visuels du simple fait du reste à charge insupportable. L'importance et la fréquence de ces renoncements peuvent amener à douter du pacte social et à s'interroger sur la réalité de l'accès aux soins pour les plus fragiles d'entre nous.

Leur nombre est en effet important. L'enquête de l'assurance maladie l'a confirmé : un quart des assurés sociaux (26,5 %) ont renoncé à se faire soigner en 2016, selon l'Observatoire des non-recours aux droits et services (Odenore). Mandaté par la Caisse nationale d'assurance maladie, ce dernier a sondé 29.000 personnes se présentant dans les CPAM. Environ 39 % des assurés interrogés font une croix sur des prothèses dentaires (sans plafond tarifaire jusqu'en 2017), 34 % sur des soins dentaires conservateurs (des tarifs pourtant régulés). Viennent ensuite les consultations de spécialistes, l'ophtalmologie et les lunettes.

Les patients évoquent avant tout des problèmes financiers : à 59 % d'entre eux le reste à charge trop élevé et à 32 % l'avance de frais impossible. Les délais de rendez-vous trop longs ou le manque de disponibilité des médecins

[1] Selon Vie publique. 2021.

[2] Renoncement aux soins pour raisons financières. DREES mars 2012 page 175.

ne sont mis en avant que dans respectivement 12 % et 11 % des cas. Près de 80 % sont des *renonceurs* qui sont pourtant couverts par une complémentaire santé. Un sur cinq bénéficie de la couverture maladie universelle complémentaire, qui protège assez bien contre le risque financier des soins. Les gros bataillons de *renonceurs* » sont plutôt des gens qui auraient droit à une aide de la complémentaire santé (ACS), mais qui ne s'en servent pas. Il y a la Sécurité sociale, les filets de sécurité comme l'ACS (réformée en 2015) ou la CMU, les contrats collectifs devenus obligatoires en entreprise, le tiers payant (en cours de généralisation). Mais cela ne suffit visiblement pas. Avec des conséquences lourdes : le renoncement aux soins entraîne des dépenses hospitalières, des arrêts de travail et mine le pacte social.

Les soins dentaires et optiques font de loin l'objet des taux de renoncement les plus élevés. En France, les soins dentaires ne sont pas tous soumis aux mêmes règles d'encadrement des tarifs par l'assurance maladie. Si les soins dentaires conservateurs et chirurgicaux font l'objet de tarifs conventionnels que doivent respecter les professionnels, en revanche ces derniers sont autorisés à pratiquer des dépassements sur certains actes à tarifs dits « de responsabilité » tels que les soins prothétiques (couronnes, bridges), voire des tarifs libres pour les implants dentaires notamment. Ainsi, en 2013, un peu plus de 53 % des honoraires des dentistes provenaient de ces dépassements (Comptes de la santé, 2013).

Au plan macroéconomique, en 2013, sur 10,6 milliards d'euros de dépenses dentaires, la Sécurité sociale en a financé 32 %, les organismes complémentaires 39 % et les ménages 25 %, soit 2,7 milliards d'euros de restes à charge supportés directement par les ménages.

Ensuite viennent **l'ophtalmologie et les achats d'optique** auxquels 20,4 % et 18,7 % des *renonceurs* disent respectivement ne pas avoir accès.

Les **consultations chez un spécialiste** sont quant à elles déclarées comme renoncées par 14,3 % de l'ensemble des *renonceurs*. La part de personnes en renoncement à des consultations chez un généraliste, actuellement ou dans l'année qui vient de s'écouler, est proche : 13,3 %.

On peut souligner que 17,5 % des femmes *renonçantes* déclarent renoncer actuellement ou avoir renoncé à des consultations ou à des **soins gynécologiques** au cours des douze derniers mois. Il est également intéressant de noter que 8,3 % des personnes repérées en renoncement dans le cadre de ce diagnostic ont parlé d'actes chirurgicaux non satisfaits.

Ainsi, en 2019[1] 59 % des personnes interrogées affirmaient avoir renoncé à des soins médicaux au cours des douze mois précédant l'enquête, dont 29 %

[1] Selon *Vie publique* dans un sondage réalisé par l'Institut Opinionway pour le journal Les Échos et Harmonie Mutuelle.

pour des raisons financières. Parmi les répondants, les jeunes actifs de 25 à 34 ans étaient les plus nombreux (37 %) à invoquer ce motif. Ce renoncement aux soins touchait avant tout les personnes disposant des revenus les plus faibles ou qui avaient un pouvoir d'achat en baisse. Les soins qui faisaient l'objet de plus de renoncement étaient les soins dentaires (61 %), le changement de montures (55 %), les bilans de santé complets (34 %) ou les consultations en cardiologie (22 %).

Au-delà de cette étude, on peut trouver deux séries de facteurs qui expliquent le renoncement aux soins.

Une première série est liée à l'environnement (absence de complémentaire santé, dépassements d'honoraires, augmentation de la participation financière des patients, organisation territoriale de l'offre...) et une seconde, aux individus (rapport personnel à la santé, possibilité de se tourner vers d'autres thérapies...).

C'est à partir de ces données et de ces analyses que les pouvoirs publics ont mis en place plusieurs dispositifs pour lutter contre le renoncement aux soins. Ils visent à :

- maitriser le reste à charge des ménages en matière de santé, en ne recourant pas ou plus aux dispositifs de "responsabilisation" à destination des ménages qui passent par des contraintes financières ou un moindre remboursement (franchises, forfaits, déremboursements de soins ou de médicaments, par exemple) ;

- solvabiliser les ménages, notamment les plus modestes, afin qu'ils aient accès à une complémentaire santé (via des dispositifs comme la complémentaire santé solidaire) ;

- peser sur les offreurs de santé, afin qu'ils maitrisent leurs coûts (par des dispositifs comme le "100 % santé"), ou ne pratiquent pas de dépassements d'honoraires.

LES DÉPASSEMENTS D'HONORAIRES MÉDICAUX

Comme leur nom l'indique, les dépassements d'honoraires sont des sommes supérieures aux tarifs conventionnels fixés par l'assurance maladie. En France, cette référence détermine le montant d'une consultation ou d'un acte médical, à condition que le praticien soit conventionné en secteur **1**.

Rappel chronologique : La loi du 19/10/1945 met en place un conventionnement dans chaque département entre l'assurance maladie et les syndicats médicaux libéraux visant à encadrer les dépassements d'honoraires et à asseoir les bases de leur remboursement.

La convention de 1971 devient nationale. Elle fixe un tarif unique des actes des médecins et des professionnels de santé permettant un accès au soin du plus grand nombre.

Dès 1980 est instaurée l'autorisation de dépassements d'honoraires avec la création des 3 secteurs ; pour rappel, le secteur 1 sans dépassement, le secteur 2 permettant les dépassements, et le secteur 3 à honoraires libres, mais sans quasiment aucun remboursement (tarif d'autorité).

Le succès est massif et nombre de praticiens optent pour ce secteur 2 autorisant les dépassements, spécialistes comme généralistes, argumentant pour les uns de consultations plus longues ou de loyers prohibitifs en grandes villes, pour les autres de l'amortissement de techniques plus coûteuses. Il faut rappeler qu'à cette période le nombre de médecins et d'étudiants en médecine s'est considérablement accru et que depuis 1972 un *numerus clausus* avait été mis en place pour limiter le nombre de médecins dans l'hexagone.

Dès 1990 l'accès au droit à dépassement est fortement limité. Il est n'est accessible qu'aux anciens chefs de clinique ou anciens assistants des hôpitaux et donc fermé aux médecins généralistes, qui n'y peuvent accéder que par le biais du secteur I avec droit permanent à dépassement (DPP) qui ne leur est octroyé qu'avec parcimonie par décision de la CPAM. Avec le temps qui passe, les généralistes de secteur 2 vieillissent et se raréfient et sont le plus souvent des MEP. Ce qui fait qu'il ne subsiste pratiquement plus à terme que des spécialistes.

*Le secteur 2, marqueur de la hiérarchie sociomédicale : le secteur 2 est en effet devenu une zone réservée aux médecins "titrés". Le titre est le marqueur de la hiérarchie sociomédicale, le marqueur signifiant évolue, de l'externe à l'interne, le niveau minimum est actuellement fixé au niveau du chef de clinique hospitalier (*Claude Leicher Pdt de MG France le 13/07/2012 dans l'OBS).

Il est à noter que tous les jeunes diplômés pouvant y prétendre le revendiquent. D'autre part, la raréfaction aujourd'hui de nombreuses spécialités aboutit à voir croitre les demandes de dépassements par simple effet d'aubaine. De plus, l'appétence des jeunes diplômés pour les spécialités les plus rémunératrices se confirme d'année en année. Voir Annexe I.

En 2012 apparaît le Contrat d'accès aux soins (CAS), contrat qui devient, Option Pratique tarifaire maitrisée (OPTAM) dans la convention 2016. Devant la croissance constante de ces dépassements, l'assurance maladie propose aux praticiens de secteur 2 notamment chirurgiens et obstétriciens une modération de leurs dépassements (JO du 6/12/12).

En échange d'une participation de la Caisse aux charges sociales du praticien, portant sur sa pratique sans dépassement, d'une majoration de certains actes et d'un taux de remboursement accru du patient, le médecin s'engage à limiter ses dépassements en nombre (30 % d'actes en secteur I) et à les plafonner en niveau (100 % du secteur I).

La CNAM[1] constate suite à ces contrats que *globalement, pour l'ensemble des médecins et pour l'ensemble des actes (actes cliniques, comme les consultations et actes techniques qui impliquent un examen ou la pratique d'une procédure médicale comme par exemple, une échographie abdominale), le taux de dépassement continue de baisser en 2016 pour atteindre 51,9 % chez tous les médecins exerçant en secteur 2 et 52,5 % chez les seuls médecins spécialistes (hors médecine générale). Inversement, la part d'actes réalisés à tarifs opposables (c.-à-d. sans dépassement) témoigne également d'une évolution favorable avec une tendance à la hausse continue (+5,4 points depuis 2011). »*

Parmi les **spécialités qui dépassent le plus**, on trouve les **gynécologues médicaux**, avec des consultations en moyenne 98,2 % plus chères (contre 70,8 % chez les gynécologues obstétriciens), puis les **gériatres** + 92,9 %. Enfin, les **psychiatres** arrivent sur la troisième marche du podium + 73,2 %.

Il n'en demeure pas moins qu'en 2016, les dépassements d'honoraires sont estimés à 2,66 Mds d'euros dont 2,45 Mds pour les seuls spécialistes

Selon le **rapporteur de la Cour des comptes** (rapport 2017 sur l'avenir de l'assurance maladie), ces dépassements seraient de plus en plus nombreux et onéreux. Si la Cour note une diminution du nombre de médecins généralistes pratiquant les dépassements d'honoraires (8,7 % en 2015 contre 16 % en 1985) (et on a expliqué pourquoi par simple effet mécanique), elle regrette en revanche que la situation soit radicalement différente en ce qui concerne les spécialistes. En 2015, 45 % d'entre eux exerçaient en secteur 2 contre 30 % en 1985. Et **le taux moyen de dépassements a augmenté, passant de 23 % en 1985 à 56 % en 2013.**

La situation serait particulièrement préoccupante pour les chirurgiens-dentistes – où les dépassements seraient de l'ordre de 4,8 milliards d'euros – les chirurgiens qui exercent en secteur **2** pour 81 % d'entre eux, les gynécologues-obstétriciens (67 % en secteur 2) et les ophtalmologues (57 %).

Dans les cliniques, plus de **40 %** des séjours donneraient lieu à des dépassements d'honoraires en 2015, avec des disparités importantes entre zones rurales et zones urbaines. La Cour établit aussi que le nombre de **médecins hospitaliers qui pratiquent des dépassements est en nette augmentation depuis dix ans.**

Au total : si le taux moyen des dépassements d'honoraires semble baisser, les dépenses qu'ils représentent pour les patients ne font qu'augmenter (ou leurs mutuelles s'ils en ont une). De beaucoup : + 2,66 milliards d'euros en

[1] Ameli.fr dossier de presse du 29 novembre 2017.

2016. La raison ? La hausse du nombre de médecins inscrits en secteur 2 toujours plus nombreux.

La baisse que pointe la CNAM s'expliquerait moins par la diminution du taux moyen de dépassement d'honoraires que par l'augmentation du nombre d'actes au tarif sécurité sociale imposée aux médecins contractants. Le poids des dépassements dans la charge des ménages reste donc préoccupant.

DES PROFESSIONS PARTICULIÈRES

Œuvrant totalement ou en partie dans la santé humaine et dans le soin ces praticien.nes ressortent de deux domaines : les pratiques ostéopathiques et chiropratiques d'une part et les psychothérapies d'autre part. Au sens réglementaire elles ne sont ni professions médicales ni professions de santé. Certaines sont réglementées.

Ces professionnels qui ne sont pas considérés comme professionnels de santé alors qu'ils y officient et y prétendent, ne sont pas pris en charge par l'assurance maladie sauf pour celles et ceux docteurs en médecine. Quand un titre spécifique leur est reconnu, leur activité est encadrée par la loi. Certaines mutuelles les remboursent.

OSTÉOPATHES ET CHIROPRATICIENS

Un statut exorbitant qui se perpétue

Depuis 2002 sont désormais autorisées les activités professionnelles d'ostéopathe et de chiropraticien :

– qui sont de premier recours alors qu'elles ne sont pas médicales, bien que leur activité s'exerce uniquement dans ce domaine.

– qui ne sont pas professions de santé, alors qu'elles ne s'exercent que dans ce cadre spécifique et qu'elles le revendiquent.[1]

– qui sont autorisées dès lors que le titre en est acquis, alors que ni la formation ni l'exercice ne sont sérieusement contrôlés ou contrôlables[2], et qu'ils n'ont pas de déontologie opposable.

– qui ne sont pas prises en charge par l'assurance maladie alors que des mutuelles les remboursent.

Elles restent actuellement dans une certaine incohérence juridique, déontologique et professionnelle persistante qu'il conviendrait de combler de l'avis même des intéressés.

[1] Code de déontologie des ostéopathes. Préambule. Ils s'intitulent praticiens en médecine ostéopathique ; art. 4 : se disent au service de l'individu et de la santé publique ; art.14 il s'agit d'une pratique de soins à visée non commerciale.

[2] CA Bordeaux. Arrêt du 24 mars 2016.

D'autant que la démographie galopante des ostéopathes pourrait porter préjudice à leur existence même.[1]

Médecine manuelle, ostéopathie, chiropraxie [2] *« L'exercice de l'ostéopathie et de la chiropraxie par des non professionnels de santé a été légalisé en France par la Loi Kouchner de 2002, et réglementé par les décrets n° 2007-435 du 25 mars 2007 (ostéopathie) et n° 2011-32 du 7 janvier 2011 (chiropraxie). Ces décrets fixent les domaines d'intervention (troubles fonctionnels du corps humain pour l'ostéopathie, troubles de l'appareil locomoteur à l'exclusion des pathologies organiques pour la chiropraxie), interdisent les manipulations gynéco obstétricale et les touchers pelviens, et exigent un certificat de non-contre-indication médicale établi par un médecin pour les manipulations du crâne, de la face et du rachis chez le nourrisson de moins de 6 mois et, pour les ostéopathes, pour les manipulations du rachis cervical ; les chiropraticiens sont autorisés à pratiquer les manipulations cervicales sous réserve de restrictions clairement mentionnées en annexe du décret.*

Le décret n° 2007-437 du 25 mars 2005 et l'arrêté du 20 septembre 2011 fixent respectivement les règles relatives à la formation des ostéopathes et des chiropraticiens. »

Les études en ostéopathie sont enseignées par des structures privées et payantes. Elles doivent être reconnues par l'État qui décide de leur autorisation. La formation de six ans est onéreuse. Une trentaine d'écoles sont reconnues. À titre de comparaison il existe trente-quatre facultés de médecine en France.[3]

Ces études sont coûteuses : Les coûts de scolarité à l'École Supérieure d'Ostéopathie s'élèvent, pour l'année universitaire 2018-2019, à **9.050** € (X3) pour le « Premier Cycle d'études ostéopathiques », **9.550** € (X2) pour le Deuxième Cycle d'Études ostéopathiques et **6. 050 €** pour l'année optionnelle de spécialisation accessible aux diplômés soit un total de 52.300 €.

Les conditions financières d'une formation d'ostéopathie de 5 ans au COPB : Année scolaire 2017/ 2018 : Frais de dossier administratif : **150 €.**

---

[1] Selon UNASA-ADELI en 2016 : plus de 28 000 ostéopathes : soit plus de 700 % depuis 2002.

[2] Académie de Médecine. Rapport du 5 mars 2013 sur les thérapies complémentaires.

[3] Le nombre d'écoles formatrices avait atteint les 50. Trente et une écoles d'ostéopathie agréées pour la rentrée 2016. En juillet 2015, après une remise à plat de la formation en ostéopathie, le ministère de la Santé avait donné un agrément à une liste restreinte d'écoles pour 5 ans à partir de la rentrée 2015. Vingt établissements postbac et trois établissements ouverts aux professionnels de santé avaient alors obtenu leur précieux sésame, sur 37 dossiers déposés. Des agréments "à titre provisoire" avaient également été délivrés a posteriori à certains d'entre eux. Privées d'agrément par le ministère de la Santé en juillet 2015, huit écoles ont retrouvé le droit de former des étudiants pour 5 ans à partir de la rentrée 2016.

Frais d'études : **7.000 €** la 1re année, **8.200 €** l'an, les années suivantes. Soit un total de **39.800 €.** Ainsi peut-on avancer que la formation d'ostéopathe est de l'ordre de **40 à 50.000 €.** Rien que pour les frais de scolarité.

À comparer avec ceux des plus grandes écoles de commerce qui sont de l'ordre de **15 000 €** par an ; pour un niveau master il faut compter 3 ans c'est-à-dire **45.000 €** + prépa 2 ans.

Pour ce qui concerne les chiropraticiens : Leur nombre est beaucoup plus restreint. 700 en janvier 2016[1]. Une seule école est agréée en France avec deux pôles, Toulouse et Ivry. Les études durent **5** années, dont 15 mois en internat. La formation est étalée sur 5.550 heures. Les études sont également payantes environ **9865 €** par an.

La démographie des ostéopathes en France est galopante. Selon ROF (registre des ostéopathes de France) le nombre des ostéopathes exclusifs est passé de 5 342 en 2010 à 15 545 en 2016 celui des ostéopathes MK passait dans le même temps de 4 960 à 9 016 et celui des ostéopathes médecins de 1 120 à 1 765. Selon le syndicat des ostéopathes, à la rentrée 2016 il existait 31 écoles agréées dispensant environ 2 200 diplômes par an et accueillant chaque année 11 000 élèves, nombre réglementairement limité.

Selon UNASA-ADELI en 2016 on notait plus de **28 000** ostéopathes dont **7 000** exclusifs soit 61 % c'est-à-dire sans autre formation préalable, **9 000 MK** 32 %, 1 **500 médecins** 5 %, **500 divers** 2 %.

Selon le ROF en 2021 c'est **34 745** qui étaient porteurs du titre soit une augmentation de 200 % en 10 ans dont 44 % de femmes. Un sur 3 a moins de 35 ans et plus de 2 sur 3 ont moins de 45 ans. Parmi eux 62 % étaient exclusifs, 30 % Masseurs-Kinésithérapeutes et 5 % médecins. Leur nombre s'est accru de + 700 % depuis 2002. À raison de promotions de 2200 par an on peut penser que dans 12 ans ils seront plus nombreux que les médecins généralistes.

Le revenu de cette profession est à l'aune inverse de sa démographie et n'est pas si enviable qu'attendu. L'UFOF le 12 mai 2014 s'alarmait déjà de la situation. *Le salaire des ostéopathes : comment leurs revenus ont-ils évolué entre 2003, date de la reconnaissance de l'ostéopathie, et 2012 ?*

Avec plus de... 3 000 étudiants en 2012 arrivés sur le marché du travail, soit 43 % de professionnels de plus sur un marché déjà saturé, on observe un déséquilibre entre le nombre d'ostéopathes et les possibilités de patientèle. Ce déséquilibre se répercute au niveau des revenus de la profession.

[1] Selon *medecinchiropracteur.com.*

La situation est préoccupante : en effet les revenus de 2014 l'avaient confirmé. Le revenu annuel moyen déclaré des ostéopathes en 2014 d'après l'UNASA était de 26.492 € soit 2.207,66 mensuels. La moitié des ostéopathes avaient des bénéfices inférieurs à 18 837 € et 25 % d'entre eux gagnaient 7.745 € sur l'année soit 645,92 € mensuels.

Les plus hautes rémunérations étaient à 50.364 € soit 4197 € mensuels.

¼ des ostéopathes gagnant moins de 645,42 €

¼ des ostéopathes gagnant moins de 1.569,75 €

¼ des ostéopathes gagnant moins de 2.424,58 €

¼ des ostéopathes gagnant plus de 4.197,00 €

Un quart des ostéopathes avaient des revenus inférieurs au salaire minimal. On suppose bien sûr que tous les revenus encaissés étaient bien déclarés.

En 2019 selon Unasa, un ostéopathe gagnait entre 1 064 € brut et 4 883 € brut par mois en France, soit un salaire moyen de 2 974 € brut par mois, avant paiement, des charges et impôts qui représentent environ 60 % des revenus des professions libérales.

En 2021 (selon jobted), le salaire moyen d'un ostéopathe est de 45 400 € brut par an (soit 2 830 € net par mois), 490 € (+21 %) de plus que le salaire moyen en France.

En début de carrière, la rémunération d'un ostéopathe peut partir de 20 800 € brut par an, et en fin de carrière atteindre 180 000 € brut par an.

Elle varie aussi en fonction de la spécialisation des diplômé(e)s.

Ostéopathe Equin	61 700 €/an +36 %
Ostéopathe libéral	57 200 €/an +26 %
Ostéopathe animalier	54 000 €/an +19 %
Ostéopathe du Sport	48 100 €/an +6 %
Ostéopathe en Hôpital	37 200 €/an -18 %
Ostéopathe débutant	20 900 €/an

Les honoraires des ostéopathes : Le coût moyen d'une consultation se situe entre 40 et 80 euros[1] soit 2 à 3 fois plus que la consultation de base du médecin. Il convient de noter que ces consultations sont souvent d'une certaine durée, pouvant en première fois être de l'ordre de 30 voire 60 minutes. Les honoraires des ostéopathes sont totalement libres. Ces honoraires ne sont pas pris en charge par la sécurité sociale. Cependant, nombre de mutuelles peuvent rembourser partiellement ou totalement les consultations en ostéopathie.

Selon la DREES 13 juin 2017 : *Il est à noter que les honoraires totaux des actes et des prestations réalisés dans le cadre des PSNC (professions de santé non conventionnelles) peuvent être élevés et qu'il ne faut donc pas hésiter à demander, non seulement des garanties scientifiques sur la sécurité et l'efficacité de la prise en charge, mais aussi un devis global sur ce qui est proposé avant d'en accepter la réalisation.*

Le reste à charge de l'ostéopathie : Il est difficile à appréhender avec précision d'autant que pour tel, il s'agira d'un recours exceptionnel et pour d'autres de soins répétés, réguliers. Néanmoins en tenant compte d'un nombre de praticiens de l'ordre de **35.000** ayant un revenu moyen déclaré de la profession de **45 000 €** auxquels on doit ajouter 20 % de TVA soit **54 000 €** on doit pouvoir considérer que **le reste à charge des ménages** est de l'ordre de **1,8 à 2 Md €**, qu'il résulte du paiement direct des honoraires ou du surcoût d'une mutuelle les prenant en charge.

Voir ANNEXE VIII sur le statut des ostéopathes

LES PSYCHOTHÉRAPIES

Pour simplement fixer les idées à titre comparatif bien qu'il ne soit pas traité dans ce chapitre, le nombre de **médecins psychiatres** était en 2016 de 15 171 dont 50 % de femmes. Ce nombre étant appelé à diminuer sérieusement dans les prochaines années, et plus encore celui des psychiatres des enfants et adolescents.

Selon Élisabeth Roudinesco[2] **en 2019 :** Il y a aujourd'hui en France 13 500 psychiatres, 27 000 psychologues cliniciens et environ 5 500 psychanalystes, presque tous titulaires d'un diplôme de psychologue clinicien. Le titre de psychanalyste n'étant pas réglementé, seules les écoles psychanalytiques (régies par la loi de 1901) peuvent se prévaloir d'une formation qui repose sur deux critères : avoir été soi-même analysé puis supervisé par un pair pour mener des cures.

---

[1] Selon Essentiel santé magazine du 25 mai 2015.
[2] Le Monde du 8/02/2019.

La profession de **PSYCHANALYSTE** n'est pas réglementée.

L'absence de statut n'entraîne pas pour autant une inflation de psychanalystes.

Pour y accéder, il faut en passer d'abord par une analyse didactique qui s'étale sur plusieurs années, qui est coûteuse, auprès d'un autre psychanalyste et accéder ensuite à une pratique supervisée.

La plupart des psychanalystes sont psychiatres ou psychologues cliniciens, mais l'absence de réglementation doit inciter à la prudence et à la méfiance. Il est avisé de s'enquérir des diplômes, et des formations avant de s'engager dans une relation qui va être durable. Détecter les tromperies, les fausses formations, les associations et les organismes regroupant des praticiens.

L'analyse traditionnelle se déroule sur plusieurs mois ou années à raison de séances, une ou plusieurs fois par semaine, de durée variable (30 ou 45 minutes). Bien entendu aucune prise en charge de l'assurance maladie dans ce schéma. Chaque séance doit être payante et coûter *suffisammen*t au demandeur pour n'être pas négligeable, mais néanmoins adaptée au revenu pour pouvoir perdurer.

Le nombre de psychanalystes est difficile à appréhender précisément[1]. Au 31/12/2015 on en dénombrait 795 en activité non salariée (-5 % sur un an), dont 69 % de femmes avec un revenu moyen annuel de 14 851 € et dont 42 % exerçant en Île-de-France. Selon *l'Express* 13/07/2011, ils étaient 6000. Selon *Médiapart* du 9/01/2018, ils seraient 9 500 psychiatres psychanalystes.

En fait, il apparaît que l'ambiguïté provient de ce que les professionnels non-médecins soient très peu nombreux et que les psychiatres, les plus nombreux, qui sont une part non négligeable de cette activité, sont eux, insérés dans la prise en charge médicale.

Sans pour autant faire grief à ces professionnel(le)s la non-déclaration de revenus encaissés en liquide ne peut être ni soupçonnée ni prouvée, mais l'extrême modicité des revenus affichés plus haut dont la moitié située en Île-de-France et donc à Paris pose question.

Les honoraires sont libres, et en général on observe des tarifs allant de 60 à 80 euros par séance, voire beaucoup plus selon la notoriété du praticien. Les consultations ne sont donc pas remboursées hors psychiatres (en partie).

L'usage professionnel du titre de **PSYCHOTHÉRAPEUTE** est réglementé par la loi de politique de santé publique 2004-806 – art. 52. Ce titre est réservé aux personnes possédant une formation spécifique (décret n° 2010-534 du 20 mai 2010).

---

[1] Selon *entreprise.gouv.fr*.

Le titre de psychothérapeute est désormais encadré. Ainsi, il n'est plus possible de s'autoproclamer psychothérapeute du jour au lendemain et d'ouvrir son propre cabinet.

La plupart des psychothérapeutes qui sont également psychiatres ou psychologues doivent faire la demande du titre de psychothérapeute aux ARS.

Pour les autres professionnels, ils doivent avoir validé une formation universitaire de 5 ans minimum (master) ainsi que 5 mois de stage professionnel dans un établissement public ou privé avant de demander leur inscription.

Le psychothérapeute traite "les troubles psychologiques, sociaux et psychosomatiques" de la personne. Les techniques de psychothérapie sont nombreuses : Psychanalyse, bioénergie, gestalt-thérapie, thérapie cognitive et comportementale (TCC), psychodrame, thérapie analytique...

S'il n'est pas médecin, le psychothérapeute n'est pas habilité à prescrire des médicaments. Il exerce généralement en cabinet privé. Ses consultations s'échelonnent entre 40 et 45 euros et ne sont pas remboursées par la sécurité sociale.

Le nombre de psychothérapeutes est estimé de 8 à 12.000 en France.

Le titre de **PSYCHOLOGUE** est aussi protégé. Pour y accéder, plusieurs cursus sont envisageables, même si tous requièrent un niveau bac + 5 (master) : la psychologie est une discipline qui s'intéresse à l'évaluation et au diagnostic des problèmes concernant la pensée, les sentiments et le comportement. Il s'agit aussi d'aider les personnes à comprendre, surmonter et gérer leurs problèmes. Il existe plusieurs branches dans la psychologie : la psychologie clinique, du travail, sociale et familiale, scolaire, ou encore la neuropsychologie.

Les psychologues sont passés de 32.848 en 2010 à 57.854 en 2016[1]

Les revenus du psychologue clinicien dépendent de la structure d'accueil, du statut, et de son expérience. Lorsque le psychologue exerce en libéral au sein d'un cabinet, les revenus sont plus hétérogènes. Son salaire annuel moyen est évalué à 38 400 euros bruts en France. (Selon *regionsjob.com* en date du 18/12/2015).

Le salaire brut mensuel d'un débutant est estimé à : 1600 €.[2]

LA SOPHROLOGIE *a été créée en 1960 par Alfonso Caycedo, médecin neuropsychiatre colombien ayant étudié l'hypnose, après un séjour en Inde. La* sophrologie *est une approche de développement personnel, qui s'intéresse*

---

[1] Selon statista.com.

[2] Selon *etudiant.aujourd'hui.fr.*

à l'étude de la conscience individuelle, dans une approche qui se veut phénoménologique visant à tenir compte de l'histoire personnelle de chacun. Cette méthode est parfois comparée à l'hypnose, qualifiée parfois de psychothérapie. (Wikipédia)

Ce n'est pas une profession réglementée. C'est une activité enseignée par des formations privées non contrôlées, nombreuses, diverses et payantes réparties sur le territoire. Les formations s'étalent sur environ 450 heures de présence pouvant s'étaler de quelques mois à deux ans avec une évaluation en stage et au terme duquel peut être délivré un certificat de sophrologue reconnu par l'État.

Le coût des formations est de 6 000 € environ pour un étudiant et de 7 000 € pour des formations prises en charge par un organisme ou un employeur avec certificats de présence.

La sophrologie en France serait défendue par 8 à 10 000 sophrologues, mais c'est une activité partagée par de nombreux professionnels dont l'exercice de la sophrologie ne constitue qu'une seconde activité, ils sont par ailleurs pour la plupart professionnels de santé ou psychologues. Les sophrologues exclusifs seraient beaucoup moins nombreux de l'ordre d'un millier. Et très féminisés de l'ordre de 70 %.

Les tarifs d'une séance de sophrologie sont de l'ordre de 50 € par séance. Mais se créer une clientèle libérale exclusive permettant d'en vivre est encore très rare. En tant que salarié le salaire mensuel est d'environ 1500 €.

MALTRAITANCES

C'est une obligation légale de signaler la maltraitance civique ; elle s'impose à tous par le moyen du signalement.

Le signalement est adressé aux autorités. *Le non-signalement volontaire peut être puni par 3 mois d'emprisonnement et 45.000 € d'amende selon* **le Code pénal** (Articles 434-1à7.).

Si c'est un médecin qui fait le signalement, il signale la personne supposée maltraitée mais il ne doit pas nommer l'auteur présumé.

Si un professionnel de santé est supposé maltraitant, outre le signalement aux autorités il convient de le signaler au conseil de son ordre professionnel.

Le médecin est dans une situation privilégiée pour reconnaître et signaler les maltraitances puisqu'il peut mieux que tout un chacun s'en rendre compte et le signaler sans risque personnel.

L'article 226-14 du Code pénal : *L'article 226-13* (sur l'obligation du respect du secret professionnel*) n'est pas applicable dans les cas où la loi impose ou autorise la révélation du secret. En outre, il n'est pas applicable :*

1° A celui qui informe les autorités judiciaires, médicales ou administratives de privations ou de sévices, y compris lorsqu'il s'agit d'atteintes ou mutilations sexuelles, dont il a eu connaissance et qui ont été infligées à un mineur ou à une personne qui n'est pas en mesure de se protéger en raison de son âge ou de son incapacité physique ou psychique ;

2° Au médecin ou à tout autre professionnel de santé qui, avec l'accord de la victime, porte à la connaissance du procureur de la République ou de la cellule de recueil, de traitement et d'évaluation des informations préoccupantes relatives aux mineurs en danger ou qui risquent de l'être, mentionnées au deuxième alinéa de l'article L. 226-3 du code de l'action sociale et des familles, les sévices ou privations qu'il a constatés, sur le plan physique ou psychique dans l'exercice de sa profession et qui lui permettent de présumer que des violences physiques, sexuelles ou psychiques de toute nature ont été commises. Lorsque la victime est un mineur ou une personne qui n'est pas en mesure de se protéger en raison de son âge ou de son incapacité physique ou psychique, son accord n'est pas nécessaire ;

3° Aux professionnels de la santé ou de l'action sociale qui informent le préfet et, à Paris, le préfet de police du caractère dangereux pour elles-mêmes ou pour autrui des personnes qui les consultent et dont ils savent qu'elles détiennent une arme ou qu'elles ont manifesté leur intention d'en acquérir une.

Le signalement aux autorités compétentes effectué dans les conditions prévues au présent article ne peut engager la responsabilité civile, pénale ou disciplinaire de son auteur, sauf s'il est établi qu'il n'a pas agi de bonne foi.

On lit donc qu'il s'agit bien en l'espèce d'une dérogation au secret professionnel. Celle-ci incite à signaler la maltraitance des personnes vulnérables, mais en aucune façon à dénoncer un auteur présumé et bien entendu à agir en toute bonne foi.

LES ENFANTS ET LES MINEURS

C'est la description du syndrome des enfants battus[1] en 1962 qui attira l'attention sur les sévices des enfants. La loi du 5 mars 2007 considère l'enfant *en danger ou en risque de l'être* et la loi du 14 mars 2016 vise à *préserver l'enfant et son avenir.*

Le code de déontologie en fait une obligation :

Art 43 : *Le médecin doit être le défenseur de l'enfant lorsqu'il estime que l'intérêt de l'enfant est mal compris ou mal préservé par son entourage.*

Art 44 : *Lorsque le médecin discerne qu'une personne auprès de laquelle il est appelé est victime de sévices ou de privations, il doit mettre en œuvre les moyens les plus adéquats pour la protéger en faisant preuve de prudence et de circonspection.*

S'il s'agit d'un mineur de quinze ans ou d'une personne qui n'est pas en mesure de se protéger en raison de son âge ou de son état physique ou psychique, il doit, sauf circonstances particulières qu'il apprécie en conscience, alerter les autorités judiciaires, médicales ou administratives.

Le médecin généraliste ou le pédiatre sont le plus souvent le détecteur, c'est plus rarement le médecin scolaire, le médecin de PMI, l'urgentiste, le chirurgien ou le gynécologue. La priorité est de soustraire le jeune à sa maltraitance par tous moyens.

La diagnose est très diverse.

Parfois facile lors d'un épisode aigu tel *l'enfant secoué* pouvant imposer une hospitalisation dont on doit s'assurer auprès du confrère hospitalier.

Mais souvent le diagnostic est difficile et tardif devant des tableaux symptomatiques extrêmement divers, cliniques ou psychiques. C'est parfois devant de petits signes traduisant un enfant ou un adolescent qui ne va pas comme il conviendrait ou qui paraît négligé. Difficile et pourtant capital pour le pronostic d'avenir de ce jeune.

---

[1] Kempe (C.H.) et al., The battered child syndrome. *Journal of the American medical association*, 1962, vol.181, p. 17-21.

Le signalement de sévices sur mineur doit être adressé directement au Procureur.

Quelle que soit la mesure de protection envisagée, les critères de gravité et d'urgence doivent présider à l'orientation du signalement (violences, sévices sexuels...). Le Procureur qui en est le destinataire pourra renvoyer au président du conseil départemental (ex-conseil général) si les éléments sont insuffisants après enquête de ses services ; ou saisir le juge des enfants pour suites à donner.

L'information préoccupante est le recours hors les situations d'urgence. Aux termes de l'article R. 226-2-2 du code de l'action sociale et des familles. *L'information préoccupante est une information transmise à la cellule départementale mentionnée au deuxième alinéa de l'article L. 226-3 pour alerter le président du conseil départemental sur la situation d'un mineur, bénéficiant ou non d'un accompagnement, pouvant laisser craindre que sa santé, sa sécurité ou sa moralité sont en danger ou en risque de l'être ou que les conditions de son éducation ou de son développement physique, affectif, intellectuel et social sont gravement compromises ou en risque de l'être.*

La finalité de cette transmission est d'évaluer la situation d'un mineur et de déterminer les actions de protection et d'aide dont ce mineur et sa famille peuvent bénéficier :

Soit que la santé, la sécurité ou la moralité de ce mineur soient considérées, être en danger ou en risque de danger ;

Soit que les conditions de son éducation ou de son développement physique, affectif, intellectuel et social soient considérées être gravement compromises ou en risque de l'être.

Le médecin doit tirer la sonnette d'alarme à chaque fois qu'il pense qu'il conviendrait de diligenter une enquête sociale, aider un enfant en difficulté s'il existe des troubles de la parentalité, s'il existe une suspicion d'addiction dans la famille, un adolescent fugueur, ou au comportement particulier (radicalisation), un enfant pas ou mal vacciné, des problèmes de moralité, de compromission des conditions d'éducation, de compromission du développement physique, affectif, intellectuel et social, de sécurité, de menace.

Le médecin n'est pas enquêteur : dans le cadre de la transmission d'informations, il porte à la connaissance de la cellule ses appréhensions. Il ne peut pas être sanctionné pour diffamation même si celles-ci n'étaient pas confirmées, car seules des informations transmises, les sachant fausses, seraient de la diffamation et donc sanctionnables.

Le médecin peut téléphoner à la cellule afin de demander conseil sans donner le nom du patient, ou adresser un courrier qui ne saurait être un certificat au médecin de la cellule sous pli confidentiel, après avoir demandé l'accord des parents dans la mesure du possible en leur présentant cette mesure comme une aide que les intervenants de la cellule pourront mettre en place.

La **cellule départementale de recueil et d'évaluation de l'information préoccupante (CRIP)** est au centre du dispositif créé par la loi puisqu'elle est chargée de recueillir et d'évaluer les informations. Elle est en général pluridisciplinaire, composée d'un pôle social et d'un pôle administratif, mais on constate de grandes disparités selon les départements. Elle peut faire appel, si besoin, à des personnes-ressources. La rédaction par un médecin du signalement qui doit être écrit, ne mentionnera que des faits objectifs d'examen ou rapportera des dires du jeune ou de son entourage accompagnant, sans les faire siens.

On conçoit la difficulté d'un tel signalement dans sa patientèle, en sachant que tous les milieux sociaux peuvent être concernés, que les familiers proches ou scolaires sont plus souvent en cause que des inconnus, que le jeune peut minimiser ou nier les faits, que les tiers peuvent désavouer et que les preuves sont souvent absentes, enfin que le médecin peut se tromper dans son appréciation de la situation.

Il n'en demeure pas moins qu'une extrême vigilance doit être apportée au comportement et des enfants et de leurs proches, tant est lourd de conséquences pour l'enfant ou l'adolescent le non-diagnostic de sa maltraitance, son avenir et sa vie même pouvant être en danger.

LES VIOLENCES FAITES AUX FEMMES

La femme qui désormais dans notre société s'affirme de plus en plus dans la sphère socioéconomique et même devient majoritaire dans les professions de santé notamment en médecine demeure une proie pour de nombreux prédateurs souvent parmi les plus proches du milieu familial ou professionnel.

C'est en particulier aux violences conjugales que la loi du 20/07/2020 a voulu s'adresser. Maltraitance quotidienne ou plus rarement hélas féminicide.[1] Elle se rencontre dans toutes les couches de la société.

En son article 12, elle stipule : *au médecin ou à tout autre professionnel de santé qui porte à la connaissance du procureur de la République une information relative à des violences exercées au sein du couple relevant de l'article 132-80 du présent code, lorsqu'il estime en conscience que ces*

[1] 146 féminicides en 2019.

violences mettent la vie de la victime majeure en danger immédiat et que celle-ci n'est pas en mesure de se protéger en raison de la contrainte morale résultant de l'emprise exercée par l'auteur des violences. Le médecin ou le professionnel de santé doit s'efforcer d'obtenir l'accord de la victime majeure ; en cas d'impossibilité d'obtenir cet accord, il doit l'informer du signalement fait au procureur de la République ;

Le signalement aux autorités compétentes effectué dans les conditions prévues au présent article ne peut engager la responsabilité civile, pénale ou disciplinaire de son auteur, sauf s'il est établi qu'il n'a pas agi de bonne foi.

Il apparaît que la loi vise à sanctionner ces violences mais aussi et plus encore à les prévenir par la protection des femmes menacées. Et c'est bien souvent au médecin ou à un autre professionnel de santé que la situation de violence va apparaître et que dès lors il va devoir choisir et décider d'une conduite à tenir.

Le diagnostic de violences conjugales se rencontre en circonstances diverses. C'est rarement dans un contexte de grande violence parfois avec armes auquel cas c'est l'appel en urgence soit au 17 soit au procureur de la République. De manière plus fréquente désormais c'est la patiente qui se plaint d'être victime et veut porter plainte ou demande de l'aide. C'est aussi souvent à l'occasion de signes physiques traumatiques plus ou moins bénins plus ou moins récents parfois cachés ou désattribués, ou devant des troubles psychologiques de la mère ou d'un enfant comme on l'a vu plus haut. Le médecin doit être attentif et savoir recueillir les éléments d'une violence inavouée.

La violence étant reconnue il convient d'informer la personne des aides dont elle peut bénéficier : association d'aide aux victimes, 3919, possibilité de porter plainte. En l'absence d'urgence, ne pas l'abandonner et la revoir à court terme, car les situations de famille sont souvent complexes surtout avec des enfants.

Le consentement doit être recherché par le médecin auprès de la patiente et facile à obtenir si celle-ci veut déposer plainte contre son violenteur. Mais dans certaines circonstances où la vie de la patiente ou d'enfants peuvent être en danger immédiat alors même qu'elle refuse de consentir c'est alors au médecin d'intervenir auprès des autorités.

Dans ces circonstances il est de règle que des certificats médicaux soient rédigés.[1]

Le médecin doit établir un certificat médical constatant les violences même si la personne victime n'en fait pas la demande. Il peut également faire un signalement des sévices constatés au procureur de la République avec l'accord de la personne.

---

[1] *Que faire face à une femme victime de violences ?* Fiche pratique du 24 octobre 2019. CNOM.

Comme tout certificat il doit être daté en toutes lettres du jour de sa rédaction, même si les faits sont antérieurs. La date d'examen de la patiente doit aussi y être inscrite.

Il doit :

Indiquer uniquement les faits médicaux personnellement constatés. Il doit décrire minutieusement et très précisément les lésions qu'il observe (localisation, type, couleur, taille, profondeur...) et bannir toute interprétation et spéculation, notamment sur leur origine. Il peut joindre au certificat des photos datées des lésions et/ou un schéma.

Noter ce que la personne exprime en citant ses mots entre guillemets. La personne explique que « ... ». Utiliser toujours le conditionnel. Par exemple : « x dit avoir été victime de... »

Noter l'éventuel retentissement psychique des violences alléguées.

Préciser si la patiente est enceinte (la grossesse peut être un facteur aggravant). Noter les antécédents s'ils ont un rapport avec les faits.

Utilité du certificat initial : La victime peut avoir besoin de ce certificat lors de son dépôt de plainte. C'est dans ce certificat que doit être, le cas échéant, déterminée l'incapacité totale de travail personnel (ITT). Elle correspond à la durée de la gêne notable dans les activités quotidiennes et usuelles de la victime, notamment : manger, dormir, se laver, s'habiller, sortir pour faire ses courses, se déplacer... Une patiente retraitée ou sans activité professionnelle peut avoir une ITT. La durée de l'ITT est une responsabilité importante confiée au médecin. Elle est prise en compte pour déterminer la gravité de l'infraction. La détermination de l'ITT peut être difficile. C'est pourquoi cette ITT pourra être évaluée et fixée ultérieurement par un médecin légiste sur la base des signes cliniques, des lésions physiques et du retentissement psychologique décrits avec minutie dans le certificat médical initial.

La détention du certificat : Le médecin remet le certificat en main propre à la personne et l'indique sur le certificat. Si elle ne souhaite pas récupérer le certificat, le médecin le conserve dans son dossier au cas où elle en aurait besoin un jour. Le médecin rédacteur en garde une copie.

LA PROTECTION DES MAJEURS HANDICAPÉS

La protection juridique. Le majeur de plus de 18 ans qui ne peut plus assurer tous les actes de la vie civile peut être protégé juridiquement par le juge des tutelles. Le Code civil en précise les modalités : (Art 467 à 472.).

La loi du 5 mars 2007 par le mandat de protection future, permet à toute personne de désigner qui sera son mandataire au cas où le besoin s'en ferait sentir. C'est le mandataire qui mettra en route la mise sous protection en s'adressant au tribunal d'instance.

La demande de mise sous protection adressée au tribunal d'instance, au juge des tutelles mentionnant l'état civil de la personne, doit être accompagnée par un certificat médical établi par un médecin. La demande de mise sous protection peut émaner de la personne elle-même, du conjoint, de la famille, des proches voire du juge des tutelles ou du procureur.

Le certificat médical mentionnant l'identité de la personne devra préciser l'altération de ses facultés, la nécessité de l'assistance à lui apporter et si elle est susceptible de voter ; indiquant par ailleurs si son audition est sans danger pour elle et si elle est hors d'état d'exprimer sa volonté.

C'est au juge de décider quelle protection est adéquate :

- La sauvegarde de justice vise un trouble provisoire physique ou mental, permettant une protection rapide pour une durée de 2 mois renouvelable, le juge désignant un ou deux mandataires.

- La curatelle entraine une protection plus longue d'un maximum de 5 ans renouvelable. Elle comporte trois degrés : curatelle simple où seuls les actes importants type ventes immobilières seront soumis au curateur ; curatelle aménagée « à la carte » par le juge ; curatelle renforcée où le curateur règle toutes les dépenses, la personne peut voter, tester mais n'est plus éligible et ne peut plus faire de donation. Elle peut se marier mais avec autorisation du curateur.

- La tutelle également d'une durée de 5 ans renouvelable. La personne perd tous ses droits civils sauf l'autorité parentale.

Le signalement de maltraitances aux autorités reste de mise. Dans le jugement de tutelle doivent être définies les limites de l'intervention du curateur ou du tuteur. Les problèmes concernant la santé du majeur protégé ne sont pas forcément inclus, ils doivent être précisés.

Ces protections juridiques ne mettent pas pour autant les personnes handicapées ou vulnérables à l'abri d'actions ou omissions maltraitantes. Il faut rappeler l'obligation civique du signalement par toute personne de bonne foi (Code pénal Art. 434-1 à 7 suscité) auprès du procureur.

LES PERSONNES ÂGÉES

De la même façon, les personnes âgées sont aussi susceptibles de maltraitances physiques et psychologiques. Ce phénomène mérite qu'on s'y arrête, car il devient prégnant du fait du vieillissement des populations qui s'accroit rapidement dans les pays développés dont le nôtre, mais aussi du fait que la vulnérabilité s'accroit aussi avec l'âge, qu'enfin le séjour en institution, maisons de retraite, foyers, EHPAD rend compte de certaines formes de maltraitances. Selon l'OMS une personne âgée sur 10 est maltraitée.[1]

Les formes de maltraitances sont hélas nombreuses. Chez ces personnes il s'agit d'actes ou absences d'intervention plus ou moins répétés dans le cadre d'une relation censée être une relation de confiance entrainant une souffrance physique ou morale. Ces maltraitances sont diverses : rationnements matériels ou financiers, abandon, négligences, atteintes à la dignité, au respect, soins défaillants (escarres)... Le diagnostic est souvent difficile, car la personne peut craindre si elle se plaignait de mesures de rétorsion d'où qu'elles viendraient.

Certaines situations sont favorisantes :

- Concernant la victime : état psychique ou caractériel détérioré, incontinence, grande dépendance ou handicap important, isolement social, dépendance financière, même aidant depuis longtemps…

- Concernant l'aidant : inaptitude physique troubles psychiques, n'acceptant pas volontiers, compagnonnage ancien, épuisement, isolement…

- Concernant les institutions : formations défaillantes, surcharge de travail, non-motivation, dysfonctionnements, mauvaise gestion…

Parfois des signes peuvent alerter chez la victime : peur, apathie, dépression, chutes ecchymoses, plaies… ou chez l'aidant : plaintes, dépréciation de la victime, isolement ou reproches à son encontre…

LES PERSONNES PRIVÉES DE LIBERTÉ

La prison demeure dans de nombreux domaines, un lieu de non- respect de l'accès aux soins, de la protection de la santé et de la dignité du détenu, notamment de la personne malade, handicapée ou en fin de vie…[2] Les choses n'ont pas fondamentalement changé sauf que depuis, la radicalisation salafiste est venue surajouter un problème difficile.

La privation de liberté et la privation des droits civiques sont attachées à la peine d'incarcération que celle-ci soit préventive ou punitive ; mais pour autant les presque 70.000 personnes incarcérées en France en 2020 devraient pouvoir continuer à jouir de leurs droits humains fondamentaux. Cela est rarement le cas.

Cette population cache des problèmes de santé spécifiques : les jeunes de 18- 24 ans en proportion très nombreux (7 fois plus que dehors), un sur trois est toxicomane, 15 % d'illettrés, 25 % de déscolarisés avant 16 ans, 5 % de SDF, 10 % de logis précaires… 17 % bénéficient de la CMU mais 13 % n'ont

[1] Organisation mondiale de la santé. *Aide-mémoire*, septembre 2016.
[2] Comité National Consultatif d'Ethique (CNCE). Rapport sur les prisons, 2006

aucune protection sociale !! En 2016, on dénombrait 1 à 2 % de mineurs, 3,5 % de femmes, 96 % d'hommes.

La prison regroupe en un lieu clos toute la misère du monde : jeunes, adultes et vieillards y séjournent de concert, et le plus souvent dans une grande promiscuité. En ces lieux concentrationnaires, le droit humain fondamental à la protection de la santé y est trop souvent bafoué.

Sans parler des addictions, des transmissions de MST, des agressions sexuelles ou non, des insuffisances d'hygiène, des contagions notamment tuberculeuses. Nous concentrerons notre attention sur les soins et la carence psychiatriques.

La prison est devenue le lieu d'enfermement des malades psychiatriques que ne sont plus les CHS. 20 % des prisonniers ont des problèmes psychiatriques que *l'hôpital seul peut soigner et accompagner* et dont 4.000 sont schizophrènes, 16 % ont des antécédents psychiques antérieurement à leur incarcération laquelle est responsable de « dépressions » chez 18 % d'entre eux *: la dégradation de la santé mentale des détenus constitue un phénomène très inquiétant.*

La démographie des psychiatres du cadre hospitalier sectorisé est telle, que déjà en pénurie grave pour les besoins des populations. Que dire du secteur carcéral réduit à sa plus simple expression ! C'est dire que le repérage des troubles et de la dangerosité est le plus souvent à l'initiative des surveillants. Quand un psychiatre vient deux demi-journées par semaine il peut s'écouler des mois avant qu'un nouveau détenu soit entendu… s'il a encore quelque chose à dire.

Le devoir d'ingérence des soignants avait été souligné par le CNCE préconisant : en amont de l'incarcération de s'intéresser aux problèmes de santé mentale des mineurs en difficulté et de toute personne vulnérable. Lors de la mise en examen : Éviter l'incarcération de présumés innocents non dangereux. Lors du jugement : Ne pas envoyer en prison les psychopathes graves. Au cours de l'emprisonnement : Faire accueillir en soins palliatifs les détenus en fin de vie ayant été libérés pour raison médicale. Par ailleurs les personnes très âgées, les grands handicapés et les sujets souffrant de graves troubles psychiatriques devraient quitter à jamais la prison.

Les entraves pendant les consultations et l'absence de confidentialité sont considérées *comme absolument inacceptables en dehors de circonstances exceptionnelles* et certaines mesures disciplinaires *sont à réduire et limiter dans leur durée* (122 suicides en prison par an dont 7 fois plus au mitard qu'en cellule). La peine de mort abolie s'est-elle trouvé un succédané ?

Le CNCE demande aux soignants de *favoriser les liens directs avec la population carcérale et d'être attentifs à tout ce qui provoque une dégradation de l'être, telles l'humiliation, la violence et la désespérance. Ils ont un devoir d'ingérence dans les domaines où sont mis en jeu l'intégrité physique ou mentale du détenu, le droit à la protection de sa santé ou le respect de sa dignité humaine.* Il ne faut pas se cacher que les vraies solutions se trouvent ailleurs que dans la médecine. *La médecine arrive après la bataille s'il est vrai que la détresse des personnes est d'abord et avant tout une question de justice sociale.*

Les détenus sont victimes de maltraitances de la part de codétenus, parfois de certains surveillants et comme on le voit du système carcéral actuel. Il importe que le médecin amené à examiner de tels patients puisse imposer la confidentialité autour du patient examiné, droit fondamental, et signaler en tant que de besoin auprès de l'autorité carcérale voire auprès du défenseur des droits ou son délégué régional ou du Contrôleur général des lieux de privation de liberté d'éventuelles maltraitances.

De même dans les gardes à vue ou les centres de rétention, une particulière attention doit être portée aux enfants, et à tous ceux qui se trouvent ici en situation particulièrement vulnérable.

LES POPULATIONS_MIGRANTES

C'est une population très nombreuse, celle des immigrants séjournant sur notre territoire métropolitain ou dans les DOM-TOM (La Guyane étant à cet égard en pointe) en situation régulière ou non. Qu'on les définisse « en précarité » ou « démunies » (Ph. Biclet), elles cumulent en effet tous les handicaps.

Leur nombre est approximatif mais on peut l'approcher si l'on sait que 146.000 personnes relevaient de l'ÂME (aide médicale d'état) en 2006 et que sont estimées à 3 ou 400.000 les personnes séjournant 9 années sur le territoire national (métropole) en situation irrégulière. Certains pourtant séjournent légalement d'autres non et parfois les deux dans une même famille.

Ils vivent dans des situations diverses puisque parfois en milieu fermé (enfermement administratif) mais le plus souvent en liberté dans des logements volontiers insalubres voire sans domicile fixe.

Ils sont jeunes, enfants, adultes voire vieillards. Ils sont célibataires ou en famille. Certains travaillent légalement ou « au noir ». Le plus souvent ils ne travaillent pas ou n'en ont pas le droit.

Leur vulnérabilité est de multiples causes le plus souvent intriquées : logement précaire, absence de revenu, sous-alimentation, ignorance des droits administratifs ou de la langue, culture et religions d'outre Europe ; et pour ce qui concerne la santé : manque d'hygiène, promiscuité vectrice de transmission d'infections quand elles ne sont pas déjà présentes : MST, tuberculose, paludisme sans oublier les addictions et les pathologies psychiatriques.

L'accès aux soins leur est généralement possible de par la CMU (puis la PUMA depuis le 1/01/2016) ou l'ÂME selon qu'ils séjournent légalement ou non. Mais l'ignorance fait qu'ils n'en profitent pas toujours. Enfin il existe dans toutes les grandes villes des ONG et le SAMU social à Paris tant il est vrai que la grande misère peut plus aisément se reconnaître dans une grande ville.

Le médecin proche consulté comme les professionnels de santé œuvrant dans les ONG voire les bénévoles qui sont à leurs côtés quotidiennement s'impliquent auprès de ces gens pour leur apporter ce qu'ils leur doivent : aide psychologique, information sur leurs droits, orientation sur les structures efficaces, enfin prise en charge et soins.

L'immigration en France ne fait que commencer, quelle que soit sa provenance, européenne, maghrébine, africaine ou asiatique. Dans un double souci à la fois de secours aux individus et de Santé publique, il importe que le corps médical s'implique dans cette tâche dont l'avenir est certain.

LES MILIEUX SECTAIRES

La mise en condition et le recrutement restent assez univoques : D'abord séduction puis accoutumance enfin dépendance. Le schéma sera d'autant plus efficace que la personne – gibier sera en état de relative faiblesse, dépendance ou confiance.

Les proies sont légion. Dans notre société les personnes en danger sont très nombreuses : solitude, chômage, vieillesse, éclatement familial, crises d'adolescence, incarcération, et plus récemment les radicalisations mais aussi sur le plan santé : toxicomanies, affections au long cours ou sans guérison connue en particulier désordres psychiatriques.

Il convient de mettre en avant les enfants[1] proies électives à la fois de la secte et parfois de leur environnement parental ou familial. L'enfant victime n'est pas rare : 60.000 à 100.000 selon les estimations. Outre le vol du temps de son enfance voire de son existence, certains n'étant même pas déclarés à l'Etat-Civil, signalons l'enfermement parfois sous le couvert d'internats en écoles cultuelles ou d'éducation dans la famille, le conditionnement, la culpabilisation, la privation de soins, les violences physiques et abus sexuels.

La situation d'un mineur en danger ne se limite pas à des situations de maltraitance avérées mais implique la prise en compte d'un risque potentiel dans le cadre d'une prévention nécessaire. Il y a risque lorsque les mineurs sont exposés à des conditions d'existence susceptibles de mettre en danger leur santé, leur sécurité, leur moralité ou leur éducation.

[1] Assemblée nationale, E*nfance volée. Les mineurs victimes des sectes* ? Rapport, 2006.

Les prédateurs. Dénoncé par les pouvoirs publics, le recrutement des sectes s'appuie sur des relais très variés. Selon la Miviludes (Mission interministérielle de vigilance et de lutte contre les dérives sectaires)[1], 40 % des signalements portaient sur la santé : 17 % sur les médecines alternatives, 14 % psychothérapies, 7 %, sur les psychothérapies-méditation, 5 % sur les radicalisations islamiques, 15 % portaient sur les mineurs, 20 % sur la sécurité. Les signalements dans le domaine de la santé ont doublé en 3 ans.

Les milieux « psychothérapeutes » ont attiré l'attention : leur nombre s'est accru de plus d'un tiers de 1998 à 2004. On comptait en 2004 en France 13.000 psychiatres et 15.000 psychothérapeutes, dont la majorité sans diplômes ni garanties de probité et d'éthique. On estime à 3 à 5 millions les personnes consultantes par année. C'est dire si un tel vivier est une tentation quotidienne pour les sectes. Quant au titre de psychothérapeute, la loi du 30 juin 2004 et le décret 2010-534 tentent de réglementer par une formation spécifique et une inscription annuelle sur liste départementale cette activité très exposée.

Quant au corps médical déviant, il est estimé à l'époque à environ 3.000 praticiens avec certains « *racolés* » et d'autres « *racoleurs* ». Racolé d'autant plus facilement que fragile, stressé, déprimé. Racoleur devenu un agent recruteur auprès de ses patients. Les médecines alternatives - hypnose, psychiatrie, cancer - sont une source d'emprise sur les personnes fragilisées par la maladie ou les aléas de la vie. Une offre de soins parallèles vient concurrencer le système de santé surtout lors de maladies de longue durée. Le marché de l'emploi adynamique est un terreau favorable pour un essor de formations prometteuses de revenus rapides avec peu d'investissement.

Une coopération avec les ordres professionnels de santé est instituée.

[1] Miviludes. Rapport annuel.2015

CONCLUSION

Au total on a vu que la Médecine choisit ses médecins mais que ceux ou celles-ci choisissent leur destin au cours de leur cursus en fonction de leurs désirs, talents, opportunités et chance.

Ensuite il reste alors à chacune et chacun tout au long d'une carrière de plus de trente années de faire en sorte que, responsables et indépendants les soignants apportent à chaque patient ce qu'il est en droit d'attendre au mieux de sa santé et de ses intérêts du fait des choix pris et des décisions proposées.

Reste néanmoins que la situation présente de l'accès aux soins et du respect des droits des patients justifie un effort soutenu des décideurs pour venir au secours de toute la population et ne pas laisser péricliter l'accès aux soins en France qui nous était envié il y a de çà deux décennies partout dans le monde.

ANNEXES

ANNEXE I- LES GROS REVENUS DE LA MÉDECINE

Après de 9 à 12 ans d'études et de concours, tous les médecins gagnent correctement leur vie, quel que soit leur mode d'exercice. C'est une profession sans chômage et pour un temps certain.

Elle regroupe il est vrai des situations très inégales. L'aphorisme selon lequel il y a des médecins riches qui soignent des riches et des médecins pauvres qui soignent des pauvres reste en partie valable.

Certains consœurs et confrères, rares, sont sans revenu, car volontairement engagés à temps plein dans des organisations humanitaires et inscrits gratuitement à l'ordre des médecins.

Mais ce sont de plus gros revenus que nous voulons rapporter ici.

Concernant la géographie : Comme on peut s'y attendre, c'est dans les grandes métropoles que les plus gros revenus sont déclarés. Ainsi le tableau ci-dessous en fait foi et note que les revenus les plus importants sont croissants avec le temps. [45]

Ville	2011	2005	Evolution
Paris	518 541 €	446 217 €	+16,2%
Marseille	514 471 €	353 487 €	+45,5%
Lyon	502 979 €	449 413 €	+11,9%
Ensemble	472 632 €	383 142 €	+23,4%

Concernant les revenus des libéraux, on peut noter que la spécialité en constitue un déterminant majeur.

Le tableau ci-après s'attache aux 1 % des revenus les plus importants de chaque spécialité, on notera que cela ne représente en rien le revenu moyen des spécialistes qui est très inférieur comme on l'a vu plus haut.

Spécialité	2011	2005	Év olution (en%)
Anesthésistes	476 079 €	391 726 €	21,5
Cardiologues	421 268 €	330 334 €	27,5
Chirurgiens	568 976 €	513 873 €	10,7
Dermatologues	257 230 €	233 499 €	10,2
Ensemble	472 632 €	383 142 €	23,4
Gastro-entérologues	404 288 €	340 203 €	18,8
Gynécologues	387 611 €	368 687 €	5,10
Omnipraticiens	228 379 €	199 738 €	14,3
Ophtalmologues	637 701 €	478 408 €	33,3
ORL	329 605 €	286 766 €	14,9
Pneumologues	283 901 €	NC	nul
Psychiatres	280 071 €	271 499 €	3,2
Pédiatres	273 833 €	231 264 €	18,4
Radiologues	654 915 €	NC	nul
Rhumatologues	341 569 €	257 981 €	32,4

On peut noter que même chez les plus aisés, les généralistes sont encore les moins favorisés

Concernant enfin les professeurs qui ont choisi d'exercer dans les hôpitaux universitaires pour y pratiquer, enseigner et faire de la recherche à plein temps, un certain nombre se distinguent par une pratique très rémunératrice d'une activité privée pourtant réglementairement très limitée - à une journée par semaine - et qui trouvent néanmoins le temps de se constituer des revenus annuels sans commune mesure avec leurs salaires mensuels. Bien entendu avec des dépassements d'honoraires considérables.

Faut-il s'interroger à savoir si le temps du privé n'est pas largement outrepassé et favorisé au détriment de l'activité publique ? Un tel contrôle qui serait théoriquement du domaine des commissions ad hoc dans chaque hôpital ne semble pas fonctionner où que ce soit, non plus que celui de l'employeur principal, hospitalier, théoriquement à même de contrôler les activités publiques et privées, peut-être juge et partie, ni même de la DGCCRF (direction générale de la concurrence des coûts et de la répression des fraudes.), pourtant compétente, et pas non plus du respect du « tact et mesure » dont l'Ordre des médecins avait souhaité faire son pré carré. Peut-être faut-il s'interroger sur un statut particulier de facto qui mériterait alors d'être légalisé ?

Ces dérapages sont-ils fréquents ? Le phénomène reste très marginal chez les universitaires, mais les montants en jeu sont parfois importants :

Le top 7 de l'AP-HP qu'avait rapporté en 2010[1] un quotidien parisien sur les montants représentant les honoraires privés perçus en 2007.

1. Pr T. F. (Urologie - Cochin) : 593 000 euros
2. Pr M. Z. (Urologie - Cochin) : 569 000 euros
3. Pr M. M. (Chirurgie plastique - Saint Louis) : 545 000 euros
4. Pr J.-N. F. (Chirurgie thoracique - Pompidou) : 460 000 euros
5. Pr L. H. (Chirurgie générale - Pitié-Salpêtrière) : 430 000 euros
6. Pr B. D. (Urologie - Cochin) : 280 000 euros
7. Pr B. G. (Psychiatrie - Cochin) : 126 000 euros

On notera qu'à Cochin c'était la course à l'échalote en urologie !

Ainsi non vertueux a pu paraître à l'époque, l'exemple du Professeur émargeant à 280 000 € de revenu libéral, par ailleurs plein temps hospitalier, professeur plein temps universitaire, plein temps député de Paris et peut être seulement à temps partiel conseiller d'arrondissement et conseiller municipal à Paris ?

On doit à la vérité de dire que de tels comportements sont rares et que pour la plupart des hospitaliers plein temps qui pratiquent ces revenus libéraux dits accessoires, ils demeurent pour eux réellement accessoires et sont surtout la possibilité de prétendre à la retraite complémentaire de la CARMF d'autant que les universitaires, rappelons-le, ne peuvent prétendre à une retraite hospitalière.

[1] Le Parisien 10 juin 2010

ANNEXE II- BARÈME PÉNAL

Mémoire de frais de justice des médecins (hors biologie) et des psychologues en matière pénale

Pour les actes prescrits à compter du 1er mars 2019

Pour l'accomplissement de la mission, articles R.92, R. 116-1, R.117, R.120-2, A.43-6 et A.43-6-1 du code de procédure pénale.

Tarifs applicables aux missions

Examens d'une personne gardée à vue et dépôt de rapport
1 69,00 €

Examen lors de chaque prolongation de garde à vue (article 706-88 du CPP) 1 55,20 €

Examens d'une victime, avec fixation des taux d'incapacité et dépôt de rapport 1 96,60 €

Examen clinique et prise de sang ou
Examen clinique et prélèvement biologique (*) 1 et 2

- s'il est procédé entre 7h et 22h*
41,40
- s'il est procédé entre 22h et 7h*
52,07 €
- s'il est procédé le dimanche ou jour férié
49,02 €

Levée de corps (transport sur les lieux et description de cadavre) 1 et 3
69,00 €

Autopsie

- Avant inhumation
165,60 €
- Après exhumation
276,00 €
- Sur cadavre en état de décomposition avancée
276,00 €
- Sur cadavre de nouveau-né, avant inhumation
82,80 €
- Sur cadavre de nouveau-né, après exhumation
138,00 €
- Sur cadavre de nouveau-né, en état de décomposition avancée 138,00 €

Expertise psychiatrique

- réalisée par un expert relevant du statut COSP
  374,40 €
- réalisée par un expert relevant d'un autre régime social
  514,80 €

Expertise psychiatrique en cas d'infraction sexuelle (personne poursuivie ou condamnée, victime)

- réalisée par un expert relevant du statut COSP
  397,80 €
- réalisée par un expert relevant d'un autre régime social
  538,20 €

Expertise médico-psychologique comportant un ou plusieurs examens pratiqués par un médecin ayant également la qualité de psychologue, intervenant en qualité d'expert unique

- réalisée par un expert relevant du statut COSP
  304,20 €
- réalisée par un expert relevant d'un autre régime social
  444,60 €

Expertise médico-psychologique pratiquée par un médecin et un psychologue :

- Partie médicale pratiquée par un médecin
  96,60 €
- Partie psychologique pratiquée par un psychologue
  - réalisée par un expert relevant du statut COSP
    304,20 €
  - réalisée par un expert relevant d'un autre régime social
    444,60 €

Expertise psychologique comportant un ou plusieurs examens

- réalisée par un expert relevant du statut COSP
  304,20 €
- réalisée par un expert relevant d'un autre régime social
  444,60 €

Expertise psychiatrique ou psychologique « hors normes » réalisée par un expert ne relevant pas du statut COSP et répondant aux critères suivants :

Sur devis. Plafond =

- déplacement de plus de 200 km de la résidence de l'expert 750 € HT
- mission comportant des questions inhabituelles nécessitant des recherches spécifiques (Décision spécialement motivée de l'autorité requérante)
- complexité ou contexte particulier de la procédure concernée

1 Ces examens sont payés à l'acte lorsqu'il est prévu le recours au réseau de proximité.

2 Lorsqu'une même réquisition porte sur une recherche d'alcoolémie et une recherche de stupéfiant, le praticien ne peut prétendre qu'à la rémunération d'un seul acte (article R.235-12 code de la route.

ANNEXE III -TARIF DES EXPERTISES DE LA SÉCURITÉ SOCIALE (ARRÊTÉ DU 2/10/2015)

Article 1. Il est alloué au médecin traitant de l'assuré ou de la victime d'un accident de travail ou d'une maladie professionnelle des honoraires fixés sur la base du tarif de la consultation ou de la visite affecté du coefficient 1,5 (C × 1,5 ou V × 1,5) :

1° Pour sa participation à l'examen spécial prévu à **l'article L. 324-1 du code de la sécurité sociale ;**

2° A l'occasion de l'expertise médicale prévue à l'article L. 141-1 de ce même code pour son assistance ou sa participation à l'expertise médicale en matière d'accidents du travail ou de maladie professionnelle ou en matière d'assurance maladie ;

Le tarif de la consultation ou de la visite pris comme base est le tarif conventionnel de la consultation ou de la visite du praticien, prévu par la convention visée à l'article L. 162-5 du même code.

Article 2. Les honoraires alloués au médecin expert effectuant une expertise conformément aux dispositions de l'article L. 141-1 du code de la sécurité sociale sont fixés sur la base du tarif conventionnel de la consultation ou de la visite défini par les conventions visées aux articles L. 162-5 et L. 162-9 du même code.

Le tarif pris en compte est le tarif de la consultation ou de la visite propre à la catégorie de praticien concerné et affecté du coefficient 4,37 (C × 4,37 ou V × 4,37, CS × 4,37 ou V × 4,37).

Toutefois, lorsque l'expertise médicale est assurée par un médecin spécialiste qualifié en psychiatrie ou en neuropsychiatrie, autorisé à coter les lettres CNPSY ou VNPSY, le tarif visé au premier alinéa du présent article est affecté du coefficient 2,5 (CNPSY×2,5 ou VNPSY×2,5).

Lorsque les praticiens mentionnés à l'article 1er du décret n° 84-135 du 24 février 1984 susvisé effectuent des expertises conformément aux dispositions de l'article L. 141-1 du code susvisé, leurs honoraires sont fixés sur la base du tarif visé au premier alinéa du présent article et affecté du coefficient 7,5 (C × 7,5 ou V × 7,5).

Article 3. Lorsque les praticiens effectuent des expertises conformément aux dispositions de l'article L. 141-2-1 du code de la sécurité sociale, il leur est alloué un forfait par patient concerné établi sur la base du tarif conventionnel de la consultation, défini par les conventions visées à l'article L. 162-5 et L. 162-9 du code de la sécurité sociale et propre à la catégorie concernée (C ou CS). Ce tarif est affecté du coefficient 4,37.

ANNEXE IV- RELATIONS MÉDECINS ENTREPRISES

Exemples de contrats de recherche ici reproduits et anonymisés proposés à la commission décisionnaire de l'Ordre national des Médecins.

RMI 12......Étude multicentrique, prospective pour évaluer la performance clinique du dispositif de suture méniscale M..., proposée par la firme X aux docteurs B... et C....

L'étude portera sur 60 patients soit trente chacun au maximum ; elle comportera 4 visites étalées sur deux ans qui seront rétribuées à 410 € au total.

Conclusion : Clause de confidentialité exprimée. Étude sérieuse. Proposer un avis favorable. Fait le ... 2012

RMI 13 ...Projet de contrat de suivi clinique proposé par la firme E**....** à l'investigateur le Dr M**.... ,** chirurgien orthopédiste libéral à Z....

Le protocole est une évaluation multicentrique, ouverte, rétrospective et prospective des résultats cliniques et radiologiques d'arthroplasties de l'épaule X.... L'engagement est de 100 sujets avec un recul si possible de 10 ans.

La rémunération sera progressive, comportant trois visites pré per et postopératoire ainsi que des visites successives à M+1, 3, 6 et A+ 1, 2, 3, 5, 7 et 10 ans.

La rémunération qui sera proposée au chirurgien est de 560 € pour un suivi à 10 ans, avec 160 € pour les trois premières visites.

Conclusion : l'avis n'est pas favorable en l'état :

RM 13... Il n'y a pas d'obstacle sur le plan financier.

Il est fait état du consentement des patients et du comité de protection des personnes, ce qui amène à s'interroger sur la qualité du matériel à poser ; s'agit-il d'un produit autorisé voire déjà commercialisé comme c'est le plus probable auquel cas l'avis d'un CPP n'est pas requis, ou d'un produit original non encore autorisé ni pris en charge, auquel cas l'avis entre autres d'un CPP est nécessaire.

Il paraît justifié d'obtenir des éclaircissements à ce sujet.

Par ailleurs la référence réglementaire sur la confidentialité n'est pas non plus exprimée ;

ANNEXE V – LES TEXTES D'APPLICATION DE LA PRATIQUE AVANCÉE

Décret n° 2018-629 du 18 juillet 2018 relatif à l'exercice infirmier en pratique avancée.

Entrée en vigueur : le texte entre en vigueur le lendemain de sa publication.

Notice : le décret définit les domaines d'intervention et les activités de l'infirmier exerçant en pratique avancée. Il précise les conditions de prise en charge et d'information du patient, ainsi que les modalités de coopération entre l'infirmier exerçant en pratique avancée et le médecin. Il précise également la contribution de l'infirmier exerçant en pratique avancée au sein de l'équipe.

Décret n° 2018-633 du 18 juillet 2018 relatif au diplôme d'État d'infirmier en pratique avancé

Entrée en vigueur : le texte entre en vigueur le lendemain de sa publication.

Notice : le décret est pris en application de la loi n° 2016-41 du 26 janvier 2016 de modernisation de notre système de santé qui a introduit l'exercice en pratique avancée des auxiliaires médicaux. Le décret instaure un diplôme d'infirmier en pratique avancée qui est un diplôme d'État délivré par l'université et reconnu au grade master. Ce diplôme permettra à son titulaire l'exercice infirmier en pratique avancée tel que défini par les articles R. 4301-1 à D. 4301-8 du code de la santé publique.

Arrêté du 18 juillet 2018 fixant la liste des pathologies chroniques stabilisées prévue à l'article R. 4301-2 du code de santé publique. Les pathologies chroniques stabilisées mentionnées au deuxième alinéa de l'article R. 4301-2 sont :

- accident vasculaire cérébral ;
- artériopathies chroniques ;
- cardiopathie, maladie coronaire ;
- diabète de type 1 et diabète de type 2 ;
- insuffisance respiratoire chronique ;
- maladie d'Alzheimer et autres démences ;
- maladie de Parkinson ;
- épilepsie

Arrêté du 18 juillet 2018 fixant les listes permettant l'exercice infirmier en pratique avancée en application de l'article R. 4301-3 du code de santé publique. Les listes des actes techniques que l'infirmier exerçant en pratique avancée peut effectuer, des actes de suivi et de prévention qu'il est autorisé à demander, des dispositifs médicaux non soumis à prescription médicale obligatoire et des examens de biologie médicale qu'il est autorisé à prescrire et des prescriptions médicales qu'il est autorisé à renouveler ou à adapter, sont fixées en annexes I à V du présent arrêté.

Arrêté du 18 juillet 2018 relatif au régime des études en vue du diplôme d'État d'infirmier en pratique avancée 2 ans une soutenance

Décret n° 2019-835 du 12 août 2019 relatif à l'exercice infirmier en pratique avancée et à sa prise en charge par l'assurance maladie entrée en vigueur : le texte entre en vigueur le lendemain de sa publication.

Notice : ce décret étend le champ d'exercice de l'infirmier exerçant en pratique avancée dans le domaine d'intervention « psychiatrie et santé mentale ».

Il vise également à encadrer l'exercice des étudiants en formation au diplôme d'État d'infirmier en pratique avancée lors de leurs stages.

Par ailleurs, le décret modifie les codes de la santé publique, de la sécurité sociale et de l'action sociale et des familles afin de permettre l'exécution des prescriptions émanant d'un infirmier exerçant en pratique avancée par une infirmière, un technicien de laboratoire d'analyses médicales, une pharmacie d'officine ou un service de soins infirmiers à domicile.

Il permet également la prise en charge par l'assurance maladie d'une prescription de produit de santé émanant d'un infirmier exerçant en pratique avancée.

Enfin, lorsque l'infirmier exerçant en pratique avancée est amené à demander une consultation d'un médecin spécialiste correspondant dans le cadre du parcours de soins coordonné par le médecin traitant, ce décret permet de ne pas majorer la participation de l'assuré.

À titre accessoire, ce décret modifie le code de la sécurité sociale pour permettre que soit assortie d'une prise en charge par l'assurance maladie obligatoire au bénéfice des patients l'adaptation par un pédicure-podologue d'une prescription médicale initiale d'orthèses plantaires.

Décret n° 2019-836 du 12 août 2019 relatif au diplôme d'État d'infirmier en pratique avancée mention psychiatrie et santé mentale.

Arrêté du 12 août 2019 modifiant les annexes de l'arrêté du 18 juillet 2018 fixant les listes permettant l'exercice infirmier en pratique avancée en application de l'article R. 4301-3 du code de la santé publique : liste des actes techniques, des examens de biologie médicale, des produits de santé et des actes infirmiers.

Arrêté du 12 août 2019 modifiant l'arrêté du 18 juillet 2018 relatif au régime des études en vue du diplôme d'État d'infirmier en pratique avancée

ANNEXE VI - NOTE DE LA HAS concernant le *guide sur le bon usage et la qualité des pratiques de téléconsultation et de téléexpertise incluant des travaux spécifiques sur le bon usage des examens d'imagerie médicale.*

La téléconsultation (TLC) a pour objet de permettre à un professionnel médical de donner une consultation à distance à un patient.

Un professionnel de santé peut être présent auprès du patient et, le cas échéant, assister le professionnel médical au cours de la téléconsultation

Le recours à la TLC relève d'une décision partagée du patient et du professionnel médical qui va réaliser la TLC. Ce dernier doit juger de la pertinence d'une prise en charge médicale à distance plutôt qu'en présentiel (cf. critères d'éligibilité définis ci-dessous).

La TLC est d'autant plus pertinente que la relation patient-professionnel médical est bien établie ; néanmoins, la primoconsultation ne constitue pas un motif d'exclusion a priori.

Éligibilité du patient

- État clinique et objectifs cliniques : la TLC n'est pas adaptée aux situations exigeant un examen physique direct par le professionnel médical consulté pour téléconsultation. Toutefois, il n'est pas toujours possible d'identifier ces situations a priori ; elles peuvent se révéler au décours de la TLC et nécessitent alors la mise en place d'une organisation adaptée (voir le chapitre "Organisation adaptée") ;

- Capacités du patient à bénéficier d'une TLC : état cognitif, état psychique, état physique : vue, audition, barrières liées à la langue, barrières liées à l'utilisation des technologies

- en cas de besoin, présence d'une personne de l'entourage du patient (selon les capacités du patient) ou d'un interprète (pour assister le patient selon ses capacités)

- en cas de besoin, présence d'un professionnel de santé accompagnant ; le professionnel de santé accompagnant pourra, s'il est présent pendant la TLC (ce qui ne constitue pas une obligation), assister le médecin dans la réalisation de certains éléments de l'examen clinique et/ou du geste technique dans la limite de ses compétences ;

- Disponibilité des données médicales du patient nécessaires à la réalisation de l'acte (article R.6316-3 CSP).

Dans le cas où le patient est éligible, comme dans la pratique médicale en présentiel :

- La TLC s'exerce dans le respect des lois et règlements applicables aux conditions d'exercice (article R.6316-7CSP), des règles de déontologie et des standards de pratique clinique (recommandations, etc.) ;

- La TLC doit s'inscrire dans le parcours de soins du patient ou dans la filière de soins coordonnée par le médecin traitant

- il convient d'adapter la durée de la TLC afin d'établir la relation patient-professionnel médical (interrogatoire du patient détaillé : historique, antécédents, traitement en cours...).

Dans le cas où le patient n'est pas éligible, le professionnel médical oriente le patient vers une prise en charge adapté

ANNEXE VII- LE FORFAIT D'ÉQUIPEMENT POUR VIDÉO-TRANSMISSION

Une aide à l'équipement des médecins libéraux est instaurée par le biais de 2 nouveaux indicateurs inscrits dans le volet 2 du forfait structure, effective à compter de 2019 (paiement en 2020) :

- Un indicateur de 50 points (soit **350 €**) permettant de s'équiper en vidéotransmission, de mettre à jour les équipements informatiques et de s'abonner à des plateformes de télémédecine pour assurer des actes de téléconsultation dans des conditions sécurisées ;
- Un indicateur de 25 points (soit **175 €)** permettant de s'équiper en appareils médicaux connectés. Pour 2019, la liste des équipements retenue est la suivante :
    - Oxymètre connecté,
    - Stéthoscope connecté,
    - Dermato scope connecté,
    - Otoscope connecté,
    - Glucomètre connecté,
    - ECG connecté,
    - Sonde Doppler connectée,
    - Échographe connecté,
    - Mesure pression artérielle connectée,
    - Caméra (utile pour regarder l'état de la peau par exemple) connectée,
    - Outils de tests visuels, audiogrammes connectés,
    - Matériel d'exploration fonctionnelle respiratoire dont le spiromètre et le tympanomètre connectés.

ANNEXE VIII – SUR LE STATUT DES OSTÉOPATHES ET CHIROPRATICIENS

La reconnaissance de l'usage professionnel du titre d'ostéopathe ou de chiropraticien était un pari difficile du fait de protagonistes d'origines différentes, médecins, professionnels de santé et praticiens jusqu'alors illégaux. Il demeure actuellement des ambiguïtés juridiques fondamentales, des incertitudes scientifiques et une difficulté pour les pouvoirs publics de contrôler les titres des professionnels et une quasi-impossibilité de vérifier le respect des règles d'exercice. Les usagers assurés sociaux sont en droit de bénéficier de garanties quant à cette activité.

En reconnaissant « l'usage professionnel du titre d'ostéopathe ou de chiropraticien », le législateur a projeté ces professions d'une pénombre qui leur était relativement confortable dans la lumière de l'actualité. Mais dans le même temps, sont apparues des difficultés tant dans l'interprétation juridique des textes que dans leurs applications organisationnelles.

Nonobstant les difficultés réglementaires qu'ils entraînent pour les médecins autorisés à cet exercice particulier par l'ordre des médecins, missionné jusque-là pourtant à cet effet, il apparaît que les professionnels non-médecins, sont à quelques titres tout aussi insatisfaits par ces décisions.

Tous les groupes professionnels concernés par cette loi, ses décrets d'application ou les arrêtés qui la précisent sont unanimes pour en critiquer tel ou tel aspect. Il est bien évident que les motivations et argumentations des uns ou des autres sont à des niveaux différents, voire contradictoires, qu'il s'agisse des médecins, des professionnels de santé et même de ceux qui n'appartiennent pas à ces professions.

Il convient également de s'interroger sur l'intérêt des patients et des assurés sociaux et, dans l'hypothèse où une compétence nouvelle apparaît, comment elle est susceptible de s'intégrer au sein des professions de santé ? On ne saurait avoir une vue corporatiste de ce problème mais au contraire, une vision large et désintéressée donc prospective et citoyenne, seule susceptible de permettre la prise en compte des intérêts véritables des patients et de leur accès à des soins de qualité.

L'article 75 de la loi du 4 mars 2002

Ce texte énonce : « L'usage professionnel du titre d'ostéopathe ou de chiropraticien est réservé aux personnes titulaires d'un diplôme sanctionnant une formation spécifique à l'ostéopathie ou à la chiropraxie... »

Le décret no 2007-435 précise que l'« *ostéopathe autorisé à user du titre* » effectue : « *des actes de manipulations et mobilisations non instrumentales, directes ou indirectes non forcées,* dans le respect des recommandations de bonnes pratiques établies par la Haute Autorité de santé ; il dispose également que « *ces manipulations ont pour seul but de prévenir ou de remédier à des troubles fonctionnels du corps humain, à l'exclusion des pathologies organiques qui nécessitent une intervention thérapeutique, médicale, chirurgicale, médicamenteuse ou par agents physiques. Ils ne peuvent agir lorsqu'il existe des symptômes justifiant des examens paracliniques...*

Le praticien justifiant du titre d'ostéopathe *ne peut effectuer les... manipulations gynéco obstétricale ; touchers pelviens.*

Après un diagnostic établi par un médecin attestant l'absence de contre-indication médicale à l'ostéopathie... *il peut être habilité à effectuer : manipulations du crâne, de la face et du rachis chez le nourrisson de moins de six mois ; et manipulations du rachis cervical* ». La loi associe par ailleurs les termes « d'ostéopathe et de chiropraticien ».

Si Littré ne mentionne pas ces termes, selon Larousse, *« l'ostéopathie est une médecine douce visant à soigner les maladies par des manipulations des membres, des vertèbres ou du crâne* ». En ce qui concerne la « chiropractie », elle est qualifiée de « *méthode thérapeutique visant à soigner différentes affections par manipulations des vertèbres ».*

Lorsqu'elles s'appliquent à des êtres humains, ces activités sont des professions de santé.

Ainsi, quels que soient les termes utilisés, il s'agit de se prévaloir d'un titre conféré par la loi pour exercer une profession de santé particulière.

I -L'exercice de la profession d'ostéopathe, s'il est de premier recours, est bien constitutif d'un exercice de type « médical ». Face à un patient réclamant ses soins, l'ostéopathe sérieux, quels que soient ses titres et sa formation va devoir effectuer une « enquête clinique » comportant un interrogatoire, un examen avant un traitement ostéopathique, voire une prescription.

L'anamnèse est nécessaire d'abord pour savoir ce que le patient attend de l'ostéopathe. Il y a ce qu'on doit demander pour être efficace, ce qu'on peut ne pas demander, ce qu'il convient de ne pas demander. Antécédents familiaux ou personnels, contextes professionnels et privés... C'est déjà le domaine de la responsabilité médicale, voire de la déontologie. Il y a ce qu'il convient d'inscrire dans un dossier qu'il soit écrit ou informatisé et qui peut être la confidence du consultant dont il reste propriétaire. On est encore dans le domaine de la déontologie face aux obligations légales du secret professionnel pour ne pas dire médical.

Un « examen clinique » est indispensable avant toute manipulation débutant par un déshabillage qui doit respecter les égards dus à la personne. Il doit permettre l'inspection des attitudes, les manœuvres de palpation et de mobilisation des articulations. Il est envisageable que des examens d'imagerie préalables, voire de biologie soient effectués.

Il y a ensuite l'acte « ostéopathique » curatif proprement dit, c'est-à-dire les « *manipulations et mobilisations non instrumentales directes ou indirectes non forcées* » selon le décret, et dans les limites prescrites par la loi.

Enfin, une possible prescription peut être effectuée : conseils hygiénodiététiques ou sportifs, voire prescription de substances « alicamenteuses » ou médicamenteuses en vente libre en pharmacie ou parapharmacies, sans oublier les éventuelles demandes d'examens complémentaires.

Ainsi, tout au long de sa prestation, l'ostéopathe exerce une activité qui dépasse le cadre d'une simple profession de santé **mais s'inscrit dans le champ d'un exercice « médical ».**

II -L'exercice médical est actuellement réglementé

L'exercice médical est réglementé en France par l'article L 4111-1 du Code de la santé publique et trois professions peuvent y prétendre : les médecins et, dans le cadre limité de leurs compétences, les chirurgiens-dentistes et les sages-femmes.

Le droit d'exercer est conféré, entre autres conditions, par l'obtention d'un diplôme sanctionnant le suivi d'un cursus scientifiquement établi et d'un apprentissage, l'un et l'autre contrôlés par des autorités universitaires ou techniques reconnues.

Le praticien est responsable de ses actes et s'engage à respecter les règles professionnelles, les principes de moralité, probité, dévouement et de compétence dont la loi a confié le contrôle à l'ordre professionnel concerné.

Le praticien s'engage donc à des soins de qualité susceptibles d'une prise en charge par les régimes d'assurance maladie.

III- L'exercice illégal de la médecine est également réprimé

L'article L.4161-1 du code de la santé publique définit ainsi

l'exercice illégal la médecine : « *Toute personne qui prend part habituellement ou par direction suivie, même en présence d'un médecin, à l'établissement d'un diagnostic ou au traitement de maladies, congénitales ou acquises, réelles ou supposées, par actes personnels, consultations verbales ou écrites ou par tous autres procédés quels qu'ils soient ou pratique l'un des actes professionnels prévus dans une nomenclature fixée par arrêté du ministre chargé de la santé pris après avis de l'Académie nationale de médecine sans être titulaire d'un diplôme, certificat ou autre titre mentionné à l'article L 4131-1 et exigé pour l'exercice de la profession de médecin...* ».

Les ostéopathes et chiropraticiens non-médecins exerçaient dans l'illégalité avant la loi du 4 mars 2002. Or l'exercice désormais autorisé pourrait encore s'apparenter à un exercice illégal de la médecine. Il conviendrait donc d'apporter une clarification juridique à cette situation qui reste ambiguë d'autant plus qu'elle concerne à la fois des médecins des kinésithérapeutes des infirmier.es dotés d'un ordre professionnel et celles et ceux qui en sont dépourvus.

La profession d'ostéopathe est un exercice qui est encadré par les textes mais dont le contrôle est aujourd'hui soit illusoire soit impossible.

La profession d'ostéopathe est variée à la fois par ses pratiques et par ses pratiquants.

• Les pratiques ostéopathiques sont diverses.

La loi définit l'ostéopathie ainsi : « *C'est un ensemble de pratiques manuelles ayant pour but d'initier les dysfonctionnements de mobilité du corps et d'y remédier par des techniques appropriées* ».

Certains ostéopathes exercent une activité « mécaniciste » utilisant leur compétence dans des pratiques manuelles, des mobilisations sur l'appareil locomoteur pour traiter les dysfonctionnements ostéoarticulaires. Ces actes pourraient s'intégrer dans une nomenclature limitative.

D'autres ont une conception plus globale de leurs pouvoirs, prétendant au diagnostic de pathologies curables ou au traitement de diverses pathologies viscérales, psychosomatiques, voire systémiques. Ce qui repose la question du caractère « *médical* » ou non d'une telle activité.

• Les pratiquants sont aussi divers.

- Ils sont soit des médecins spécialistes qualifiés, rhumatologues ou médecins physiques, soit des médecins généralistes ayant été diplômés par des DU ou DIU de médecine manuelle et justifiant d'un bagage formateur de bac + 10 à + 14 selon leur exercice spécialisé ou non.

- Les professionnels de santé non-médecins sont pour la grande majorité des masseurs-kinésithérapeutes, mais aussi des infirmier(e)s de niveau bac + 3 ayant poursuivi une formation complémentaire et qui pratiquent pour partie leur activité diplômante et pour partie celle d'ostéopathie et dont peu pratiquent cette activité à plein temps.

- Restent les chiropraticiens et les ostéopathes de formations jusque-là ignorées et non contrôlées, « ostéopathes à champ de compétence limité » (OCCL) selon l'appellation des médecins ostéopathes.

-Tous, pourtant, définissent leur exercice comme « un art, une science et une philosophie » et le qualifient de profession de santé.

Le législateur a prévu un contrôle du titre pour l'exercice de ces professions.

Les listes sont annuellement révisables et déposées dans chaque ARS. Le contrôle du titre bien que prévu par la loi paraît en effet problématique.

Il est avéré que l'ARS qui a succédé aux DDASS dont c'était la tâche jadis de rechercher les contrevenants à l'exercice illégal de la médecine ne s'était guère mobilisée à l'époque. Dans une conjoncture où les fonctionnaires seront moins nombreux, il ne faut pas s'attendre à un zèle particulier à cet égard.

Il est en effet aisé de vérifier qu'un ostéopathe allégué ne figure pas sur une liste. S'il advenait qu'il fut poursuivi, quel délit pourrait alors lui être imputé : usage illégal de titre, exercice illégal de l'ostéopathie alors que c'est seulement le titre qui est légalisé ou bien encore plus justement celui d'exercice illégal de la médecine ?

Quant à savoir qui sera plaignant, l'ARS, les ordres professionnels, les nouveaux ostéopathes associés ou le patient déçu.

Quoi qu'il en soit, on voit donc apparaître le délit d'usage illégal du titre d'ostéopathe dont il est prévu qu'il sera réprimé, mais on imagine avec quelles difficultés.

Le contrôle des exercices professionnels est impraticable. Le contexte légal et réglementaire actuel ne paraît pas permettre le contrôle dont s'est théoriquement doté le législateur.

Certes, l'activité d'ostéopathe est légalement limitée.

Certaines interdictions sont absolues :

- ainsi sont **prohibés les manipulations gynéco obstétricale et touchers pelviens** ; on sait bien que ces interdictions outrepassées avant la légalisation et qu'il en est toujours de même par certains ;
- les ostéopathes ne peuvent agir lorsqu'existent des symptômes justifiant des examens paracliniques. Outre cet interdit se pose alors la question du droit de prescrire des examens paracliniques par un ostéopathe ;
- il en est de même enfin lorsqu'existent des pathologies organiques nécessitant des interventions thérapeutiques médicales, chirurgicales, médicamenteuses ou par agents physiques ;
- là encore apparaît la difficulté pour ces praticiens de respecter une interdiction alors que leurs compétences ne sont pas sensées leur permettre de diagnostiquer des affections qui ne seraient pas signalées par leur patient.

D'autres actions sont subordonnées à l'absence de contre-indication par un médecin. C'est le cas des « *manipulations du crâne, de la face et du rachis chez le nourrisson de moins de six mois ainsi que pour les manipulations du rachis cervical* ». On rappellera ici la responsabilité que pourrait encourir le médecin impliqué dans une telle démarche.

Enfin, les manipulations *« traitent les troubles fonctionnels et non les maladies organiques, infectieuses ou tumorales »*. Les médecins comme les juges savent que cette distinction entre le fonctionnel et l'organique n'est pas toujours aisée. Par ailleurs, l'intervention d'un ostéopathe peut être engagée en complément d'un traitement classique, avec les risques de dérives, de faux espoirs entretenus.

Dans le déroulement de la relation avec les usagers et clients, s'agissant d'une activité confidentielle, solitaire encore souvent et sans tiers garant ou payant, il **est impossible de l'extérieur de vérifier ni de contrôler la qualité ou la légalité de la prestation.**

Il apparaît donc d'autant plus indispensable pour pallier cette situation, que comme dans les professions « médicales » (article L. 4121-2 du code de santé publique) et paramédicales (art. L. 4391-2), il soit fait référence *« aux principes de moralité, dévouement, probité et compétence »* indispensables à l'exercice d'une profession de santé, ainsi qu'à l'observation de leurs droits et devoirs professionnels et des règles prévues par les codes de déontologie... sans parler des obligations légales que sont le respect du secret professionnel, du devoir d'information et du consentement éclairé, de l'obligation d'assurance en responsabilité professionnelle...

L'existence d'une **structure professionnelle de type ordinal qui puisse s'impliquer dans la relation entre prestataire et patient et exercer une autorité disciplinaire fondée sur une déontologie propre doit être envisagée.**

L'exercice de l'ostéopathie est enfin scientifiquement toujours non établi actuellement. La loi a chargé l'Anaes et ensuite la HAS, qui lui a succédé, d'élaborer et de valider des recommandations de bonnes pratiques. Elle notait pour ce qui concerne les manipulations et mobilisations : « ... *il s'agit de gestes nécessitant un diagnostic préalable, et donc des indications et contre-indications, et qu'après l'étude de plus de 750 publications récentes, il conviendrait d'abord « de vérifier les concepts et la base des mécanismes physiologiques* ».

En ce qui concerne la thérapeutique craniosacrée, l'Anaes déclarait l'insuffisance de preuves scientifiques pour conseiller cette thérapeutique.

La HAS en son avis du 17 janvier 2007 suite aux décrets suscités, elle remarque que le recours important à l'ostéopathie dans quatre pays européens

« ne permet pas d'apporter une analyse complète et appropriée sur les indications et les pratiques susceptibles d'être recommandées, compte tenu de l'insuffisance des données disponibles actuellement ». Concernant la valeur scientifique, la HAS semble donc éprouver des difficultés pour élaborer, en dehors du champ du rachis cervical ou lombaire, l'abord de recommandations, même après l'étude des pratiques de quatre pays européens et s'interroge sur la possibilité même de réaliser les recommandations qu'elle est chargée d'élaborer !

En ce qui concerne l'élaboration de recommandations sur les manipulations du rachis cervical et chez le nourrisson âgé de moins de six mois, la HAS note « *qu'en l'absence de disponibilité de données objectives sur l'ensemble des pratiques diagnostiques et thérapeutiques, leur efficacité et leurs effets secondaires rendent très difficile l'abord de recommandations. Il reste à démontrer que ces travaux permettront de réaliser celles prévues par le décret... »*

Elle remarque que le décret 435 prévoyant que « *dans l'attente des recommandations... par la HAS, les actes suivants peuvent être effectués par l'ostéopathe exclusivement sur prescription médicale* » laisser penser que, dès lors que la HAS aura publié ses recommandations, cette exigence disparaîtrait tend à préjuger du contenu des futures recommandations. En 2022 elle ne les a toujours pas publiées.

Le législateur a prévu le contrôle des formations initiale et continue, notamment par l'agrément des établissements de formation. On peut donc espérer qu'elles seront de qualité mais il faut, à cet égard, rappeler les protestations de l'Académie de médecine sur « *la reconnaissance injustifiée d'écoles non conformes ».*

En ce qui concerne la formation des ostéopathes et de l'agrément des établissements de formation, qu'il s'agisse du décret ou des arrêtés s'y rattachant, la HAS a estimé ne pas être en situation de formuler des observations sur les modalités proposées de formation.

L'Académie de médecine en son avis du 27 novembre 2007 dénonçait « le système de validation des formations des ostéopathes et mettait en garde contre les conséquences que certaines décisions unilatérales pourraient avoir sur la santé des patients ».

Elle dénonçait « en particulier la confusion entre la « profession » et « le titre » d'ostéopathe qui pourrait laisser croire indument aux patients qu'il s'agit de la « reconnaissance d'une compétence ».

Les garanties légitimes des patients

L'environnement international et particulièrement au sein de l'UE doit également être pris en compte.

La HAS, de son côté, relevait en janvier 2007 que les dispositions de la loi reflétaient « la volonté des pouvoirs publics d'encadrer au bénéfice des patients une pratique largement répandue ». L'Académie de médecine de son côté n'avait pas mis en cause le principe de la loi elle-même. Mais il est souhaitable que les patients qui ont recours à ces professionnels pour des besoins de santé puissent bénéficier auprès d'eux des droits qui leur sont reconnus par la loi en cette matière.'

• Garantie de qualité de formation initiale et continue : le recrutement par le biais d'une sélection commune avec les autres professions sanitaires et médicales aménagée pour s'ouvrir aussi aux bachelier(e)s non scientifiques pourrait être le gage d'un niveau de recrutement indiscutable et plus lié aux aptitudes qu'aux possibilités de financement personnel. La formation « légale » en trois années ne semble pas permettre un niveau suffisant à tous égards on l'a vu et ce point de vue est unanimement partagé.

Enfin le choix des centres agréés pour la formation qui est de la seule prérogative des pouvoirs publics ne devrait pas enseigner les manœuvres interdites à la pratique.

• Garantie sécuritaire : cela concerne l'obligation d'assurance responsabilité et les engagements déontologiques au premier rang desquels le secret professionnel, l'information préalable, l'engagement du respect des règles professionnelles, et qu'en l'état celles-ci ne sont pas garanties en l'absence d'une déontologie contraignante et opposable.

• Garantie enfin d'accès aux soins : quant à l'accès à des soins, de qualité reconnue par les pouvoirs publics et donc bénéfiques aux patients, il pourrait sembler exorbitant qu'ils ne puissent être pris en charge par les régimes d'assurance maladie alors que c'est bien le cas lorsque les soins sont délivrés par des médecins ostéopathes et que déjà certaines mutuelles les ont depuis longtemps pris en charge.

ABRÉVIATIONS UTILISÉES

AFIPA Association française de l'industrie pharmaceutique
ALD Affection de longue durée
ÂME Aide médicale de l'État
AMM Autorisation de mise sur le marché
Anemf Association des étudiants en médecine de France
AP — HP Assistance publique-Hôpitaux de Paris
APL Aide personnelle au logement
ARS Agence régionale de santé
ASIP Agence de santé numérique
CAIM Contrat d'aide à l'installation de médecin
CAS Contrat d'accès aux soins
CCAM Classification commune des actes médicaux
CD Code de déontologie
CES, DES Certificat ou diplôme d'études spécialisées
CESP Contrat d'engagement en service public
CH, CHU, CHS Centre hospitalier, universitaire, spécialisé
CMU Couverture maladie universelle
CNCE Comité national consultatif d'éthique
CNAM Caisse nationale d'assurance maladie
CNAMED Commission nationale des accidents médicaux
CNIL Commission de l'informatique et des libertés
CNOM Conseil national de l'ordre des médecins
COSCOM Contrat de stabilisation et coordination
COTRAM Contrat de transition
CNRS Centre national de la recherche scientifique
CPAM Caisse primaire de l'assurance maladie
CRCI Commission régionale de conciliation et d'indemnisation
CRPA Code des relations entre Public et Administration
CSBM Consommation de soins et de biens médicaux
CSMF Confédération des syndicats médicaux français
CSP Code de santé publique
CSTM Contrat de solidarité territoriale
DE Dépassement pour exigence

DEPP Direction d'évaluation de prospection et de performance
DES Diplôme d'études spécialisées
DFASM Diplôme de formation approfondie en sciences médicales
DFGSM Diplôme de formation en sciences médicales
DILA Direction de l'information légale et administrative
DMP Dossier médical partagé ex-dossier médical personnel
DPC Développement professionnel continu
DREES Direction recherches, études, évaluations et statistiques
ECN Examen classant national
EHPAD Établissement hospitalier pour personne dépendante
EPU Enseignement postuniversitaire
ÉTAPES Établissement public éducatif et social pour personnes handicapées
FMC Formation médicale continue
GAT Groupe d'appui technique
IA Intelligence artificielle
INDS Institut National des Données de Santé
INS Identifiant national santé
INSERM Institut national de la recherche médicale
INVS Institut national de veille sanitaire
IPA Infirmière en pratique avancée.
Leem, Syndicat des entreprises du médicament
MAC Médecine alternative et/ou complémentaire
MC Médecine conventionnelle
MG Médecin généraliste ou médecine générale
MEP Mode d'exercice particulier
MICA Mécanisme d'incitation à la cessation d'activité
Miviludes Mission interministérielle de vigilance et de lutte contre les dérives sectaires
MK Masso kinésithérapeute
MSA, MSI Mutualité sociale agricole ou des indépendants
NIA Numéro identifiant d'attente
NIR Numéro d'inscription au répertoire national d'identification des personnes physiques
OCDE Organisation de coopération et développement économique
Odenore Observatoire des non-recours aux droits et services
OMS Organisation mondiale de la santé

ONDAM Objectif national des dépenses d'assurance-maladie
ONIAM Office national d'indemnisation des accidents médicaux
OPTAM Option de pratique tarifaire maitrisée
OTC Over the counter
PACES Première année premier cycle des études en santé
PAPS Portail d'accompagnement des professions de santé
PCB Certificat d'études en physique chimie et biologie.
PIB Produit intérieur brut
PLFSS Projet de loi de financement de la sécurité sociale
PMF Prescription médicale facultative
PMI Protection maternelle et infantile
Puma Protection universelle maladie
ROF Registre des ostéopathes de France
ROSP Rémunération sur objectifs de santé publique
SCP, SEL Société civile professionnelle, d'exercice libéral
SNDS Système national des données de santé
SNIR Système national interrégime
SNITEM Syndicat national des produits de santé
SNPI Syndicat national des professionnels infirmiers
SSA Service de santé des armées
TCAM taux de croissance annuel moyen
T2A Tarification à l'activité des actes médicaux
TP Temps plein
UE Union européenne
UFOF Union fédérale des ostéopathes de France
UFR Unité de formation et de recherche
UNASA Union nationale des associations agréées
VIH Virus de l'immunodéficience humaine
WIKI site web modifiable par plusieurs personnes le visitant

BIBLIOGRAPHIE

Très larges extraits des publications de Gouv, Vie publique, Ameli

De même pour les atlas démographiques annuels du CNOM depuis 2012 à 2019

Assemblée nationale. (2006) *Enfance volée. Les mineurs victimes des sectes*

Assises de l'ordre des médecins. (30 juin 2007). Paris. Rapport. *Vulnérabilité des phases successives de la vie.*

MACSF-Le Sou Médical. Rapport d'activité 2015

MIVILUDES. Rapports 2015, 2016 et 2020

BERLAND (Y), *Le transfert de tâches et de compétences.* La documentation française. Oct. 2003

BERNARD Jean. *Grandeurs et tentations de la médecine.* Buchet-Chastel. 1973

BERTEREAU Virginie la *PACES.* Dans « L'étudiant », 03/12/2015

CARRE (P). (2004). *Les conflits d'intérêts* — Revue des Maladies Respiratoires.1073-1074

DESPREZ Pierre-Louis : *Qualité et compétence en médecine.* Colloque 22-23 juin 2000. CNOM

DUPONT, ESPER, PAIRE. et suiv. (2001). *Droit hospitalier.* Dalloz.437

FAROUDJA (Jean-Marie). *Le savoir-être.* Assises de l'Ordre des médecins. Juin 2007.

FAROUDJA (Jean-Marie) : Refus de soin. Revue d'homéopathie 2016-7-85-91

HOERNI (Bernard), 113 réflexions sur la médecine. Pouvoirs en médecine, édition privée 1999

HOERNI (Bernard). Comité de lecture du 26 avril 1997 de la société française d'histoire de la médecine. Histoire des sciences médicales — tome XXXII – no.1 — 199831

KEMPE C.H. et col. : *The battered child syndrome.* Journal of the American medical association. 1962. 181-17-24.

KERVASDOUE (J. de). (1999). *Argent éthique et pratique médicale.* Revue politique et parlementaire- janvier-février.

LUIGI (R.), *Médecines alternatives et complémentaires.* Rapport

Session du Conseil National de l'Ordre des Médecins. Avril 2013

MEMETEAU (G.) (2006). *Droit médical.* Études hospitalières

MICHAUD (J.) : *La notion de responsabilité médicale. Évolution actuelle. Extrait* du bulletin de l'Académie nationale de Médecine.1998, 182, No. 3, séance du 17 mars1998.

MORNAT Céline et col : *Les praticiens hospitaliers plein temps et le cumul d'activité. Le rôle de l'Ordre des Médecins.* Médecine et Droit – sept.oct.2016.-109-116

MORNAT (J) : *Conflit d'intérêts chez l'expert médecin.* Rapport 236e session du Conseil national de l'ordre des médecins. -12 avril 2002.

MORNAT (j.) *Argent et médecine,* L'Harmattan. Mai 2019

MORNAT (J.), M*émento d'exercice médical*, LEH édition 2017.

MORNAT (J.) *Ostéopathes et ostéopathies. Ambiguïtés juridiques et scientifiques et difficultés organisationnelles,* Médecine et Droit, novembre-décembre 2008, p : 184-189

POLTON(D), *Quel système de santé à l'horizon 2020 ; rapport préparatoire au schéma de services collectifs sanitaires.2002*

POUILLARD (J.) *L'automédication,* Rapport de session février 2001

REVAH-LEVY (A.), VERNEUIL (L.), *Docteur écoutez*, Albin Michel, 2016.

RHODWIN (M. A.), *Medicine, money and morals: Physician, conflicts of interest*, Oxford University-Press. 1993.

SOUBIE (R.), dirige un groupe d'experts, *Santé 2010.* La documentation française. *1993.*

VILLEY (R.) (1986). *Histoire du secret médical.* Seghers. WINCKLER (M.) (Dr Marc Zaffran) 28 juin 2010. *« Le conflit intérieur* » blogue.

TABLE DES MATIERES

Structures éditoriales du groupe L'Harmattan

L'Harmattan Italie
Via degli Artisti, 15
10124 Torino
harmattan.italia@gmail.com

L'Harmattan Hongrie
Kossuth l. u. 14-16.
1053 Budapest
harmattan@harmattan.hu

L'Harmattan Sénégal
10 VDN en face Mermoz
BP 45034 Dakar-Fann
senharmattan@gmail.com

L'Harmattan Cameroun
TSINGA/FECAFOOT
BP 11486 Yaoundé
inkoukam@gmail.com

L'Harmattan Burkina Faso
Achille Somé – tengnule@hotmail.fr

L'Harmattan Guinée
Almamya, rue KA 028 OKB Agency
BP 3470 Conakry
harmattanguinee@yahoo.fr

L'Harmattan RDC
185, avenue Nyangwe
Commune de Lingwala – Kinshasa
matangilamusadila@yahoo.fr

L'Harmattan Congo
219, avenue Nelson Mandela
BP 2874 Brazzaville
harmattan.congo@yahoo.fr

L'Harmattan Mali
ACI 2000 - Immeuble Mgr Jean Marie Cisse
Bureau 10
BP 145 Bamako-Mali
mali@harmattan.fr

L'Harmattan Togo
Djidjole – Lomé
Maison Amela
face EPP BATOME
ddamela@aol.com

L'Harmattan Côte d'Ivoire
Résidence Karl – Cité des Arts
Abidjan-Cocody
03 BP 1588 Abidjan
espace_harmattan.ci@hotmail.fr

Nos librairies en France

Librairie internationale
16, rue des Écoles
75005 Paris
librairie.internationale@harmattan.fr
01 40 46 79 11
www.librairieharmattan.com

Librairie des savoirs
21, rue des Écoles
75005 Paris
librairie.sh@harmattan.fr
01 46 34 13 71
www.librairieharmattansh.com

Librairie Le Lucernaire
53, rue Notre-Dame-des-Champs
75006 Paris
librairie@lucernaire.fr
01 42 22 67 13

www.ingramcontent.com/pod-product-compliance
Lightning Source LLC
LaVergne TN
LVHW011258061026
849535LV00005B/1306
* 9 7 8 2 1 4 0 3 4 3 2 6 1 *